HEFTE ZUR UNFALLHEILKUNDE

BEIHEFTE ZUR „MONATSSCHRIFT FÜR UNFALLHEILKUNDE UND VERSICHERUNGSMEDIZIN"

HERAUSGEGEBEN VON PROF. DR. M. ZUR VERTH, HAMBURG

HEFT 33

DIE PRAXIS DER ERKENNUNG UND BEURTEILUNG VON HIRNVERLETZUNGEN

VON

Dr. E. BAY

MIT 21 TEXTABBILDUNGEN

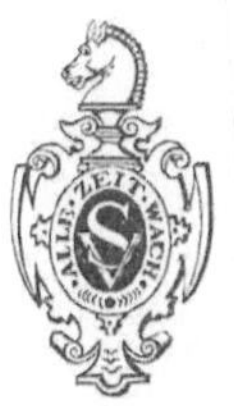

SPRINGER-VERLAG BERLIN HEIDELBERG GMBH 1941

ISBN 978-3-662-40844-5   ISBN 978-3-662-41328-9 (eBook)
DOI 10.1007/978-3-662-41328-9
Softcover reprint of the hardcover 1st edition 1941

Inhaltsübersicht.

(Aus der Neurologischen Klinik am Hansaplatz, Berlin. — Leiter: Prof. *P. Vogel*.)

Einleitung.

Die traumatischen Hirnerkrankungen haben in den letzten Jahren und Jahrzehnten an Häufigkeit und Bedeutung ganz erheblich zugenommen. Diese Zunahme erklärt sich einmal aus der großen Zahl der Kopfverletzten des Weltkrieges, die seitdem den Arzt beschäftigen, aber auch aus der ständigen Zunahme der Verkehrsunfälle, an denen nach einer Statistik von *Kolb* die Kopfverletzungen mit fast 62 % beteiligt sind. Dementsprechend sind auch in den letzten Jahren wissenschaftliche Veröffentlichungen über dieses Gebiet in großer Anzahl erschienen. Sie brachten eine wesentliche Erweiterung unserer Kenntnisse, beweisen aber auch, daß zahlreiche und sehr wichtige Fragen noch ungelöst oder umstritten sind. Am umfassendsten und gesichertsten sind seit den Arbeiten von *Esser, Grünthal, Spatz* u. v. a. unsere Kenntnisse der pathologisch-anatomischen Befunde nach Hirnverletzungen, während entsprechende Versuche, das Krankheitsbild der Gehirnerschütterung anatomisch zu fassen, keine allgemeine Anerkennung finden konnten. Auch die Klinik und Pathophysiologie der Kopfverletzungen wurde durch die Kriegserfahrungen (*Kleist*) und die Arbeiten von *Reichardt, Breslauer* und später der *Gamper*schen Schule wesentlich bereichert, doch bleiben gerade hier noch viele ungelöste Fragen, und die Beurteilung von Kopfverletzten aus dem klinischen Bild stößt häufig noch auf so große Schwierigkeiten, daß viele Hirnverletzte zu Lebzeiten eine widersprechende oder gar durchweg falsche Beurteilung erfahren (*Isserlin, Grünthal*). Hier wäre durch systematische und gewissenhafteste klinische Untersuchung von Hirnverletzten und Vergleich der Befunde mit den späteren Obduktionsergebnissen noch eine große Lücke zu füllen und eine wesentliche Erweiterung und Festigung unserer Kenntnisse zu erwarten. Solange derartige Untersuchungen fehlen, muß sich der Kliniker auf die Möglichkeit der klinischen Diagnostik beschränken und zur Beschreibung des klinischen Bildes nur solche Fälle heranziehen, bei denen dieses eine sichere Einordnung ermöglicht.

Den folgenden Ausführungen liegen 85 aus einer größeren Beobachtungsreihe ausgewählte Fälle von sicherer Hirnverletzung zugrunde, die in den verschiedensten Abständen vom Trauma, zum Teil mehrmals, untersucht und klinisch beobachtet wurden. Außer den Ergebnissen der eigenen Untersuchungen standen stets auch die Unfall- und Versorgungsakten zur Verfügung, die eine weitgehende Rekonstruktion des gesamten Krankheitsverlaufes ermöglichten. Weiterhin wurden aus einer großen Anzahl von Frischverletzten einige charakteristische Fälle ausgewählt, und endlich konnten auch einige autoptische Befunde verwertet werden. An Hand dieses Beobachtungsgutes soll versucht werden, die Klinik der traumatischen Hirnerkrankungen vom neurologisch-psychiatrischen Standpunkt aus darzustellen. Aus technischen Gründen mußte die Zahl der hier wiedergegebenen Fälle auf 50 beschränkt werden. Dabei soll jedoch das allgemein Bekannte nur kurz erwähnt, weniger beachtete, uns aber wesentlich erscheinende Dinge sollen dagegen ausführlicher dargestellt werden. Es wird daher auch manche umstrittene Frage berührt werden und vieles nicht unwidersprochen bleiben. Wir halten uns trotzdem für berechtigt, unseren Standpunkt zum Ausdruck zu bringen, da er sich uns bei zahlreichen, zum Teil recht schwierigen diagnostischen Entscheidungen bewährt hat.

Die folgenden Ausführungen sollen vorwiegend den praktischen Bedürfnissen der Erkennung und Beurteilung von Kopfverletzungen dienen; theoretische Fragen werden soweit erörtert, als sie für das praktische Handeln von Bedeutung sind. Diese praktische Bedeutung theoretischer Erwägungen ist allerdings häufig nicht gering, da klare Begriffsbestimmungen mit wissenschaftlicher Berechtigung und eine exakte und saubere Diagnostik unbedingt erforderlich für eine einwandfreie Beurteilung des einzelnen Kranken sind. Unter dieser Voraussetzung glauben wir aber — und hoffen auch, im folgenden zeigen zu können —, daß bei der überwiegenden Mehrzahl der Kopfverletzten eine sichere diagnostische Einordnung auch in schwierig gelagerten Fällen möglich ist. Daß in unseren Darstellungen und in unserer Kasuistik gerade solche, zunächst unklar erscheinende Fälle überwiegen, erklärt sich einmal aus der gestellten Aufgabe und zum anderen aus der Eigenart unseres Krankengutes, das vorwiegend aus solchen Kranken besteht, bei denen andernorts durchgeführte Voruntersuchungen keine Klärung gebracht hatten. Aus diesem Grunde sind wir auch nicht in der Lage, allgemeingültige statistische Folgerungen aus unserem Material zu ziehen.

Die klassische Einteilung der traumatischen Hirnerkrankungen unterscheidet zwischen Commotio, Contusio und Compressio cerebri.

Diese vorwiegend chirurgischen Gesichtspunkten entsprechende Gliederung der traumatischen Hirnschädigungen, die vielfach auch heute noch in Lehrbüchern beibehalten wird, hat ihre historische Berechtigung, wenn man die Commotio auffaßt als diffuse Schädigung des Gesamtgehirns, die Contusio als direkte und umschriebene Zertrümmerung einzelner Hirnteile und endlich die Compressio als eine durch extracerebrale Faktoren hervorgerufene Druckschädigung des Gehirns. Die Compressio cerebri, deren Prototyp das epidurale Hämatom darstellt, ist wegen der Notwendigkeit operativen Vorgehens auch heute noch für den Chirurgen von Bedeutung. Sonst aber haben sich unsere Anschauungen über die in Frage stehenden Krankheitsbilder doch erheblich gewandelt. Wie noch ausführlicher darzustellen ist, erblicken wir in der Commotio cerebri keineswegs mehr den Ausdruck einer direkten traumatischen Allgemeinschädigung des Gehirns, vielmehr wird sie, zumindest primär, durch eine Alteration ganz bestimmter Hirnteile ausgelöst, die zu einem charakteristischen und in sich einheitlichen Krankheitsbild führt. Die zugrunde liegende Störung ist eine funktionelle und daher grundsätzlich reversible. Demgegenüber schließt der Begriff der Contusio eine anatomische Läsion in sich. Entsprechend dem Sitz und der Größe der Läsionen wird auch das klinische Bild sehr verschiedenartig sein. Außerdem ist nach der Art der zugrunde liegenden Schädigung von vornherein mit dem Auftreten von Dauerfolgen zu rechnen, da alle pathologisch-anatomischen Erfahrungen zeigen, daß ein einmal gesetzter Defekt in der Hirnsubstanz keine Restitutio ad integrum erfahren kann. Daher werden den Neurologen bei der Contusio — ganz im Gegensatz zur Commotio — in hervorragendem Maße gerade die Dauerfolgen der traumatischen Schädigung beschäftigen. Diese Dauerfolgen sind abhängig von dem Ausmaß der erfolgten Gewebszerstörungen, und es ist dabei bedeutungslos, ob diese ursprünglich gesetzt wurden durch eine eigentliche Contusio cerebri, d. h. eine Gehirnquetschung, oder durch eine traumatische Hämorrhagie in der Gehirnsubstanz. Nach dem klinischen Erscheinungsbild lassen sich diese rein anatomischen Begriffe überhaupt nicht differenzieren. Weiterhin sind aber auch die cerebralen Dauerfolgen einer Compressio, z. B. eines epiduralen Hämatoms, abhängig von den im Gehirngewebe gesetzten Veränderungen. Daher erscheint es uns zweckmäßig und berechtigt, auch die Spätfolgen nach Compressio cerebri und nach offenen Hirnwunden gemeinsam mit den übrigen posttraumatischen Spätzuständen zu behandeln. Die Verschiedenheit des pathologisch-anatomischen

Substrates bedingt zwar eine Verschiedenheit des anfänglichen klinischen Bildes, alle diese Schädigungen führen aber zu einem gemeinsamen Endzustand, den wir als traumatischen Hirnschaden bezeichnen möchten. Daß hier in der Tat keine Unterschiede bestehen, ergibt sich eindeutig aus unserer Kasuistik.

Wir verstehen also unter Commotio cerebri eine später noch näher zu definierende funktionelle und reversible Schädigung bestimmter Hirnteile. Die Unterscheidung von Contusio und Compressio cerebri beschränkt sich nur auf die verschiedenartigen initialen Krankheitsbilder, wobei aus praktischen Gründen unter dem Begriff Contusio auch die offenen Hirnwunden abgehandelt werden, während der beiden gemeinsame Endzustand, der traumatische Hirnschaden, eine einheitliche Besprechung erfahren soll. Wir glauben durch diese Einteilung den klinischen und insbesondere neurologischen Bedürfnissen am besten Rechnung zu tragen.

A. Commotio cerebri.

Die Commotio cerebri oder Gehirnerschütterung stellt in ihrer ursprünglichen Bedeutung einen mechanischen Begriff dar. Als erster verwendet ihn in dieser Bedeutung *Petit* und umreißt ihn folgendermaßen: „Ein Fall oder ein heftiger Schlag auf den Kopf verursachen eine mehr oder weniger beträchtliche Erschütterung im Gehirn, das nennt man eine Kommotion". Er versteht darunter aber jegliche primäre Hirnschädigung traumatischer Art und grenzt sie demzufolge nur gegen die epi- und subduralen Blutungen ab; die Contusio cerebri fällt bei ihm ebenfalls unter den Kommotionsbegriff. Späterhin wird die Commotio aber von der Contusio abgegrenzt und im Gegensatz zur umschriebenen Gehirnquetschung als traumatische Allgemeinschädigung des Gehirns aufgefaßt. Besonders *v. Bergmann* vertritt diesen Standpunkt und vergleicht bei der Gehirnerschütterung „ganz ungezwungen den Zustand der tiefen Prostration mit den Vertaubungen und momentanen Lähmungen nach Druck und Zerrung eines peripheren Nervenstammes". Er wendet sich aber gegen die alte Auffassung, daß der Commotio eine molekulare Erschütterung der Gehirnsubstanz zugrunde liegt und betont demgegenüber, daß bei Gewalteinwirkungen auf den Schädel nur von einer Verschiebung des Gehirns im ganzen und daher von einer Quetschung oder, anders ausgedrückt, von einer einfachen Druckwirkung die Rede sein kann.

Die Annahme, daß das Wesen der Gehirnerschütterung in einer Schädigung des gesamten Gehirns zu suchen ist, wurde später widerlegt durch die klinischen Beobachtungen von *Reichardt* und besonders durch die experimentellen Untersuchungen von *Breslauer*, die sich mit der alten Beobachtung von *Heubel* an Fröschen deckten. Aus diesen Untersuchungen ergibt sich eindeutig, daß das Kommotionssyndrom von bestimmten Bezirken des Hirnstamms her ausgelöst werden kann, während bei seinem Zustandekommen das Großhirn und besonders die Hirnrinde nicht die ihnen zugedachte Rolle spielen.

Nachdem nun damit die früher dem Begriff der Commotio zugrunde gelegten Definitionen einer traumatischen Affektion des gesamten Gehirns hinfällig geworden sind, bleibt uns für unsere weiteren Betrachtungen lediglich das klinische Bild der Gehirnerschütterung, das allerdings so charakteristisch und prägnant ist, daß es allein deshalb die Beibehaltung des Begriffes rechtfertigen würde. Die beste Beschreibung des klinischen Bildes der Gehirnerschütterung verdanken wir neben den klassischen Ausführungen *v. Bergmanns* in neuerer Zeit *Dege*. Nach ihm ist die für reine Gehirnerschütterung charakteristisch das Einsetzen mehr oder weniger schwerer cerebraler Symptome in unmittelbarem Anschluß an das Trauma. Im Mittelpunkt der Erscheinungen steht dabei eine Störung des Bewußtseins. Ihre Intensität schwankt zwischen einer leichten Benommenheit und schwerstem Koma mit völliger Atonie, Störungen von Puls und Atmung und fehlender Reaktion auf Reize jeder Art. Abgesehen von den tödlich verlaufenden Fällen bilden sich diese Störungen mehr oder weniger rasch zurück, wobei die Aufhellung des Bewußtseins allmählich erfolgt. Die Bewußtseinsstörung hinterläßt eine verschieden stark ausgeprägte Amnesie. Nach diesem Initialstadium bleiben noch subjektive Beschwerden, wie Kopfschmerzen, Schwindel und vegetative Störungen, darunter auch Erbrechen, für eine gewisse Zeit zurück, um dann ebenfalls abzuklingen.

Aus dieser Verlaufsschilderung ergeben sich als weitere Charakteristika der Commotio cerebri die Flüchtigkeit der Symptome und das restlose Schwinden aller Krankheitserscheinungen. Auf den letzten Punkt möchten wir besonderen Wert legen (ebenso wie *Dege, Braun* und *Lewandowsky, Reichardt, Franz, Demme* u. v. a.), da er untrennbar zum konventionellen Krankheitsbegriff der Gehirnerschütterung gehört, von dem ja unsere Betrachtungen ihren Ausgang nehmen sollen. Auch *Marburg* definiert die Commotio als „funktionelle Störung des Gehirns bzw. verschiedener Teile desselben, die durch eine stumpfe, meist breit mit einer bestimmten Geschwindigkeit und Intensität wirkende Gewalt hervorgebracht werden, akut einsetzen und nach kurzem Bestehen meist restlos verschwinden". Von vielen der neueren Autoren wird die restlose Ausheilung zu Unrecht nicht in die Begriffsbestimmung der Gehirnerschütterung einbezogen; wir werden darauf später noch ausführlich zurückkommen.

Das hervorstechendste Merkmal der Gehirnerschütterung ist zweifellos die schlagartige Störung und Außerbetriebsetzung zahlreicher psychischer und physischer Funktionen, so daß plötzlich ein sehr bedrohlicher Zustand entsteht, der sich im Vergleich zu seiner anfänglichen Schwere sehr rasch wieder zurückbildet. Wie schon erwähnt, haben die experimentellen Ergebnisse der letzten Jahrzehnte gezeigt, daß der Symptomenkomplex der Gehirnerschütterung nicht in der Rinde, sondern im Hirnstamm ausgelöst wird. Diese Feststellung wurde noch durch zahlreiche Erfahrungen des Krieges und der Hirnchirurgie bestätigt, denn es sind ausgedehnteste operative Manipulationen an der Hirnrinde möglich, ohne daß dabei ein Bewußtseinsverlust eintritt, ebenso wie gewisse Schußverletzungen oder andere traumatische Schädigungen des Gehirns ohne initiale Bewußtlosigkeit verlaufen können (Fall 15, 16, 17 u. a.).

Nach den *Breslauer*schen Versuchen wurde der Sitz der Funktionsstörung bei Kommotionssyndrom in die Gegend der Medulla oblongata verlegt. Schon eine geringfügige Irritation dieser Gegend, die von der Hirnbasis oder vom Boden des IV. Ventrikels aus erfolgen kann, löst eine schlagartig einsetzende Bewußtlosigkeit und durch Schädigung von Atemzentrum und Vaguskern Atmungs-, Kreislaufstörungen und Erbrechen, kurz das typische Bild der Gehirnerschütterung aus. Nach neueren, besonders hirnchirurgischen Erfahrungen ist die Bewußtlosigkeit aber in gleicher Weise wie von der Oblongata auch von der Vierhügelgegend her auszulösen, während grobe Manipulationen in anderen Regionen keine Bewußtseinsstörung nach sich ziehen. Da im Höhlengrau des Aquädukts ebenso wie am Boden des III. Ventrikels vegetative Zentren liegen, lassen sich die Atmungs- und Kreislaufstörungen auch durch eine Läsion dieser Gegend erklären, und zwar in mancher Beziehung ungezwungener als durch eine Schädigung der Oblongata, da man zur Erklärung der gewöhnlich bei den nicht letalen Formen der Gehirnerschütterung bestehenden Verlangsamung von Puls und Atmung eine gleichzeitige Lähmung des Atemzentrums und Reizung des Vaguskerns annehmen müßte. Weiterhin sprechen auch Störungen des Stoffwechsels, besonders des Wasser- und Zuckerhaushalts und der Menstruation sowie der Schlaf-Wach- regulation, die nicht selten im Anschluß an Kommotionen beob- achtet werden, ebenfalls für eine Schädigung der am Boden des III. Ventrikels gelegenen Zentren, während die mit großer Regel- mäßigkeit auftretenden zentralen Störungen des Gleichgewichts und der Augenbewegungen auf eine Schädigung des Mittelhirns hinweisen. Auf Grund dieser Tatsachen suchen besonders *Gamper* und seine Schüler *Kral* und *Klein* den Sitz des Kommotions- syndroms in der Gegend der mesodiencephalen Übergangsregion. Diese Annahme wird noch gestützt durch vereinzelte klinische Beobachtungen, bei denen isolierte Läsionen der mesodiencephalen Übergangsregion ein Kommotionssyndrom auslösten. Einen sol- chen Fall beschreibt *Kral* und hierher gehört auch unser Fall 23, Karl D., der bereits a. a. O. ausführlicher analysiert wurde. Er hat eine isolierte und räumlich wohl sehr begrenzte Verletzung des rechten Hirnschenkelfußes erlitten. Die in der Umgebung der lokalen Hirnwunde auftretende Gewebsreaktion führte gewisser- maßen zu einer Gehirnerschütterung im Zeitlupentempo, da zwar die einzelnen Bestandteile des Kommotionssyndroms (Bewußt- seinstrübung, Erbrechen, Schlafstörung) auftraten, aber erst all- mählich und auch nicht in der gewohnten Reihenfolge einsetzten.

Aus diesen Gründen fassen auch wir mit *Gamper* und der Mehr- zahl der neueren Autoren die Gehirnerschütterung als ein Lokalsymptom des Hirnstammes, und zwar besonders der mesodiencephalen Übergangsregion, auf. Allerdings ist, besonders in den schweren Fällen, eine Mitbeteiligung der Oblongata nicht von der Hand zu weisen. Sie äußert sich klinisch im Auftreten des raschen, fadenförmigen Vaguslähmungspulses, der ja stets ein Signum mali ominis darstellt.

Somit scheint nach dem heutigen Stand des Wissens die Lokali- sationsfrage der Gehirnerschütterung gelöst, jedenfalls soweit es sich um den Streit Hirnrinde-Hirnstamm handelt. Umstritten ist dagegen noch die Art des ihr zugrunde liegenden pathologi- schen Prozesses. Wie sich gezeigt hat, ist das Kommotionssyndrom durch eine Schädigung des Hirnstammes erklärt; für viele stellt daher die Gehirnerschütterung einfach eine traumatische Schä- digung des Hirnstammes dar (*Gamper*), wobei die Art und das Aus- maß der Schädigung nebensächlich sind. Belegt wird diese Ansicht durch eine große Zahl von pathologisch-anatomischen Befunden, die in letzter Zeit neben vielen anderen, besonders von *Berner, Esser, Neugebauer*, beschrieben wurden. Diese Autoren finden fast ausnahmslos bei allen tödlich endenden Kopfunfällen pathologisch-anatomische Veränderungen im Gehirn und besonders wieder im Hirnstamm. Die Befunde sind nicht ganz einheitlich; es handelt sich teils nur um mikroskopische Blutungen, die sich besonders in der Umgebung des Aquädukt und am Boden des IV. Ventrikels (*Berner*), aber auch in den übrigen Hirnregionen, finden. Diese Feststellungen führten die genannten Pathologen, aber auch eine Reihe von Klinikern dazu, entweder den Begriff der Gehirnerschütterung überhaupt zu verdammen (*Esser* und neuerdings auch *Stier*) oder aber sie gewissermaßen nur als eine Untergruppe der Gehirnkontusion gelten zu lassen, bei der eben die Läsionsstelle im Hirnstamm sitzt (*Gamper, Kral*).

Bei der Bewertung dieser scheinbar überwältigenden pathologisch-anatomischen Befunde ist nun aber zu berücksichtigen, daß die Gehirnerschütterung zunächst nur einen klinischen Begriff darstellen kann, und es erhebt sich die Frage, ob bei den zur Sektion gelangten Fällen überhaupt eine solche Gehirnerschütterung im klinischen Sinne vorgelegen hat. Denn, daß es tödlich endende Kopftraumen gibt, ist selbstverständlich, es kann aber nicht die Gehirnerschütterung mit einem Kopftrauma schlechthin gleichgesetzt werden. Entscheidend können daher nur solche Fälle sein, bei denen klinisch eine Gehirnerschütterung, und zwar eine reine Gehirnerschütterung, sichergestellt ist. Nun lassen aber die meisten pathologisch-anatomischen Arbeiten verwertbare und ausreichende Angaben hierüber vollständig vermissen. So scheiden alle diejenigen Fälle ohnehin aus, bei denen der Tod eintrat, ehe überhaupt eine ärztliche Untersuchung stattfinden konnte. Aber bei der Beliebtheit der Diagnose „Gehirnerschütterung" auf Unfallstationen und bei ihrer häufig sehr unkritischen Anwendung, kann auch der Vermerk „nach klinischer Angabe Gehirnerschütterung" ohne nähere Befunde ebenfalls nicht als genügend bezeichnet werden. Und in den Fällen, in denen genauere Befunde mitgeteilt sind, ergibt sich meist schon aus dem klinischen Bild eine über die einfache Gehirnerschütterung hinausgehende cerebrale Schädigung. So kamen schon *Borchardt* und *Ball* 1935 bei einer kritischen Betrachtung des einschlägigen Schrifttums zu der Feststellung, daß nur 2 der bisher mitgeteilten Fälle vielleicht als reine Kommotionen gelten könnten (1 Fall von *Berner* und 1 Fall von *Strassmann*). Das gleiche Bild ergibt sich aber auch aus der Betrachtung der Sektionsbefunde selbst. Hier finden sich in der ganzen überwiegenden Mehrzahl der Fälle schwere und schwerste Läsionen, ausgedehnte Kontusionsherde in den verschiedensten Hirnregionen, Ventrikelblutungen, epidurale und subdurale Hämatome, die ohne weiteres aus dem Begriff der Commotio cerebri herausfallen. Auch die rein auf den Hirnstamm beschränkten makroskopischen Kontusionsherde, die verhältnismäßig selten sind und wegen der Wichtigkeit der hier liegenden Zentren sicherlich besonders häufig zum Tode führen, können nicht mit der reinen Gehirnerschütterung gleichgesetzt werden, da deren Charakteristicum ja gerade in der Flüchtigkeit der Erscheinungen besteht, die mit einer grob anatomischen Läsion nicht vereinbar ist. Somit bleiben von den erwähnten pathologisch-anatomischen Befunden nur die zuerst von *Duret*, in letzter Zeit besonders von *Berner* und *Schaller* eingehender untersuchten kleinen multiplen Blutungsherde, die nach diesen Autoren das anatomische Substrat der Gehirnerschütterung darstellen sollten. Nun hat aber schon *Breslauer* und in der letzten Zeit *Dahl* in sehr sorgfältigen Untersuchungen nachgewiesen, daß es sich dabei um agonale Erscheinungen handelt, die mit dem Trauma in gar keinem Zusammenhang stehen, sondern sich regelmäßig bei der Sektion nachweisen lassen. Damit ist natürlich nicht bestritten, daß es bei einem Trauma zu multiplen, traumatisch bedingten Blutungen kommen kann; einen regelmäßigen, für die Gehirnerschütterung charakteristischen Befund stellen diese aber nicht dar. Nachdem nun die grob anatomischen Läsionen aus unseren Betrachtungen ausscheiden müssen, erhebt sich die Frage, ob es überhaupt eine tödliche Gehirnerschütterung gibt. *Meixner* kommt auf Grund seiner Untersuchungen zu dem Schluß, daß bei den rasch tödlich endenden Fällen grob anatomische Hirnquetschungen mit starken Blutungen, beim Tod 2—3 Tage nach dem Trauma aber die Hirnschwellung, die Todesursache darstellt, so daß in seinem Material „die Theorie einer tödlichen Gehirnerschütterung zur Erklärung nicht notwendig ist". Mit *Breslauer*, *Reichardt, Marburg* u. a. sind auch wir der Ansicht, daß man die Möglichkeit einer tödlichen Gehirnerschütterung theoretisch zwar zugeben muß, daß sie aber ein äußerst seltenes Ereignis darstellt, zumal im Vergleich mit der Häufigkeit der Gehirnerschütterung überhaupt. Daher sind nur die pathologisch-anatomischen Befunde solcher Fälle zu verwerten, die eine klinisch einwandfreie Gehirnerschütterung durchgemacht haben und dann an einer interkurrenten Erkrankung, z. B. einer Pneumonie oder traumatischen Schädigung eines anderen Organs, zugrunde gegangen sind. Solche Fälle wurden wiederholt beschrieben, so von *Meixner, Creutzfeld* (zit. nach *Borchardt* und *Ball*), *Neubürger* und *v. Braunmühl, Marburg, Knoflach* und *Scholl* (5 Fälle). Ein pathologischer Befund wurde hierbei am Gehirn nicht erhoben. Hierher gehört auch unser Fall 10, Martha B. Diese Kranke hat nach dem klinischen Bild eine typische Gehirnerschütterung erlitten, ohne sichere Anhaltspunkte für eine darüber hinausgehende cerebrale Schädigung. Bei unserer Untersuchung, 4 Monate nach dem Unfall, bestanden keine krankhaften organisch-neurologischen Erscheinungen mehr, es fanden sich nur psychische Auffälligkeiten, die retrospektiv als Ausdruck einer endogenen Depression anzusprechen sind. 6 Monate nach dem Unfall ging die Kranke in einem, ebenfalls durch die endogene Depression bedingten psychomotorischen Erregungszustand zugrunde. Die genauestens durchgeführte Sektion ergab lediglich eine starke Gefäßfüllung im Hirnstamm, aber keinerlei Anzeichen einer traumatischen Hirnschädigung. Demnach dürfte die Feststellung von *Reichardt, Marburg* u. a., daß es eine pathologische Anatomie der Gehirnerschütterung nicht gibt, trotz der erwähnten Sektionsbefunde auch heute noch Gültigkeit haben.

Gegen die Identität von Commotio und Contusio cerebri sprechen aber auch alle klinischen Erfahrungen. Zum Bilde der Gehirnerschütterung gehört neben den charakteristischen Initialsymptomen auch die Flüchtigkeit der Erscheinungen und deren restloses Verschwinden in verhältnismäßig kurzer Zeit. Deshalb „hat vom Standpunkt des Klinikers die Lehre von der reinen Kommotion, d. h. derjenigen, welche ohne gröbere und feinere Läsionen der Hirnsubstanz sich vollzieht, immer etwas verführerisches gehabt" (*v. Bergmann*). Die Gehirnerschütterung ist eine sehr häufige Krankheit, die im frischen Stadium stets in der chirurgischen Klinik zur Behandlung kommt. Und gerade von chirurgischer Seite wurde an Hand eines großen Materials immer wieder darauf hingewiesen, daß die ganz überwiegende Mehrzahl der unter dem Bilde der „reinen Gehirnerschütterung" verlaufenden Fälle den obigen Forderungen entspricht (*Dege, Ritter, Knoflach* und *Scholl*). Daß demgegenüber viele Neurologen und Pathologische Anatomen einen anderen Standpunkt einnehmen, erscheint uns sehr charakteristisch, denn ihr Beobachtungsmaterial unterscheidet sich von dem der Chirurgen ganz wesentlich. Der Anatom sieht nur die tödlichen Fälle, und hierbei handelt es sich eben fast ausschließlich um schwere und schwerste grob anatomische Läsionen. Aber auch der Neurologe sieht nur eine bestimmte Auswahl der „Kommotionen", nämlich diejenigen, die auch lange Zeit nach dem Unfall noch über Beschwerden klagen und sich somit schon hierdurch von dem üblichen Verlauf der Gehirnerschütterung unterscheiden. Sofern es sich dabei nicht um psychogene Symptombildungen handelt, ergibt die eingehende neurologische Untersuchung bei diesen Kranken dann auch befundmäßige Veränderungen, die geeignet sind, die vorgebrachten Klagen zu erklären. Wir werden darauf bei den Spätfolgen nach ausführlicher zu sprechen kommen, hier seien als Beispiele für derartige längerdauernde Störungen im Anschluß an Kopftraumen nur erwähnt die Störungen der Liquorzirkulation (*Foersters* Meningopathie) und die besonders von *Stier* und *Bayer* näher beschriebenen Gleichgewichts- und Augenmuskelstörungen, die von den genannten Autoren auf Narbenbildungen im Mittelhirn zurückgeführt werden. Damit scheiden aber diese Fälle aus dem Gebiet der reinen Gehirnerschütterung ohne Zweifel aus. Beim Vergleich unserer reinen Kommotionsfälle (Fall 1—9), die wir unserer konsiliarischen Tätigkeit an der chirurgischen Klinik verdanken, mit den in unserer neurologischen Klinik beobachteten Kranken, fällt der Unterschied zwischen diesen beiden Kategorien besonders ins Auge. So ist es durchaus verständlich, daß die Ansichten über den Verlauf der Commotio cerebri und damit auch über ihr anatomisches Substrat zwischen den Chirurgen einerseits und vielen Neurologen und pathologischen Anatomen andererseits auseinandergehen. Dies liegt aber unseres Erachtens daran, daß die reinen Kommotionen, die unter den frischen Kopfverletzungen einen sehr breiten Raum einnehmen, schon restlos ausheilen, ehe sie überhaupt zur neurologischen Untersuchung oder gar zur Sektion kommen (Fall 1, 2, 4, 5, 8, 9). Und wir müssen mit *Reichardt* u. v. a. unverändert daran festhalten, daß zum Krankheitsbild der Gehirnerschütterung neben den bekannten initialen Symptomen auch noch ein ganz bestimmter Verlauf, nämlich rasche Rückbildung und restloses Ausheilen der Krankheitserscheinungen, gehört. Die anfänglichen Erscheinungen der Gehirnerschütterung, Bewußtlosigkeit, Erbrechen, vegetative Störungen usw., können selbstverständlich bei jeder traumatischen Schädigung des Hirnstammes, gleich welchen Ausmaßes, auftreten (vgl. Fälle 27—34). Sie charakterisieren aber damit noch nicht die Krankheit Commotio cerebri, sondern nur das Kommotionssyndrom; eine scharfe Trennung scheint uns hier wegen der prognostischen Wichtigkeit grundsätzlich notwendig. Der Unterschied zwischen der eigentlichen Krankheit und dem Syndrom der Gehirnerschütterung läßt sich ohne weiteres in Parallele setzen zu der genuinen Epilepsie und dem durch irgendeine cerebrale Schädigung ausgelösten epileptischen Anfall. Häufig wird zunächst die Abgrenzung der eigentlichen Kommotion von andersartigen, mit einem Kommotionssyndrom beginnenden traumatischen Gehirnschädigungen Schwierigkeiten machen; wir werden darauf später noch zurückkommen. Aber die gleichen Schwierigkeiten bestehen ebensooft bei der Abgrenzung der genuinen von der symptomatischen Epilepsie, trotzdem denkt niemand daran, diese Unterscheidung aufzugeben.

Unter Berücksichtigung dieser Gesichtspunkte möchten wir die **Gehirnerschütterung** definieren als eine **traumatische Hirnstammschädigung funktioneller und reversibler Art**, die nach unseren derzeitigen Kenntnissen keine faßbaren anatomischen Veränderungen setzt. Ihre pathophysiologischen Grundlagen sind gegenwärtig noch nicht klar. Sicherlich spielen für ihren Ablauf, besonders im Rückbildungsstadium, vasomotorische Störungen eine Rolle. Interessant ist in diesem Zusammenhang, daß *Löhr* bei der arteriographischen Untersuchung von frischen Kommotionen häufig starke Gefäßkontrakturen findet und glaubt, hierdurch die Commotio von der Contusio abgrenzen zu können, bei der die Gefäße plattgedrückt und paralytisch erweitert sind. Durch solche Zirkulationsstörungen auch den schlagartigen Beginn der Kommotionssymptome erklären zu wollen, erscheint uns aber gezwungen. Hier liegt die Annahme einer direkten traumatischen, d. h. Druckschädigung der nervösen Elemente, viel näher, zumal da die Experimente *Heubels* und *Breslauers* und die neurochirurgischen Erfahrungen gezeigt haben, wie empfindlich gerade bestimmte Hirnstammgebiete gegen plötzlichen Druck sind. Die sich anschließenden vasomotorischen Störungen könnten dann auch sekundär durch eine Schädigung der entsprechenden Zentren erklärt werden, wie dies ja auch viele Autoren annehmen. Damit kommen wir wieder zu einer modifizierten *Petit*schen Theorie der „Erschütterung" bzw. der *Kocher*schen akuten Hirnpressung zurück. Auch *v. Bergmann* scheint bei seinem Vergleich der Gehirnerschütterung mit den momentanen Lähmungen nach Druck auf einen peripheren Nerven ähnliches vorzuschweben. Doch kann es sich bei diesen Erklärungsversuchen vorläufig nur um Theorien handeln.

1. Symptomatologie.

Im Mittelpunkt des anfänglichen Bildes steht bei der Gehirnerschütterung eine **Störung des Bewußtseins**. Sie setzt im unmittelbaren Anschluß an das Trauma ein und kann in völliger Bewußtlosigkeit (Fall 5—9) oder in mehr oder weniger schwerer Benommenheit (Fall 1—4) bestehen. Die Angaben über die Dauer der Bewußtseinstrübung bei der reinen Gehirnerschütterung sind verschieden. Sicher muß man tage- und wochenlang anhaltende völlige Bewußtlosigkeit der Hirnkontusion zurechnen, manche Autoren nehmen sogar an, daß die Bewußtlosigkeit bei der reinen Gehirnerschütterung höchstens wenige Minuten dauern kann. Wir glauben, daß es eine feste Grenze hier nicht gibt, haben allerdings keinen Fall beobachtet, der noch bewußtlos zur Aufnahme in die Klinik kam. Dagegen bestehen leichtere Grade der Benommenheit häufig noch in den ersten beiden Tagen nach dem Unfall und sind auch fast stets bei entsprechender Untersuchung nachzuweisen. Auf diese anfängliche Bewußtseinsstörung, die für die Diagnostik eine erhebliche Bedeutung besitzt, wird leider auf den Unfallabteilungen noch viel zu wenig geachtet. Sie äußert sich zunächst in einer verminderten Ansprechbarkeit des Patienten. Dieser ist antriebslos, wortkarg, antwortet nur einsilbig auf Fragen und trägt von sich aus überhaupt nichts zur Unterhaltung bei (Fall 3, 8). So müssen seine Klagen, die sich meist auf Kopfschmerzen, Schwindel und Übelkeit erstrecken, erst einzeln mühsam erfragt werden. Anforderungen bei der Untersuchung, z. B. bei der Prüfung der Augenbewegungen, der groben Kraft und Sensibilität, kommt der Kranke nur langsam, nachlässig und teilnahmslos nach (Fall 3,8). Bei vermehrter Beanspruchung wird er ärgerlich und ablehnend, wie überhaupt seine affektive Grundstimmung eine mürrisch-unwillige ist. Sich selbst überlassen, sinkt er alsbald wieder in sein stumpfes Dahinbrüten zurück und interessiert sich in keiner Weise für die Vorgänge in seiner Umgebung, allenfalls beantwortet er Lärm und laute Geräusche mit einer matten Demonstration seines Unwillens. Bei der psychologischen Prüfung ist er meist zeitlich besser orientiert als örtlich, d. h. er kennt das Datum und weiß, daß er im Krankenhaus ist, aber nicht, in welchem (Fall 3). Dieses Verhalten mag zunächst etwas eigentümlich erscheinen, da ja sonst bei Bewußtseinsgetrübten die zeitliche Orientierung stärker gestört zu sein pflegt als die örtliche; es erklärt sich aber daraus, daß der zeitliche Zusammenhang mit den Ereignissen vor dem Unfall noch gewahrt ist, während der Kranke inzwischen eine Ortsveränderung erfahren hat, die sich im Zustand der Bewußtseinstrübung ereignete und daher nicht genügend registriert wurde. Einfache Rechenaufgaben werden sehr langsam und umständlich, doch unter ständiger Ermunterung schließlich richtig gelöst, sie sind aber nach kürzester Zeit prompt vergessen (Fall 3, 7, 8). Diese Störung der Merkfähigkeit dokumentiert der Kranke auch häufig dadurch, daß er am nächsten Tage den Arzt, der ihn am Vortage eingehend untersuchte, nicht mehr erkennt (Fall 7).

Sie ist auch die Ursache der amnestischen Lücke, welche die Bewußtseinsstörung hinterläßt. Die Amnesie kann eine vollständige sein (Fall 6, 9) oder aber kann sie sich nur in einer verschwommenen, summarischen, traumhaften Erinnerung an bestimmte Zeitabschnitte äußern, aus der dann einzelne Ereignisse inselartig herausragen können (Fall 2, 4). Dabei entspricht im allgemeinen der Bewußtlosigkeit eine völlige Amnesie, während bei den leichteren Graden der Bewußtseinstrübung auch die amnestischen Ausfälle weniger vollständig sind. Da sich die Bewußtseinstrübung stets allmählich aufhellt, schließt sich häufig an die völlige Amnesie auch noch ein Stadium unklarer Erinnerung an (Fall 5, 7, 8). Dabei fällt gelegentlich auf, daß die Erinnerung an die dem Unfall folgenden Ereignisse während des Bestehens der Bewußtseinstrübung noch besser ist als später, d. h. daß sich der Kranke bei der ersten Untersuchung noch an Ereignisse nach dem Unfall erinnert, die er später vergessen hat. Da sich andererseits die retrograde Amnesie, d. h. der Erinnerungsausfall für die dem Unfall unmittelbar vorhergehende Zeit, allmählich einzuengen pflegt (*Verjaal*), ergibt dies zusammen gelegentlich eine förmliche Verschiebung der amnestischen Lücke. Besonders schön zeigt dies unser Fall 5, der auf dem Fahrrad von einem Auto angefahren wurde. Am Tage nach dem Unfall gab er an, sich an diesen überhaupt nicht erinnern zu können und auf der Fahrt zur Klinik im Krankenwagen wieder zu sich gekommen zu sein. 4 Monate später erinnerte er sich wieder an das ankommende Auto, „einen kleinen DKW.“, und auch noch an dessen Anprall gegen sein Fahrrad. Damit setzt seine Erinnerung aus und beginnt erst wieder am Abend des Unfalltages, als er schon in der Klinik im Bett lag.

Die Feststellung der Amnesie ist besonders wichtig für die spätere Beurteilung von Kopfunfällen, da die Bewußtseinstrübung bei der ersten ärztlichen Untersuchung oft schon soweit zurückgegangen ist, daß sie nur noch durch die speziell darauf gerichtete Untersuchung faßbar wird und diese wird leider noch sehr häufig unterlassen. Dann bleibt uns die Feststellung der amnestischen Lücken als einziger, allerdings meist sehr charakteristischer Hinweis. Wenn auch die Amnesie, wie oben ausgeführt, keineswegs eine vollständige zu sein braucht, vielmehr gerade die summarische und lückenhafte Erinnerung für die leichteren Bewußtseinstrübungen besonders charakteristisch ist, so wird doch ein Verletzter, der bei einem Unfall eine Gehirnerschütterung erlitten hat, kaum jemals in der Lage sein, eine lückenlose Schilderung des Unfallherganges und der nachfolgenden Ereignisse zu geben. Besonders bezeichnen

die Kranken die unmittelbare Gewalteinwirkung auf den Kopf nie
als sehr schmerzhaft, sondern als dumpfen Schlag, Druck oder
ähnlich. Die Schmerzen stellen sich erst nach einiger Zeit mit
der Wiederaufhellung des Bewußtseins ein. Dies unterscheidet
die Gehirnerschütterung in der Regel von der einfachen Schreck-
Reaktion. Wenn sich aber im Anschluß an einen Unfall weder
eine Bewußtseinstrübung noch eine Amnesie nachweisen läßt,
so ist man unseres Erachtens auch nicht berechtigt, die Diagnose
Gehirnerschütterung zu stellen. Allerdings muß in diesem Zusammenhang nochmals darauf hingewiesen werden, daß leichtere
Bewußtseinstrübungen dem Laien und auch dem Arzt, der nicht
besonders darauf achtet, leicht entgehen, da der Verletzte in diesem
Zustand durchaus ansprechbar ist und auch zweckmäßige Handlungen ausführen kann. Eine besonders eindrucksvolle Beobachtung
hierüber bringt *Naecke* (zit. nach *Dege*): Ein Arzt erhält von einem
Geisteskranken unvermutet einen Schlag ins Gesicht, stürzt
benommen zu Boden, vermag aber nach wenigen Sekunden wieder
aufzustehen. Er notiert sich den Vorgang, gibt noch die erforder-
lichen Anweisungen wegen des Kranken und geht dann nach Hause.
Für diesen ganzen Zeitraum von 10—15 Minuten besteht hinterher
eine völlige Amnesie. Diese Dinge sind wichtig, da sie gelegentlich „Widersprüche" zwischen den Zeugenaussagen und den eigenen
Angaben des Verletzten erklären können.

Die längerdauernden leichten Bewußtseinsstörungen, die in den
chirurgischen Kliniken fast regelmäßig übersehen oder einfach als
psychogen bedingte Reizbarkeit und Unzugänglichkeit verkannt
werden (*Kulenkampff*), sind doch, wie unsere Fälle zeigen, nach
Kommotionen recht häufig nachzuweisen und stellen dann eine
wichtige Ergänzung der Diagnose dar, da sie eine cerebrale Beteiligung am Unfallgeschehen sicherstellen. Sie klingen in den
ersten 1—2 Tagen ab (Fall 3, 6, 7, 8). Bleiben sie länger bestehen,
so entsteht doch der dringende Verdacht, daß es bei dem Unfall
zu einer über die einfache Gehirnerschütterung hinausgehenden
Störung gekommen ist. Darüber wird bei der Klinik der Kontusionen noch ausführlicher zu sprechen sein. In gleicher Weise ist eine
Überprüfung der Diagnose erforderlich, wenn die psychischen
Störungen über das Maß der oben geschilderten leichten Bewußtseinstrübungen hinausgehen. In diesem Zusammenhang ist besonders die traumatische Psychose zu erwähnen, die gleichfalls
später noch ausführlich zu besprechen ist. Diese Komplikation
schwerer Kopftraumen haben wir bei einfachen Kommotionen
niemals beobachtet und ˙stehen daher mit vielen anderen Auto-

ren auf dem Standpunkt, daß sie der sichere Ausdruck einer grob anatomischen Hirnschädigung ist.

Neben den psychischen Störungen finden sich bei frischen Gehirnerschütterungen in den ersten Tagen mit großer Regelmäßigkeit auch **neurologische Ausfälle**. Hier sind in erster Linie bestimmte Störungen der Augenbewegungen zu erwähnen. Schon 1906 hat *Rhese* darauf hingewiesen, daß er bei frischen Gehirnerschütterungen „immer wiederkehrend" Nystagmus findet. Auch *Brunner* hat neuerdings die Häufigkeit des Nystagmus nach frischen Kopfverletzungen betont, sonst ist dieser Hinweis weitgehend wieder in Vergessenheit geraten. Diesen Nystagmus, der auf einer Störung der zentralen Gleichgewichtsregulation im Hirnstamm beruht, vermissen wir bei unseren Kommotionen in den ersten Tagen fast niemals. Seltener tritt er schon spontan in Erscheinung, regelmäßig aber beim Blick in die Seitwärtsendstellung. Meist handelt es sich um einen Horizontalnystagmus, dessen rasche Phase in der Blickrichtung schlägt, eine rotatorische Komponente ist seltener. Gelegentlich scheint der Nystagmus auch erst nach einem Intervall aufzutreten, dann nämlich, wenn bei der ersten Untersuchung der benommene Patient infolge mangelnder Impulsgebung beim Seitwärtsblick gar nicht bis zur Endstellung gelangt (Fall 3, 8). Dieser anfängliche Nystagmus, den wir für ein wichtiges Merkmal einer durchgemachten Gehirnerschütterung halten, ist häufig so gering, daß zunächst Zweifel an seiner pathologischen Dignität entstehen könnten. Sein restloses Verschwinden im weiteren Verlauf kennzeichnet diese aber eindeutig (Fall 1, 3, 5, 6, 7, 9).

Paresen der Augenmuskeln gehören nicht zum gewöhnlichen Bild der Gehirnerschütterung. Sie können in den ersten Tagen durch mangelnde Impulsgebung des benommenen Patienten vorgetäuscht werden (Fall 3, 8). Ob daneben bei der einfachen Gehirnerschütterung gelegentlich einmal flüchtige Augenmuskelparesen auftreten können, mag dahingestellt bleiben; wir haben sie unter unserem Material nie gesehen. Sind diese Paresen aber von längerer Dauer, dann besteht die Diagnose Commotio nicht mehr zu Recht (Fall 23, 26, 41).

Pupillenstörungen in Form von Anisokorie oder Störungen der Lichtreaktion spielen in der Literatur bei der Symptomatologie der Kopfverletzungen eine große Rolle (*Marburg*, *Wanke*). Wir haben sie bei unseren Fällen von reiner Commotio nie beobachtet. Wenn sie auftreten (Fall 22, 23, 25, 26, 50), sind sie stets mit anderen neurologischen Ausfällen vergesellschaftet, die über das Bild der reinen Gehirnerschütterung hinausgehen und zur Diagnose von Kontusionsherden zwingen. Ihre Bedeutung für die Diagnose grob anatomischer Schädigungen, z. B. des epiduralen Hämatoms, ist ja hinlänglich bekannt.

Dagegen finden sich bei Kommotionen nicht selten Störungen der Reflexerregbarkeit (*Beringer*, *Flügel* und *Kuntzen*, *Bay*). Entsprechend dem Darniederliegen der gesamten vegetativen Funktionen besteht oft in der ersten Zeit nach dem Trauma eine erhebliche Hypotonie der gesamten Muskulatur (Fall 4, 6). Auf diese Hypotonie, die häufig auch weniger ausgesprochen ist und die sich infolge mangelnder Mitarbeit des Frischverletzten nicht durch aktive Innervation ausgleichen läßt, möchten wir die Abschwächung der Eigenreflexe zurückführen, die bei unseren Kranken häufig festzustellen ist (Fall 2, 3, 4, 6). Diese Reflexabschwächung braucht nicht immer ganz symmetrisch zu sein (Fall 3, 8) und kann bis zum völligen Fehlen der Reflexe führen. Am stärksten sind gewöhnlich die Achillesreflexe betroffen (Fall 2, 4), eine feste Regel besteht aber nicht (Fall 6). Sonstige Störungen der Reflextätigkeit finden sich bei der Gehirnerschütterung nicht, insbesondere keine spastischen Reflexe, wie sie bei Kontusionen öfters beobachtet werden (Fall 27, 28, 30).

Die schon erwähnte Hypotonie der Muskulatur leitet über zu den vegetativen Störungen, die bei frischen Kommotionen nie vermißt werden. Am bekanntesten ist hiervon das Erbrechen (Fall 1 3, 8), das aber keineswegs in jedem Fall vorhanden ist. Allerdings werden Klagen über Übelkeit und Brechreiz zu Anfang von den Verletzten sehr häufig geäußert (Fall 2, 9). Weiter findet sich noch eine Neigung zu vermehrtem Schwitzen (Fall 1), die Haut des Kranken fühlt sich meist feucht an, besonders an den Extremitätenenden (Fall 1, 2), der Dermographismus ist lebhaft (Fall 3). Ebenso finden sich Störungen von seiten des Vasomotoriums. Die Kranken sind meist blaß, der Puls ist etwas verlangsamt (Fall 4) und zeigt oft erhebliche Frequenzschwankungen (Fall 4, 8), wogegen eigentliche Irregularitäten selten sind. Zu trennen ist von diesen Pulsveränderungen der Druckpuls, der ja eine ganz andere pathophysiologische Grundlage hat und dessen Auftreten eine reine Commotio ausschließt.

Schließlich wird von der allgemeinen Unordnung im Bereich der vegetativen Regulationen auch der Blutdruck betroffen. Er verändert sich fast regelmäßig und in ganz charakteristischer Weise, die auch geeignet ist, die auseinandergehenden Angaben im Schrifttum zu erklären. *Marburg, Tönnis* finden den Blutdruck meist erniedrigt, während *Dege* u. a. bei der Gehirnerschütterung eine Druckerhöhung für charakteristisch halten. Nach unseren eigenen Erfahrungen hängt die Höhe des Blutdrucks von dem Zeitpunkt der Druckmessung ab, da die Blutdruckkurve einen ganz bestimmten und charakteristischen Verlauf zeigt (Abb. 1). Über das Verhalten des Blutdrucks im unmittelbaren Anschluß

an das Trauma fehlen uns eigene Erfahrungen; nach den spärlichen
hierüber gemachten Beobachtungen soll er dabei erhöht sein
(*Breslauer, Dege*). Zu einem etwas späteren Zeitpunkt, d. h. bei
der Aufnahme in die Klinik, zeigt er etwa normale Werte (Fall 2,
3, 7), um dann in den nächsten Tagen deutlich abzusinken (Fall 1
bis 8). Diese Blutdrucksenkung, die wir fast nie vermissen, beträgt
gewöhnlich 10—30 mm Hg. Extrem niedrige Werte, wie 90/50 mm Hg,
sind dabei keine Seltenheit (Fall 3). Nicht selten ist die Senkung
des diastolischen Drucks ausgesprochener als die des systolischen.
Diese Senkung des Blutdrucks dauert gewöhnlich nur einige Tage,
selten länger als eine Woche, an (Fall 1). Mit der Hebung des

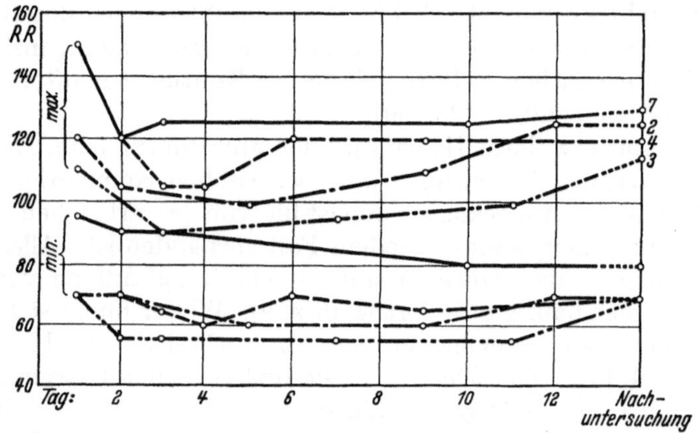

Abb. 1. Blutdruckkurve der Fälle 2, 3, 4, 7.

Allgemeinbefindens und dem Nachlassen der subjektiven Beschwerden kehrt auch der Blutdruck wieder zur Norm zurück.

Mit den beschriebenen Befunden sind die klinischen Symptome der reinen
Gehirnerschütterung erschöpft. In letzter Zeit ist öfters versucht worden, auch
Laboratoriumsuntersuchungen zur Diagnose und Differentialdiagnose der Gehirnerschütterung heranzuziehen, so Liquoruntersuchungen einschließlich Druckmessung (*Kulenkampff*), Untersuchungen des Blutbildes (*Kat, v. Valkenburg*), des
Zuckerstoffwechsels (*Goldstein, Kecht, Gissel, Scheele*) usw. Die dabei gewonnenen
Ergebnisse sind zum Teil sehr widersprechend und jedenfalls gegenwärtig ohne
praktische Bedeutung. Wir verfügen hier über keine eigenen Erfahrungen, halten
auch derartige Untersuchungen für die praktischen Bedürfnisse nicht für erforderlich, da die klinischen Möglichkeiten der Diagnostik bei entsprechender Sorgfalt
der Untersuchung völlig ausreichend sind.

2. Verlauf.

Der Verlauf der Gehirnerschütterung ist charakterisiert durch
eine stete Rückbildung der Krankheitserscheinungen. Der anfängliche, bedrohlich erscheinende Zustand klingt sehr rasch ab, aber

auch die folgenden Symptome bilden sich mehr oder weniger rasch zurück. Am raschesten verschwinden die Bewußtseinstrübungen, die, wie wir gesehen haben, längstens in 1—2 Tagen zurückgehen. Anfangs klagen die Kranken dann noch über Kopfschmerzen, Kopfdruck, gelegentlich auch über Schwindel, Übelkeit und Erbrechen, doch klingen auch diese vegetativen Störungen bei Bettruhe rasch ab. Als Ausdruck einer Störung der Schlafregulation besteht bei manchen Kranken in der ersten Zeit ein vermehrtes Schlafbedürfnis (Fall 3, 6), das sich aus dem Stadium der Bewußtseinstrübung fließend entwickelt. Auch die Kopfschmerzen und der Kopfdruck gehen bei strenger Bettruhe meist in den ersten Tagen zurück, stellen sich allerdings, ebenso wie Schwindel und Übelkeit, schon bei geringer Beanspruchung wieder ein, so beim Lesen oder bei kurzem Aufsitzen (Fall 4, 6, 7). Die Hypotonie der Muskulatur mit der Abschwächung der Eigenreflexe sowie die Senkung des Blutdrucks halten oft etwas länger an, gehen aber im Verlauf von 1—2 Wochen ebenfalls zurück. Hand in Hand damit bessert sich das Allgemeinbefinden und die körperliche und geistige Leistungsfähigkeit des Kranken zusehends. Allerdings wird jede Leistungssteigerung, z. B. das Aufstehen, Lesen, die Aufnahme einer Beschäftigung, zunächst mit einer Zunahme bzw. dem Wiederauftreten der Beschwerden beantwortet (Fall 2, 3, 4, 6), doch klingen diese sehr rasch wieder ab. Der Nystagmus kann ebenfalls in wenigen Tagen verschwinden (Fall 6, 7, 9), er kann aber auch in geringerem Maße noch Wochen und Monate bestehen bleiben (Fall 1, 2, 4, 8). Am längsten hält gewöhnlich eine vegetative Labilität mit Neigung zu Schweißausbrüchen, Lid- und Händetremor und einem vermehrten Dermographismus an. Aber auch diese vegetativen Störungen gehen im Verlauf von einigen Wochen bis Monaten zurück. Mit ihnen verschwinden auch die letzten subjektiven Beschwerden: Gelegentliche Klagen über Kopfschmerzen und Schwindel, die fast stets im Zusammenhang mit besonderer Beanspruchung wie schwerem Heben, langem Bücken, Hitze, Lärm usw. auftreten, und Klagen über verminderte geistige Leistungsfähigkeit.

3. Therapie.

Der erste therapeutische Grundsatz ist bei der frischen Gehirnerschütterung nach wie vor die strenge Bettruhe. Sie erscheint uns in jedem Fall dringend erforderlich und hat so bald nach dem Trauma wie irgend möglich einzusetzen. Sie sollte daher auch in zweifelhaften Fällen eingeleitet werden, so lange, bis sich der Ver-

dacht auf eine Gehirnerschütterung als irrig erwiesen hat. Die
Möglichkeit, daß dabei z. B. ein Patient, der eine einfache Ohnmacht erlitten hat, überflüssigerweise 2 Tage im Bett liegt, erscheint uns weniger bedeutungsvoll als die Gefahr, die Folgen einer
Gehirnerschütterung durch zu spätes Einsetzen der zweckmäßigen
Therapie zu verschlimmern. Denn die Krankheitsdauer wird durch
die rechtzeitig einsetzende Bettruhe sicherlich wesentlich abge-
kürzt; die im Vergleich zu den geringen anfänglichen Symptomen
ziemlich lange Krankheitsdauer bei unserem Fall 1 ist sicherlich
auf die ungenügende Ruhebehandlung zurückzuführen.

Die Dauer der Bettruhe darf nicht zu kurz bemessen sein.
Sie wird sich nach der Schwere der anfänglichen Erscheinungen
und nach dem subjektiven Befinden des Patienten richten, ein
starres Schema gibt es hier wohl nicht. Es ist aber sicher nicht
richtig, den Kranken unbegrenzt aufstehen zu lassen, sobald er
sich bei Bettruhe beschwerdefrei fühlt. Dies wird meist nach
wenigen Tagen schon der Fall sein, der erhöhten Beanspruchung
des Aufstehens ist er aber dann noch nicht gewachsen. Einen gewissen Anhaltspunkt für die erforderliche Dauer der Bettruhe
kann das Verhalten der vegetativen Regulationen, insbesondere
des Blutdrucks, geben. Nach unseren Beobachtungen geht die
Besserung des Allgemeinzustandes und die Steigerung der Leistungsfähigkeit weitgehend parallel mit dem Wiederansteigen des
Blutdrucks.

Das Aufstehen sollte allmählich erfolgen, in ständiger Anpassung an die Leistungsfähigkeit des Kranken. Es wurde schon
darauf hingewiesen, daß die Beschwerden dabei vorübergehend
zuzunehmen pflegen. Es ist zweckmäßig, den Kranken schon
vorher in verständiger Weise darauf aufmerksam zu machen, da er
sonst wegen des vermeintlichen Rückschlages leicht unsicher und
ängstlich wird. Wegen dieser Gefahr, den Kranken selbst unsicher
zu machen und dadurch einer psychogenen Überlagerung und
Fixierung Vorschub zu leisten, ist auch eine zu plötzliche Beanspruchung zu vermeiden.

Neben der Bettruhe und evtl. antineuralgischen Mitteln wird im allgemeinen
eine weitere Therapie nicht notwendig sein. Wenn die Beschwerden dabei nicht
in der üblichen Weise abklingen und der Verdacht auf einen erhöhten Hirndruck
besteht, können Injektionen von hypertonischen Lösungen (Shock-Kalorose u. ä.)
eine erstaunlich rasche Besserung bringen (Fall 3). In diesen Fällen werden oft
auch Lumbalpunktionen als therapeutische Maßnahme empfohlen. Wir halten
dies für verfehlt. Eine ausgiebige Lumbalpunktion bewirkt natürlich eine momentane Druckentlastung und entsprechend geben die Kranken eine Besserung ihrer
Beschwerden an, sie bildet aber damit einen erneuten Anreiz für die Liquor-

produktion, so daß die pathologischen Verhältnisse auf die Dauer nur noch verschlechtert werden. Aus diesen Gründen ist die Drucksenkung durch Entwässerung mit hypertonischen Lösungen als Methode der Wahl entschieden vorzuziehen. Es sei zugegeben, daß gelegentlich eine lebensbedrohliche Drucksteigerung auch eine sofortige Lumbalpunktion erforderlich machen kann, bei der reinen Gehirnerschütterung kommen solche Zwischenfälle aber nicht vor. Auch die Bedeutung der Lumbalpunktion zu diagnostischen Zwecken, bei der nur geringe Liquormengen entnommen werden, wird hierdurch nicht berührt.

Nach Beendigung der Bettruhe und der Krankenhausbehandlung ist noch eine weitere ärztliche Überwachung notwendig. Die Kranken müssen zu einer langsamen aber ständigen Leistungssteigerung angehalten werden, die allmählich bis zur Wiederaufnahme der früheren Berufsarbeit führen muß (*Kuhlenkampff, Kallius*). Gerade bei diesem Übergang, der mit einer vorübergehenden Zunahme der Beschwerden verbunden ist (Fall 3, 4, 6), ist eine zweckmäßige psychotherapeutische Führung besonders notwendig (*Beringer*), da in dieser Periode die Gefahr des subjektiven Versagens und der daraus resultierenden Flucht in eine psychogene Symptombildung besonders groß ist. Im Rekonvaleszenzstadium nach einer durchgemachten Gehirnerschütterung ist der Verletzte besonders empfindlich gegen körperliche Schwerarbeit, vieles Bücken, Hitze und Lärm, außerdem fühlt er sich wegen der noch vorhandenen Schwäche der Gleichgewichtsregulation unsicher in starkem Verkehr und auf exponierten Stellen, wie Leitern, Gerüsten, an laufenden Maschinen usw. Diese Tatsachen sind ja allgemein bekannt, sie sollten aber bei der ersten Arbeitsaufnahme nach dem Unfall noch mehr als bisher berücksichtigt werden. Viele „Unfallneurosen" würden sich dadurch vermeiden lassen, und dem Verletzten wäre durch ein solches Entgegenkommen mehr gedient als durch Verschickung, nach der ihm der plötzliche Übergang in die Anforderungen des Berufslebens besonders schwer fällt.

4. Prognose und Beurteilung.

Wir haben eingangs die Gehirnerschütterung definiert als eine funktionelle und reversible Hirnstammschädigung, die im Gegensatz zur Kontusion keine pathologische Anatomie besitzt. Dabei wurde auch schon die Frage der tödlichen Gehirnerschütterung erörtert. Zwar muß man die Möglichkeit einer tödlichen Gehirnerschütterung theoretisch zugeben, wir halten sie aber mit *Breslauer, Reichardt, Marburg* u. a. für ein äußerst seltenes Ereignis, dem keineswegs die Bedeutung zukommt, die ihm vielfach in der Literatur infolge falscher Auslegung des Kommotionsbegriffes zugemessen wird. Der Tod müßte dann in unmittelbarem Anschluß an das Trauma im Koma eintreten, aber gerade bei diesen rasch tödlich verlaufenden Unfällen finden sich fast stets pathologisch-anatomische Befunde, die eine Commotio ausschließen lassen. Von solchen Fällen abgesehen, ist aber die Prognose der Gehirnerschütterung grundsätzlich gut, sie heilt in jedem Falle folgenlos aus. Gerade in diesem Punkt liegt der wichtigste Unterschied der Commotio gegenüber allen anderen traumatischen Schädigungen des Gehirns, die mit anatomischen Veränderungen einhergehen und daher zu einem traumatischen Hirnschaden führen können. Die praktische Bedeutung der Diagnose Gehirnerschütterung liegt dabei auf der Hand. Die Dauer der Gehirnerschütterung bis zur völligen Wiederherstellung schwankt in weitesten Grenzen zwischen wenigen Minuten und mehreren Monaten. Bis zu einem Jahre dürfte sie sich aber nur in Ausnahmefällen erstrecken. Dauerfolgen hinterläßt sie nicht.

Im Einzelfall ist ihre Dauer abhängig von der Schwere des Traumas und des anfänglichen Bildes, daneben aber auch von unfallfremden Faktoren. So werden die vasomotorischen Störungen die ja im Verlaufsbild der Gehirnerschütterung eine wesentliche Rolle spielen, bei einem ohnehin schon vasolabilen Menschen stärker und länger bestehen als beim Normalen. Auch eine schon bestehende cerebrale Störung wird oft den Verlauf der Gehirnerschütterung ungünstig beeinflussen. Dies gilt besonders von der Gehirnarteriosklerose, deren Erscheinungen — Kopfschmerzen, Schwindel, Konzentrationsschwäche — sich mit den postkommotionellen Beschwerden weitgehend überschneiden, so daß eine einwandfreie Trennung oft unmöglich ist. Aber auch in solchen Fällen ist zu erwarten, daß die Kommotionsfolgen, wenn auch verspätet, so doch vollständig wieder abklingen. Wenn Dauerfolgen bestehen bleiben, so können diese schließlich nicht mehr der Gehirnerschütterung, sondern nur noch anderen Faktoren zugerechnet werden. Allerdings kann die Abgrenzung häufig nur rein schematisch erfolgen.

Nach diesen Gesichtspunkten wird sich auch die Beurteilung in Begutachtungsfällen richten. Wenn die Kranken überhaupt Entschädigungsansprüche stellen (von unseren 7 anspruchsberechtigten Kranken tat dies keiner!), wird man in der ersten Zeit eine gewisse Beeinträchtigung der Erwerbsfähigkeit anerkennen müssen, zumal wenn die Patienten körperlich schwer oder unter ungünstigen Bedingungen arbeiten. Üblicherweise wird die Erwerbsminderung im ersten halben Jahr mit 30% bewertet. Diese Einschätzung erscheint etwa angemessen, stellt aber nur eine ganz grob schematische Beurteilung dar, die den Verhältnissen des Einzelfalles weitestgehend angepaßt werden sollte. In Ausnahmefällen kann die Erwerbsminderung auch noch über die Dauer eines halben Jahres hinaus in nennenswertem Maße beeinträchtigt werden, man wird dann aber auch ein besonders langes Anhalten der faßbaren Störungen (am Gleichgewichtsapparat oder der Vasomotorenregulation) erwarten müssen. Bei diesen längerdauernden Klagen gewinnt aber die Abgrenzung der Gehirnerschütterung gegen psychogene Faktoren einerseits und bleibende cerebrale Schäden andererseits in zunehmendem Maße an Bedeutung.

B. Compressio cerebri.

Hirndruckerscheinungen treten nicht selten gemeinsam mit anderen traumatischen Gehirnschädigungen, insbesondere im Verlauf von Kontusionen, auf. Die reinen Formen des traumatischen Hirndrucks, das epi- und das subdurale Hämatom, gehören in den frischen Fällen zur Domäne des Chirurgen. Ihre Behandlung ist rein operativ. Auf ihre Symptomatologie und Therapie einzugehen, würde den uns gespannten Rahmen übersteigen, zumal diese, zu den dankbarsten chirurgischen Fällen gehörenden Krankheitsbilder, in der chirurgischen Literatur einen entsprechend breiten Raum einnehmen (*v. Bergmann, Krönlein, Melchior, Zehnder*). Hier sei deshalb nur in unserer Kasuistik auf einige typische Beispiele für epidurale (Fall 11, 12) und subdurale (Fall 13, 14) Hämatome verwiesen. Das wichtigste diagnostische Merkmal der intrakraniellen Hämatome ist das freie Intervall vom Trauma bis zum Auftreten der Hirndruckerscheinungen. Diese Latenzzeit besteht aber nur in den Fällen (11, 12), in denen keine andere cerebrale Schädigung vorliegt. Kommt es beim Trauma auch zu einer intracerebralen Affektion, insbesondere zum Auftreten eines Kommotionssyndroms (Fall 13, 14), so kann naturgemäß ein ausgeprägtes Intervall fehlen (Fall 14, 37).

Im Gegensatz zum frischen Krankheitsbild beschäftigen aber die Folgezustände der Compressio cerebri den Neurologen in erhöhtem Maß, denn die operative „Heilung" der Fälle bedingt keineswegs immer ein Restitutio ad integrum, wie sie in Fall 13 annähernd erreicht wird. Vielmehr führt die vorübergehende Hirndrucksteigerung nicht selten zu einer bleibenden Schädigung des Gehirngewebes. Diese Schädigung unterscheidet sich in keiner Weise von andersartig, etwa durch Kontusion zustandegekommenen cerebralen Defekten und mündet mit diesen zusammen in den gemeinsamen Endzustand aller traumatischen Defektzustände, den traumatischen Hirnschaden. Unsere sämtlichen einschlägigen Fälle (11, 12, 14, 37) zeigen eindeutig, daß solche Dauerfolgen nach vorübergehender Compressio cerebri zurückbleiben können und dann unter dem gemeinsamen klinischen Bild des traumatischen Hirnschadens verlaufen. Sie sollen daher auch gemeinsam mit den Dauerfolgen anderer traumatischer Schädigungen besprochen werden.

C. Contusio cerebri.

Die Contusio cerebri, die Gehirnquetschung, stellt im engeren Sinn des Begriffes eigentlich nur eine geschlossene Hirnverletzung dar, wobei es bei intakten äußeren Hüllen zu anatomisch faßbaren Gewebsschädigungen des Gehirns kommt. Im Gegensatz hierzu handelt es sich bei den Hirnwunden um Hirnverletzungen, die mit der Außenwelt in direkter Verbindung stehen. Hieraus ergeben sich für den chirurgischen Standpunkt natürlich wesentliche Unterschiede. Für die neurologische Betrachtung sind aber allein ausschlaggebend Art und Ausmaß der cerebralen Beteiligung am Krankheitsgeschehen. Da diese cerebrale Beteiligung bei den beiden Krankheitsbildern grundsätzlich gleichartig ist und weder pathologisch-anatomisch noch symptomatologisch prinzipielle Unterschiede bestehen (*Dege*), erscheint es auch angezeigt und berechtigt, die neurologische Besprechung der beiden Krankheitsbilder gemeinsam vorzunehmen. Im folgenden verstehen wir daher unter Kontusion alle pathologisch-anatomisch faßbaren, traumatischen Gewebsschädigungen des Gehirns, gleichgültig ob sie gedeckt oder geschlossen, direkt durch die verletzende Gewalt oder indirekt durch Vermittlung der knöchernen Schädelkapsel hervorgerufen sind. Daß diese Zusammenfassung berechtigt ist, ergibt sich aus unserer Kasuistik, gewisse Unterschiede zwischen offenen und gedeckten Hirnverletzungen, die aber nicht prinzipieller Natur sind, werden besonders besprochen werden.

1. Symptomatologie.

Während die Gehirnerschütterung, wie wir gesehen haben, ein sehr einheitliches klinisches Bild bietet, ist dies bei der Kontusion nicht der Fall. Es wird dies ohne weiteres verständlich, wenn man berücksichtigt, daß das Kommotionssyndrom eine Reaktionsform ganz bestimmter Hirnstammgebiete auf traumatische Schädigungen darstellt, während die Kontusion charakterisiert ist durch eine anatomische Läsion, die in ganz beliebigen Hirnregionen lokalisiert sein kann. Demzufolge ist auch ihr klinisches Bild ebenso wechselvoll wie die Vielzahl der cerebralen Funktionen selbst. Das wichtigste Merkmal der Gehirnerschütterung, die initiale Bewußtseinsstörung, gehört nicht unbedingt zum Bilde der Kontusion. Zwar sind viele Kontusionen von Bewußtseinstrübungen, teilweise allerschwerster Art, begleitet, doch können diese auch vollkommen fehlen. Die Erfahrung des Weltkrieges hat gezeigt, daß schwerste Hirnzertrümmerungen, z. B. bei Schädelschüssen, ohne Störungen des Bewußtseins verlaufen können (*Dege*) und auch unsere Fälle 15, 16, 17 zeigen dies eindeutig.

Dagegen werden je nach dem Sitz der cerebralen Läsion mehr oder weniger schwere neurologische Ausfälle auftreten, die der Funktion der geschädigten Region entsprechen. Beim Sitz in einer „stummen Region" fehlen solche groben Befunde (Fall 15), sonst treten cerebrale Hemiplegien (Fall 17), Monoplegien (Fall 18), zentrale Sensibilitätsstörungen (Fall 17), Aphasien (Fall 20, 21), Hemianopsien (Fall 22) auf. Diese Störungen entsprechen durchaus dem aus der allgemeinen Neurologie bekannten Bild der cerebralen Herdsymptome, so daß darauf nicht näher eingegangen zu werden braucht. Besonders erwähnt sei in diesem Zusammenhang lediglich das „Mantelkantensyndrom", das häufig übersehen oder nicht richtig erkannt und beurteilt wird. Es entsteht bei der Läsion beider Hemisphären in den obersten, nahe der Mittellinie gelegenen Anteilen der Zentralregion. Dieser Lokalisation entsprechend findet man es nicht selten bei Streifschüssen in Scheitelmitte (Fall 16, 19) oder bei Verletzungen durch herabfallende Gegenstände. Im typischen Fall äußert es sich in Lähmungen und sensiblen Störungen in beiden Beinen, Blasen- und Mastdarmstörungen (Fall 19). Grobe neurologische Ausfälle, die auf eine Hirnstammläsion zu beziehen sind, finden sich ebenfalls nicht selten (Fall 38, 39); auch sie entsprechen in ihren Symptomgruppierungen den reichhaltigen, aus der allgemeinen neurologischen Lokaldiagnostik bekannten Bildern von Hirnstammherden. Außer diesen massiven Bildern von Hirnstammläsionen finden sich aber auch sehr häufig nur geringfügige Symptome, die jedoch ebenfalls auf eine Beteiligung des Hirnstammes am Krankheitsgeschehen hinweisen. Diese oft nur flüchtigen Befunde haben für die Diagnose von Kontusionen und ihre Abgrenzung gegenüber der Commotio eine besondere Bedeutung und werden später noch gewürdigt werden. Eine Besonderheit unter den traumatischen Hirnstammläsionen stellt unser Fall 23 dar, bei dem ein Florettstich zu einer streng lokalisierten Verletzung des Hirnstammes in der Gegend des rechten Hirnschenkelfußes geführt hat. Einen ähnlichen Fall, bei dem der Stich einer Heugabelzinke eine umschriebene Verletzung der Vierhügelgegend setzte, wurde von *Kral* beschrieben.

Zwischenhirnschädigungen treten seltener auf (*Benedek* und *v. Angyal*), werden aber ebenfalls beobachtet (Fall 24, 25). Die dabei beobachteten Ausfälle decken sich mit dem auch sonst über die Funktionen der Zwischenhirns Bekannten. Unsere Kenntnisse

hierüber sind aber noch recht lückenhaft und die Meinungen teilweise recht auseinandergehend. Von unseren eigenen Beobachtungen
läßt Katharina M. (Fall 25) extrapyramidale Bewegungsstörungen
erkennen in Form von Amimie und fehlenden Mitbewegungen, die
zusammen mit dem Salbengesicht an das Bild des postencephalitischen Parkinsonismus erinnern und auf eine Beteiligung des
Pallidum zu beziehen sind. Typisch thalamische Sensibilitätsstörungen mit charakteristischen Hyperpathien finden sich bei
Else S. (Fall 24), während sich bei Katharina M. die sensiblen Störungen auf eine Hyperästhesie im Trigeminus beschränken. Sensorische Ausfälle, die auf den Thalamus zu beziehen wären, vermissen wir bei unseren Fällen. Das Zwischenhirn und besonders
der Thalamus werden neuerdings auch in vermehrtem Maße mit
psychischen Störungen in Zusammenhang gebracht, wobei allerdings die Ansichten der einzelnen Autoren in erheblichem Maße voneinander abweichen. Klinisch oder gar anatomisch Gesichertes
ist jedenfalls nach *Bonhoeffer* über die Beziehung des Sehhügels
zu psychischen Vorgängen nicht zu sagen. Wir wollen auf diese
strittigen Fragen nicht eingehen, es ist aber hervorzuheben, daß
bei Katharina M. außer einer affektiven Labilität und Neigung zu
depressiver Verstimmung auch ausgesprochenes Zwangslachen
besteht; Else S. neigt zu häufigen Tränenausbrüchen. Außerdem
fällt bei beiden Kranken eine ziemlich erhebliche Merkstörung auf.
Da aber in beiden Fällen Ausmaß und genauere Lokalisation der
cerebralen Läsionen ganz unsicher sind, wagen wir nicht, hieraus
Schlüsse auf die Lokalisation der gestörten Funktionen zu ziehen,
zumal Störungen der Affektivität und der Merkfähigkeit bei Hirnverletzten überhaupt sehr häufig sind. Ausgesprochene vegetative
Störungen als Ausdruck einer Schädigung hypothalamischer
Gebilde finden sich bei Katharina M. Es bestehen hier bei schwankendem Körpergewicht eine Herabsetzung des Ruhe-Nüchternumsatzes mit völligem Fehlen der spezifisch-dynamischen Eiweißwirkung und eine Störung des Wasserhaushalts als Ausdruck einer
zentralen Stoffwechselstörung (*Bernhardt* und *Bay*). Die bei
dieser Kranken bestehenden Schlafzustände weisen gleichfalls
auf eine Schädigung hypothalamischer Zentren hin.

Endlich können Hirnkontusionen auch zu cerebellaren Ausfällen führen. So sind die bei Wilhelm Ra. (Fall 26) am linken
Arm bestehenden Störungen (Hypotonie, Areflexie, Absinken bei
Halteversuchen, Adiadochokinese) wohl sicher auf eine Läsion der
linken Kleinhirnhemisphäre zu beziehen. Solche cerebellaren
Symptome sind aber auffallend selten, außer im beschriebenen Fall

haben wir sie als Dauererscheinungen nie gefunden. Dies hängt vermutlich mit der geschützten Lage des Cerebellum und der Möglichkeit weitgehender funktioneller Kompensation zusammen.

Daß Bewußtseinstrübung nicht unbedingt zum Bilde der Contusio cerebri gehören, wurde schon erwähnt. Es gehen aber sehr viele, insbesondere gedeckte Kontusionen mit anfänglichen Bewußtseinsstörungen einher. Dabei kann die Bewußtseinstrübung erst in einigem Abstand vom Trauma auftreten (Fall 11, 12, 14, 23, 40); Sie ist dann Ausdruck einer intrakraniellen Drucksteigerung, die häufig im Gefolge von Hirnzertrümmerungen auftritt (*Tönnis*). Diese Fälle ähneln dann in ihrem Verlauf dem der intrakraniellen Hämatome (Fall 11—14). Da der Hirndruck allmählich einsetzt, wird sich auch die Bewußtseinstrübung allmählich vertiefen. Es ist daher nach dem S. 16—17 Gesagten verständlich, wenn sich die objektiven Feststellungen über die Dauer der Bewußtlosigkeit und die Zeitspanne der amnestischen Lücke nicht decken (Fall 25, 31, 42, 47, 48). Als weiteres Zeichen des gesteigerten Hirndrucks kann sich bei diesen Fällen auch eine Stauungspapille finden (Fall 34, 37), die allerdings zu ihrer Entwicklung immerhin einige Zeit in Anspruch nimmt. Die Kontusion kann aber auch durch eine initiale Bewußtlosigkeit eingeleitet werden und dann zunächst in weitgehender Übereinstimmung mit der Gehirnerschütterung unter dem Bilde des Kommotionssyndroms verlaufen.

Nach dem S. 9 Gesagten stellt das Kommotionssyndrom eine Reaktionsform des Hirnstammes auf traumatische Schädigungen dar. Dabei ist das Ausmaß der Schädigung zunächst gleichgültig, d. h. das Kommotionssyndrom entwickelt sich auf dem Boden einer nur funktionellen Störung, wie wir sie als Grundlage der Gehirnerschütterung annehmen, oder bei mehr oder weniger schweren anatomischen Läsionen der betreffenden Gegend. Diese Tatsache war für verschiedene Autoren der Anlaß, die grundsätzliche Unterscheidung zwischen Commotio und Contusio aufzugeben. Wir teilen diesen Standpunkt nicht und halten die grundsätzliche Trennung der beiden Krankheitsbilder aufrecht. Die theoretischen Gründe hierfür wurden bereits ausführlich dargelegt. Die praktische Berechtigung unseres Standpunktes soll aus dem folgenden hervorgehen. Da das klinische Bild des Kommotionssyndroms ein einheitliches ist, gilt die S. 14ff. gegebene Schilderung in den wesentlichen Zügen auch für unsere Kontusionsfälle (Fall 27—30 usw.), und wir können uns darauf beschränken, hier die für die Kontusion charakteristischen Abweichungen vom Bilde der reinen Gehirnerschütterung aufzuzeigen, und gerade diese Abweichungen sind es, die die Trennung der Krankheitsbilder schon im Frühstadium ermöglichen.

Die anfängliche Bewußtseinstrübung kann nach Intensität und Dauer alle Grade von leichten (Fall 27,28) bis zu schweren (Fall 29, 30) und schwersten (Fall 20, 31, 48, 50) Bildern durchlaufen. Während bei der Gehirnerschütterung die völlige Bewußtlosigkeit nur kurze Zeit anhält und auch die leichteren Bewußtseinstrübungen nur in den allerersten Tagen nachzuweisen sind, überwiegen bei den Kontusionen gerade die schweren und längerdauernden Störungen des Bewußtseins. Obwohl es eine feste Grenze nicht gibt und insbesondere auch sichere Kontusionen mit nur leichten Bewußtseinsstörungen einhergehen können, lassen doch die schweren Zustände wie bei Fall 20, 29, 30, 31, 32 usw. ohne weiteres erkennen, daß hier das Trauma zu einer über die einfache Gehirnerschütterung hinausgehenden cerebralen Schädigungen geführt hat. Diese Fälle leiten fließend über zu den tödlich verlaufenden „Kommotionen", bei denen dann der pathologische Anatom schwere Gewebsschädigungen findet.

Entsprechend der schweren Ausprägung der Bewußtseinstrübungen wird auch die zurückbleibende amnestische Lücke eine größere sein. Während bei der einfachen Gehirnerschütterung die retrograde Amnesie gewöhnlich nur eine sehr kurze Zeitspanne und die anterograde selten mehr als einige Stunden umfaßt, kann sich letztere bei Kontusionen über mehrere Wochen erstrecken (Fall 20, 31, 32, 48) und auch die retrograde Amnesie auf 1—2 Tage vor dem Unfall zurückreichen (Fall 20, 29).

Mit der allmählichen Aufhellung des Bewußtseins gehen bei diesen Kranken vielfach motorische Unruhezustände einher (Fall 20, 30, 32, 35, 39, 44, 48, 50), die sich entweder in einfachen unkoordinierten Gliedbewegungen und Jaktationen oder auch in komplizierteren Bewegungsabläufen, letztere dann meist als triebhafte Fluchtbewegungen, äußern. Diese Unruhezustände, die häufig nur wenig ausgeprägt sind, gelegentlich aber auch sehr schwere Formen annehmen und dann nur durch ständige Alkaloidgaben (Fall 20, 32) oder Zwangsmaßnahmen (Fall 32) zu beherrschen sind, lassen sich mit der Diagnose einer einfachen Gehirnerschütterung nicht in Einklang bringen und stellen daher eine Kontusion sicher. Sie leiten über zu der traumatischen Psychose, die eine besondere Komplikation schwerer Kontusionen darstellt und noch gesondert zu besprechen ist.

Auch der anfängliche neurologische Befund ist bei den Kontusionen reichhaltiger als bei der Gehirnerschütterung. Während er sich bei letzterer im wesentlichen auf den Nystagmus und eine Hypotonie mit Reflexabschwächung beschränkt, können sich bei der Contusio alle Arten von cerebralen Herdsymptomen und Ausfällen seitens der Hirnnerven mit dem Kommotionssyndrom kombinieren. Dabei brauchen die Symptome durchaus nicht immer voll ausgebildet zu sein, sondern können sich auch nur angedeutet finden, so daß sie erst bei eingehender Untersuchung richtig erkannt werden. Da vielfach der Allgemeinzustand der Kranken eine vollständige und einwandfreie neurologische Untersuchung zunächst unmöglich macht, lassen sich die Ausfälle öfters erst bei wiederholten Untersuchungen feststellen. So wurde z. B. bei Fall 27 eine rechtsseitige Hemiparese erst nach einer Woche, bei Fall 20 eine geringfügige spastische Parese des linken Armes nach 3 Monaten (!) festgestellt. Eingehendere Prüfungen der Sinnesfunktionen lassen sich überhaupt erst nach einer gewissen Aufhellung des Bewußtseins anstellen. Aus diesem Grunde sind zu einer sicheren Diagnosestellung in allen Fällen laufende neurologische Kontrollen erforderlich.

Hirnnervenstörungen nach Kopftraumen sind nicht selten, sie sind allerdings nicht ohne weiteres beweisend für eine intracerebrale Läsion, da sie auch durch Läsionen im Verlauf des peripheren Nerven, so insbesondere durch Schädelbasisfrakturen bedingt sein können. Auf diese Weise ist z. B. die rechtsseitige Opticusläsion bei Wilhelm W. (Fall 29) zu erklären, bei dem sich gleichzeitig auch ausgedehnte Schädelfrakturen, darunter auch im rechten Orbitaldach, fanden. Die Unterscheidung, ob es sich bei den Hirnnervenlähmungen um solche zentralen oder peripheren Ursprungs handelt, geschieht nach den Grundsätzen der allgemeinen neurologischen Diagnostik. So weist einseitige Opticusschädigung ohnehin auf eine Läsion im peripheren Abschnitt hin, ebenso wie die einseitige Lähmung aller motorischen Augenmuskeln bei Karl D. (Fall 23) auf eine extracerebrale Schädigung (in der Fiss. orbit. sup.) bezogen werden muß. Die Läsion einzelner Trigeminusäste (Fall 19, 29, 33) ist ebenso peripher bedingt wie eine isolierte Lähmung des ganzen Facialisgebiets, zumal wenn sich hier noch eine Entartungsreaktion feststellen läßt (Fall 33). Daß bei einseitiger Innenohr- und Facialisschädigung (Fall 38) in erster Linie an eine Fraktur in der Felsenbeinpyramide zu denken ist, sei nur der Vollständigkeit halber erwähnt. Diese Fälle mit peripheren Hirnnervenlähmungen bei bestehendem Kommotionssyndrom gehen zwar über die unkomplizierte Gehirnerschütterung hinaus, sie sind aber auch noch nicht ohne weiteres der Contusio zuzurechnen, da eine periphere Hirnnervenlähmung ja noch keine intracerebrale Gewebsläsion bedeutet; sie fordern aber doch eine besondere Sorgfalt beim Ausschluß einer solchen.

Daneben finden sich bei frischen Kontusionen aber sehr häufig Störungen seitens der Hirnnerven, die sich nicht auf einen peripheren Herd beziehen lassen und dann differentialdiagnostisch gegenüber der einfachen Commotio von Bedeutung sind. Ein- oder doppelseitige Riechstörungen sind nach Kopftraumen nicht

selten (*Woelk*). Auch wir finden sie wiederholt unter unseren Fällen
(27, 28, 29). Ihnen kommt für die Beurteilung der Kontusionen eine
besondere Bedeutung zu (*Bay*), auf die wir bei der Diagnostik des
traumatischen Hirnschadens noch ausführlicher eingehen werden.
In Zweifelsfällen ist allerdings zu ihrer richtigen Bewertung eine
spezialärztliche Untersuchung erforderlich, die eine lokale Ursache
der Anosmie ausschließen muß. Hier möchten wir auch die Parosmien erwähnen, die zwar nicht auf eine Läsion peripherer Elemente, sondern auf eine Schädigung der zentralen Riechsphäre zu
beziehen sind. Sie bestehen oft nur in der ersten Zeit nach dem
Trauma (Fall 49) und beeinträchtigen den Kranken bisweilen
sehr stark (33). Pupillenstörungen spielen in der Literatur über
Kopftraumen eine große Rolle. Wir finden sie nicht so häufig wie
andere Untersucher (Fall 22, 23, 26, 27, 29, 50), ihr Auftreten stellt
aber eine Hirnkontusion sicher. Daß wir echte Augenmuskellähmungen bei unseren Kommotionsfällen nicht beobachtet haben,
wurde schon erwähnt; bei Kontusionen sind sie dagegen anzutreffen
(Fall 23, 26, 27, 35, 41). Sensibilitätsstörungen im Trigeminusgebiet mit entsprechender Abschwächung des Cornealreflexes,
finden sich nicht selten (Fall 27, 29, 30); meist sind sie leichterer
Natur. Zentrale Facialislähmungen treten vorwiegend im Rahmen
ausgedehnterer Hemiparesen auf (Fall 20, 29, 30). Sicher cerebral-
bedingte Hörstörungen haben wir unter unserem Krankengut
nicht beobachtet, allenfalls könnte daran bei der doppelseitigen
Innenohrschwerhörigkeit von Oskar B. (Fall 39) gedacht werden.
Einseitige Schwerhörigkeit oder Taubheit (Fall 26, 40, 45) dürfte
wohl in den meisten Fällen auf eine Innenohrschädigung zurückzuführen sein. Störungen der Gleichgewichtsregulation finden
sich bei den mit einem Kommotionssyndrom verlaufenden Kontusionen in der ersten Zeit ebenso häufig (Fall 27—30), wie bei den
Kommotionen. Irgendwelche Unterschiede bestehen hier nicht.

Cerebrale Herdsymptome gehören ja durchaus zum Bilde
der Kontusion. Wenn sie deutlich ausgeprägt sind, bieten sie der
Diagnostik keine Schwierigkeiten (vgl. S. 27 ff.). Gerade bei den
mit einem Kommotionssyndrom beginnenden Fällen sind sie aber
häufig nur andeutungsweise und flüchtig vorhanden, so daß sie
einer oberflächlichen Untersuchung entgehen. Besonders häufig
finden sich angedeutete Hemiparesen in Form von leichten Störungen der Kraftleistung (Fall 27, 28) oder der feinen Beweglichkeit
(Fall 20, 27), geringen Reflexsteigerungen oder einzelnen spastischen Reflexen (Fall 27, 28, 30). Auch halbseitige Sensibilitätsstörungen sind häufig nur bei genauerer Untersuchung festzustellen

(Fall 27). Leichte aphasische Störungen können gleichfalls ganz flüchtig auftreten. Diese geringen Befunde sind aber für die Diagnose von erheblicher Wichtigkeit, da sie sich mit der Annahme einer einfachen Gehirnerschütterung nicht vereinbaren lassen und daher eine Kontusion sicherstellen. Dies gilt auch für die Fälle, in denen sie nur episodisch auftreten.

Über das Verhalten der vegetativen Funktionen ist wenig zu sagen. Es entspricht dem S. 19—20 beschriebenen. Daß bei dem durch Kontusionsherde ausgelösten Kommotionssyndrom die Störung der vegetativen Funktionen gelegentlich stärker ausgeprägt ist, ist nicht weiter verwunderlich; differentialdiagnostische Schlüsse lassen sich aber hieraus in der ersten Zeit nach dem Trauma nicht ziehen. Besondere Ausfälle im vegetativen System, etwa eine halbseitige Störung der Schweißsekretion, sprechen gegen eine einfache Commotio, wir haben sie aber unter unserem Material nie beobachtet. *Wanke* und *Pfleiderer* legen auf Asymmetrien der Hauttemperatur besonderen Wert, doch bedürfen diese Befunde noch einer eingehenden Überprüfung und haben gegenwärtig noch keine praktische Bedeutung.

Die Bewertung der Liquorbefunde bei Kontusionen ist nicht ganz einheitlich. In den frischen Fällen, von denen hier die Rede ist, können wir ihnen keine ausschlaggebende Bedeutung beimessen. Selbstverständlich sind Blutbeimengungen im Liquor — sofern sie nicht artefiziell bedingt sind — oder später Xanthochromie beweisend für eine anatomische Läsion, doch sind diese Befunde bei Kontusionen keineswegs regelmäßig zu erheben. Eine Eiweißvermehrung findet sich nach frischen Kopfverletzungen wohl häufig, läßt sich aber differentialdiagnostisch kaum verwerten (*Demme*). Auch der Druckmessung können wir mit *Demme* nur einen sehr bedingten Wert zuerkennen, insbesondere ist die ausschließliche Heranziehung des Liquordrucks unter Vernachlässigung aller klinischen Befunde (*Kulenkampff*) aufs schärfste abzulehnen. Interessante Unterschiede zwischen Commotio und Contusio beschreibt *Löhr* im Arteriogramm. Er findet bei der Commotio Gefäßkontrakturen, während bei der Contusio die Gefäße paralytisch erweitert und plattgedrückt sind. Eine praktische Bedeutung kommt aber bei frischen Kontusionen der Arteriographie ebensowenig zu wie der Encephalographie, da man beide Eingriffe dem Frischverletzten nicht ohne zwingende Notwendigkeit zumuten wird.

Daß im Anschluß an schwere Kopftraumen Psychosen auftreten können, ist schon länger bekannt. Von *Kalberlah* wurden die „unmittelbar und zeitlich untrennbar aus dem durch die Kommotion gesetzten Zustand von Bewußtseinsstörung hervorgehenden“ psychotischen Erscheinungen als einheitliches Krankheitsbild zusammengefaßt und als Kommotionspsychose bezeichnet. Diese Bezeichnung wurde später allgemein übernommen, insbesondere auch von *Schröder*, dem wir eine besonders eingehende Analyse des Krankheitsbildes verdanken. *Schröder* unterscheidet aber nicht zwischen Commotio und Contusio und bemerkt ausdrücklich, wenn man diese Unterscheidung treffen wolle und den Begriff Commotio für Fälle ohne anatomische Läsion vorbehalte, dann sei „wahrscheinlich überhaupt eine Commotio mit schweren Erscheinungen selten oder unmöglich, und man würde bei allen Fällen mit groben cerebralen Allgemeinsymptomen gut tun, vorsichtshalber von vornherein die Bezeichnung ‚Contusio‘ zu wählen“. Neuerdings betont auch *Bostroem*, daß bei psychischen Störungen (Delirien) im Frühstadium oder bei vorhandenem Korsakow-Syndrom sicher eine schwerere traumatische Hirnschädigung vorgelegen hat. Diese Feststellungen können wir an Hand unseres eigenen Materials nur bestätigen. Wir haben psychotische Züge bei unseren reinen Kommotionen (Fall 1—9) nie beobachtet, dagegen in allen Fällen, bei denen eine Psychose auftrat (Fall 20, 22, 29—33, 35, 38, 39, 48, 50), auch noch andere Anhaltspunkte für eine anatomische Gehirnschädigung gefunden. Wir glauben daher, daß eine posttraumatische Psychose einen sicheren Hinweis auf eine solche anatomische Hirnschädigung gibt. Daher sollte auch die falsche und irreführende Bezeichnung Kommotionspsychose aufgegeben werden, da sie nur dazu verleitet, die gute prognostische Beurteilung der Commotio auf diese ganz anders gelagerten Fälle zu übertragen. Wir halten daher die nichts präjudizierende Bezeichnung traumatische Psychose für richtiger und besser.

Die traumatische Psychose ist der Typ der symptomatischen Psychose. In ihrem Mittelpunkt steht daher der amnestische oder Korsakowsche Symptomenkomplex. Zu ihm treten in wechselndem Ausmaß Affektanomalien, delirante Zustände und Bewußtseinsstörungen, deren besondere Eigenart durch den Entstehungsmechanismus der traumatischen Psychose bedingt wird. Die Auslösung durch eine einmalige kurzdauernde perakute Schädigung bringt es mit sich, daß die traumatische Psychose einen ständig regressiven Verlauf zeigt. In diesem Verlauf lassen sich mehrere Stadien unterscheiden. Am Anfang stehen die Bewußtseinsstörungen des Kommotionssyndroms, später beherrschen das amnestische Syndrom und die affektiven Störungen das Bild. Zwischen diese beiden, fließend ineinander übergehenden Stadien schieben sich häufig motorische Unruhezustände und Delirien ein, die aber auch fehlen oder nur angedeutet sein können.

Die Bewußtseinsstörungen, die unter dem typischen Bild des Kommotionssyndroms einsetzen, zeichnen sich meist schon durch besondere Schwere aus. Die Dauer der völligen Bewußtlosigkeit ist nicht genau zu bestimmen, da sich das Bewußtsein ganz allmählich und fließend aufhellt und sich daher an das eigentliche Koma eine schwerste und erst allmählich

geringer werdende Bewußtseinstrübung anschließt, so daß
eine scharfe Grenze nicht existiert. Die Bewußtlosigkeit dauerte
bei unseren Fällen 30 und 32 einige Stunden, bei den Fällen 22, 29
und 35 etwa 2 Tage, bei Fall 20 sogar 10 Tage. Die leichteren Bewußtseinstrübungen halten stets tage- und wochenlang an (Fall 20
und 29).

Während der Aufhellung der Bewußtseinstrübung können
motorische Unruhezustände auftreten, die sich von einfachen
Jaktationen und Bewegungsimpulsen (Fall 30) bis zu schwersten
motorischen Entladungen (Fall 20, 22, 32, 35) erstrecken. Diese
Unruhe kann unmittelbar nach dem Trauma (Fall 20, 30, 32, 35)
oder erst einige Zeit später (Fall 22) beginnen. Mit dem Abklingen
der Bewußtseinstrübungen stellen sich auch delirante Zustände
ein (Fall, 20, 31, 32), in denen die Kranken die Situation verkennen,
keine Krankheitseinsicht zeigen und triebhaft weg und nach Hause
drängen. *Klein* und *Kral* legen besonderen Wert auf die Feststellung, daß in dieser deliranten Phase auch Störungen der Schlaf-
Wachregulation bestehen. Häufig werden diese wegen der gleichzeitig noch bestehenden Bewußtseinsstörungen schwer festzustellen
sein, bei unserem Fall 30 zeigt sich ein vermehrter Schlafdrang
deutlich, ebenso bei Fall 23, der aber doch wohl besonders gelagert ist.

Das Stadium der Delirien, der motorischen Unruhe- und der
Angstzustände, das *Schröder* als Übergangsstadium bezeichnet,
kann sehr verschieden stark ausgeprägt und von wechselnder
Dauer sein. Es kann ganz fehlen (Fall 29) oder auch für Wochen das
Krankheitsbild beherrschen (Fall 20, 22, 31, 32). Einzelne seiner
Symptome können sich, z. B. in Form abendlicher Erregungszustände, noch weit in das amnestische Stadium hineinziehen
(Fall 20). Die motorischen Unruhezustände geben bei entsprechender Schwere meist den Anlaß zur Verlegung der Kranken in
geschlossene Abteilungen ab (Fall 31, 32). Dagegen führt das uneinsichtige triebhafte Wegdrängen nicht selten zu einer vorzeitigen
und in diesem Stadium besonders unzweckmäßigen Krankenhausentlassung (Fall 35, 38, 39, 50), wenn es auf den Unfallstationen
nicht richtig bewertet und als Symptom einer traumatischen Psychose
erkannt wird.

Im amnestischen Stadium steht, wie schon der Name besagt,
im Mittelpunkt der amnestische Symptomenkomplex auf der
Grundlage einer Störung der Merkfähigkeit. Demgegenüber ist der
Altbesitz an Wissen ungestört verfügbar und sind auch die sonstigen
intellektuellen Leistungen nicht wesentlich beeinträchtigt. Die
Merkstörung, zusammen mit der für die Zeit der anfänglichen Be-

wußtseinstrübung bestehenbleibenden amnestischen Lücke, führt zu einer örtlichen und zeitlichen Desorientierung und zu einem Erinnerungsausfall für die unmittelbar vorangegangenen Ereignisse. Da für diesen Defekt kein, oder nur ein unzureichendes Krankheitsgefühl besteht, füllt der Kranke seine Erinnerungslücken durch Konfabulationen aus. Diese Konfabulationen sind meist spärlich, ziemlich vage und halten sich im Bereich des Möglichen (Fall 29). Einen breiteren Raum nehmen sie dann ein, wenn sie sich mit deliranten Symptomen verbinden (Fall 20). Dies ist besonders in der ersten Zeit des amnestischen Stadiums der Fall, die häufig durch diese Delirien oder durch Reste der initialen Bewußtseinstrübung eine besondere Färbung erhält. Die Benommenheit kann noch weit in das amnestische Stadium hineinreichen und äußert sich in ihren leichten Graden hauptsächlich in einer Art Antriebslosigkeit, die dem amnestischen Syndrom an sich fremd ist (Fall 20 und 29). Dadurch wird das letztere weitgehend überdeckt und kommt nur bei entsprechend eingehender Exploration zum Vorschein. Auch cerebrale Herdsymptome, insbesondere Aphasien (Fall 20, 21) und Apraxien, die in keinem direkten Zusammenhang mit der traumatischen Psychose stehen, können eine besondere Färbung des Bildes bedingen. Sonst unterscheidet sich das amnestische Syndrom in nichts von dem allgemein bei symptomatischen Psychosen bekannten Bild, so daß auf eine ausführlichere Darstellung hier verzichtet werden kann. Entsprechend dem allgemeinen Verlauf der traumatischen Psychose verläuft es ständig regressiv, allerdings häufig protrahierter als die Stadien der Bewußtseinstrübung und der Delirien, so daß es besonders bei schweren Fällen den Hauptteil der ganzen Psychose bildet (Fall 20). Dagegen werden in leichteren Fällen die amnestischen Züge oft weitgehend von den Bewußtseinstrübungen überdeckt (Fall 29). Im Verlauf von Tagen, Wochen oder auch einigen Monaten, klingt auch das amnestische Stadium vollständig ab. Sofern dauernde Störungen der Merkfähigkeit zurückblieben, sind diese nicht der stets einen abklingenden Prozeß darstellenden Psychose, sondern dem der Psychose koordinierten traumatischen Hirnschaden zuzurechnen. Sie treten daher in gleicher Weise bei Fällen mit und ohne anfängliche Psychose auf (Fall 31, 38, 39, 44 und 11, 16, 47, 49), setzen manchmal erst in einigem Abstand vom Trauma ein (Fall 16) und zeigen häufig einen progredienten Verlauf (Fall 45, 46).

Neben den amnestischen Störungen treten bei der traumatischen Psychose wohl stets auch Veränderungen auf affektivem Gebiet auf. Diese sind aber nicht einheitlicher Art. Vielfach sind die Kranken ruhig, still, manchmal sogar apathisch (Fall 27, 29), werden aber bei Beanspruchung häufig unwillig, mürrisch und ablehnend (Fall 27). Diese Veränderung der Stimmungslage zur reinen Apathie hin, findet sich aber besonders in der ersten Zeit, in der sich auch noch andere Anzeichen eines getrübten Bewußtseins feststellen lassen, und deckt sich so vollständig mit dem S. 15 beschriebenen Verhalten aller Bewußtseinsgetrübten, daß wir sie mehr der noch bestehenden Benommenheit als der Psychose an sich zurechnen möchten.

Nach Abklingen der Bewußtseinstrübung sind die Kranken häufig flach euphorisch verstimmt (Fall 20, 29, 30, 31). Die Euphorie wird begünstigt durch den bei fast allen Kranken bestehenden Mangel an Krankheitseinsicht. Meist ist allerdings die euphorische Grundstimmung durch eine Art Antriebslosigkeit so weit überdeckt, daß sie nur bei näherer Exploration zum Vorschein kommt (Fall 29, 30). Eine mehr „aktive Euphorie" im Sinne eines manischen Rede- und Betätigungsdranges (Fall 20) oder vermischt mit expansiven Ideen, so daß paralyseähnliche Bilder auftreten können (*Eichler*), ist wesentlich seltener. Nicht selten besteht neben der euphorischen Verstimmung auch noch eine pathologische Reizbarkeit (Fall 20), wobei die einzelnen Affekte sich dann sehr plötzlich und unmotiviert ablösen können. Die pathologische Reizbarkeit leitet über zu der dauernd gereizten Stimmungslage, die wohl die häufigste affektive Störung bei der traumatischen Psychose darstellt (*Schröder*). Wir finden sie besonders ausgesprochen bei unseren Fällen 32 und 33. Diese Kranken zeigen ebenfalls keine Einsicht für die Schwere ihres Zustandes, sind dabei aber mürrisch, grob und ausfallend, drängen uneinsichtig und unter Drohungen auf ihre Entlassung (Fall 32, 35, 38, 39). Oder sie sind mehr mißtrauisch-ablehnend, boshaft und hinterhältig. Hierher ist wohl auch der Fall von *Welt* zu rechnen, der neuerdings in der Literatur eine gewisse Berühmtheit erlangt hat und stets als Schulbeispiel einer Wesensveränderung nach Orbitalhirnläsion angeführt wird und auf den wir in diesem Zusammenhang noch zurückkommen werden. Dieser Kranke hatte eine traumatische Orbitalhirnläsion erlitten, die mit langdauernden Bewußtseinstrübungen und mit septischen Prozessen an der offenen Hirnwunde einherging. Er war in den ersten 4 Wochen nach dem Unfall unverträglich, boshaft und zanksüchtig; dann klangen diese Erscheinungen ab und er wurde schweigsam, antriebslos und anscheinend auch alkoholintolerant. Es erscheint uns daher sehr naheliegend, die passageren affektiven Störungen, die noch während der Krankenhausbehandlung abklangen, auf eine traumatische Psychose zu beziehen, in deren Rahmen sie sich ganz zwanglos einfügen.

Die affektiven Störungen klingen, ebenso wie alle übrigen psychotischen Symptome, allmählich ab; nicht selten überdauern sie diese aber um eine ganz beträchtliche Zeitspanne und können dann monatelang als einziges Restsymptom der traumatischen Psychose bestehen bleiben (Fall 31, 32, 33, 45, 50). Sie mischen sich bei diesen Fällen mit den pathophysiologisch ganz anders zu bewertenden Erscheinungen eines traumatischen Hirnschadens (Fall 32, 33) oder können sie bei sonst intakter Psyche zu falscher Bewertung und ungerechten Beurteilungen der Leistungsfähigkeit und Verantwortlichkeit der Kranken Anlaß geben (Fall 31, 50). Letztlich gehen aber auch die affektiven Störungen, soweit sie psychotischen Ursprungs sind, wieder vollständig zurück; Dauerfolgen hinterläßt die traumatische Psychose als solche nicht.

2. Verlauf.

Während der Verlauf der Commotio cerebri entsprechend der einheitlichen pathophysiologischen Grundlage dieser Krankheit sehr einheitlich ist und in einer stetigen Rückbildung der Krankheitserscheinungen bis zur völligen Ausheilung besteht (S. 20), ist dies bei den Kontusionen keineswegs der Fall. Die Verläufe sind hier ebenso vielgestaltig wie die zugrunde liegenden pathologisch-anatomischen Substrate und die anfänglichen klinischen Bilder. Zwar sind auch hier rasche Besserungen bis zu weitgehender Beschwerdefreiheit möglich (Fall 15, 36), im allgemeinen zeigen aber auch leichte Fälle einen weit protrahierteren Verlauf (Fall 15, 27, 28, 34). Auch ist die ständig progrediente Besserung, die den Verlauf der postkommotionellen Beschwerden beherrscht, keineswegs die Regel. Vielmehr treten sehr häufig Schwankungen auf, bei denen Besserung und Zunahme der Beschwerden sich ablösen (Fall 27, 28).

Eine besondere Rolle spielen hierbei die posttraumatischen Hirndrucksteigerungen, die nicht nur nach den intrakraniellen Hämatomen (Fall 11—14), sondern sehr häufig auch nach Kontusionen infolge der posttraumatischen Hirnschwellung auftreten. Die posttraumatische Hirnschwellung entsteht als Reaktion des umgebenden Gewebes auf die Hirnwunde und tritt wohl in jedem Fall eine Zertrümmerung von Hirngewebe auf (*Tönnis*). Neben zahlreichen früheren Beobachtungen (Lit. bei *Häussler*) weisen besonders die systematischen Untersuchungen von *Kulenkampff* aus der neueren Zeit auf die Bedeutung und Häufigkeit der posttraumatischen Hirnschwellung hin, die für diese Frage trotz des sonst recht problematischen Wertes der Liquordruckmessung nach Traumen (*Demme*) wertvolle Hinweise geben. Wir konnten in einer früheren Arbeit bei der Analyse unseres Falles 23 zeigen, wie diese in der Umgebung der ursprünglichen Wunde einsetzenden Gewebsveränderungen allmählich Erscheinungen von seiten benachbarter nervöser Zentren auslösen können. Wenn nun — wie schon erwähnt — angenommen werden muß, daß die posttraumatische Hirnschwellung im Gefolge jeder Kontusion auftritt, so sind ihr Ausmaß und ihre klinischen Auswirkungen im einzelnen Falle doch sehr wechselnd. Es ist zwar eine Unmöglichkeit, die ganze Beurteilung eines Falles auf das Verhalten des intrakraniellen Druckes aufzubauen, daß aber die posttraumatische Hirnschwellung von Einfluß auf den Verlauf der Krankheit ist, steht wohl außer jedem Zweifel. Insbesondere bei Schwankungen im Verlauf und bei erneuten Verschlechterungen in einigem Abstand vom Trauma muß an solche Dinge gedacht werden. Gelegentlich kann die Steigerung des intrakraniellen Druckes auch recht erhebliche Formen annehmen und dann zeitweilig das Krankheitsbild völlig beherrschen. Willi Mi. (Fall 35) ist ein anschauliches Beispiel hierfür. Auch in diesem Fall muß eine posttraumatische Hirnschwellung als Ursache der Hirndrucksteigerung angenommen werden, da für ein intrakranielles Hämatom kein Anhalt besteht und besonders das Abklingen der Erscheinungen unter einer konservativen Behandlung sehr gegen ein solches spricht. Die Symptome der posttraumatischen Hirnschwellung sind die der Hirndrucksteigerung überhaupt. Sie bestehen in Kopfschmerzen, Erbrechen, Bewußtseinstrübungen, Störungen von Puls und Atmung; bei längerem Bestehen treten auch die charakteristischen Veränderungen am Augenhintergrund auf (Fall 35, 37). Während die letzteren eine Hirndrucksteigerung sicherstellen, stimmen die ersteren mit den allgemeinen postkommotionellen Erscheinungen überein, so daß sie differentialdiagnostisch nicht ohne weiteres verwertet werden können. Verdächtig auf eine Hirnschwellung, die sich ja erst nach einem gewissen Intervall entwickelt, sind daher nicht diese Symptome an sich, sondern deren Verschlimmerung oder erneutes Auftreten nach einem freieren Intervall, z. B. wenn nach einigen Tagen relativen Wohlbefindens erneut Erbrechen auftritt oder die schon rückgängige Bewußtseinstrübung sich wieder vertieft. Daß der echte Druckpuls nicht zum Bild des Kommotionssyndroms gehört, wurde schon erwähnt.

Neben diesen mehr oder weniger bei allen Kontusionen auftretenden reaktiven Veränderungen können auch noch zahlreiche andere Komplikationen den Heilungsverlauf beeinflussen. So z. B. reaktive Veränderungen in der Umgebung von frakturierten oder imprimierten Knochenstücken und Fremdkörpern oder Infektionen an offenen Hirnverletzungen. Diese Dinge übersteigen aber den gespannten Rahmen, zumal sie überwiegend zur Domäne des Chirurgen gehören. Dagegen bildet eine auch für den Neurologen höchst bedeutungsvolle Komplikation das Auftreten von epileptischen Anfällen. Sie können ein einmaliges Ereignis (Fall 12 und 20) darstellen oder dauernd bestehen bleiben und so zur eigentlichen traumatischen Epilepsie führen (Fall 16, 17, 46, 47—50). Da wir die traumatische Epilepsie später im Zusammenhang abhandeln werden, genügt hier ihre Erwähnung.

Es ergibt sich aus diesen Ausführungen, daß der Krankheitsverlauf der Kontusionen sehr wechselnd ist. Neben Besserungen können sich auch Verschlechterungen der Symptome einstellen oder gar ganz neue Krankheitserscheinungen auftreten, wie etwa die traumatische Epilepsie. Die Verschlimmerungen können reversibel sein oder zum letalen Ausgang führen, der Verlauf hängt also weitgehend von der Lage des Einzelfalles ab. Allgemeingültige Richtlinien, wie bei der Gehirnerschütterung, lassen sich nicht geben.

3. Therapie.

Die Therapie der frischen Kontusionen liegt mit weit größerem
Recht in der Hand des Chirurgen, als die der Gehirnerschütterung.
Denn die dabei nicht selten bestehenden Frakturen, Blutungen und
offenen Wunden können eine chirurgische Intervention ebenso erforderlich machen wie die späteren Komplikationen durch Infek-
tion und Hirndrucksteigerung. Von dieser oft lebensrettenden chirurgischen Therapie soll hier nicht gesprochen werden. Für die konservative Behandlung gilt im wesentlichen das S. 21 bei der Gehirnerschütterung gesagte. Entsprechend dem schwereren Krankheitsbild der Contusio werden meist auch die therapeutischen Maßnahmen
intensiver sein müssen. Eine genügend lange Ausdehnung der Bettruhe ist besonders wichtig, da eine vorzeitige Belastung den Heilungsverlauf ungünstig beeinflußt (Fall 35). Allgemeingültige Zahlen können auch hier nicht genannt werden, bei sicheren Kontusionen würden
wir aber doch eine Bettruhe von mindestens 4 Wochen für angebracht
halten. Daß das Aufstehen, wie überhaupt jede Leistungssteigerung,
allmählich erfolgen soll, braucht wohl nicht mehr besonders betont
zu werden. Antineuralgische Mittel müssen unter Umständen in
erhöhtem Maße gegeben werden, Morphinpräparate sind aber wegen
ihrer ungünstigen Wirkung auf das Atemzentrum in ganz frischen
Stadien kontraindiziert und auch später nach Möglichkeit zu vermeiden.

Die Bekämpfung der Hirndrucksteigerung nimmt bei den Kontusionen einen breiteren Raum ein, als bei der Commotio, bei der
sie nur ausnahmsweise und vorübergehend zur Besserung der postkommotionellen Beschwerden erforderlich wird. Dagegen ist sie
bei der Kontusion nicht selten von vitaler Bedeutung. Ihre Grund-
sätze sind die gleichen wie S. 22 ausgeführt. Bei längerdauernder
Drucksteigerung, die auch eine entsprechend protrahierte Behandlung erforderlich macht, hat sich uns als dehydrierendes Mittel
die Quecksilberschmierkur, die in der üblichen Weise durchgeführt
wird, bewährt. Ihre Wirkung bei Willi Mi. (Fall 35) ist augenscheinlich.

Die Behandlung der traumatischen Psychose hat nach den
allgemeinen Grundsätzen der Psychiatrie zu erfolgen. Die Unruhezustände können die Darreichung von Scopolamin erforderlich
machen, während Morphium auch hierbei vermieden werden
sollte. In leichteren Fällen genügen Barbitursäurepräparate,
Chloralhydrat u. ä. Mittel, die sehr gut auch mit Scopolamin kombiniert werden können. Schwerere Formen der traumatischen
Psychose machen überdies die Unterbringung auf einer psychiatrischen Abteilung erforderlich (Fall 31, 32).

4. Prognose.

Die Prognose der Gehirnquetschung ist im Gegensatz zu der Gehirnerschütterung zweifelhaft. Darüber, daß Kontusionen sehr häufig tödlich enden, besteht kein Zweifel. Die statistischen Angaben über die Häufigkeit von Todesfällen nach Kopfverletzungen differieren stark, da sie stets von einem einseitigen und verschiedenartigen Material ausgehen; sie spielen für unsere Zwecke auch keine Rolle. Der Tod kann infolge der Schwere der Gehirnverletzung in mehr oder weniger unmittelbarem Anschluß an das Trauma erfolgen oder aber in einigem Abstand von demselben infolge Hirnschwellung (*Meixner*). Die überlebenden Fälle können in ihren klinischen Erscheinungen vollständig (Fall 36) oder mit Defekten ausheilen. Sie führen dann zu dem Defektzustand, den wir als traumatischen Hirnschaden bezeichnen. Dieser Übergang erfolgt fließend, inbesondere können affektive Störungen, die der traumatischen Psychose und damit dem frischen Stadium zuzurechnen sind, noch monate- und selbst jahrelang nach dem Trauma bestehen bleiben (S. 38) und sich mit den bereits ausgebildeten Erscheinungen des traumatischen Hirnschadens vermischen. Manche Anschauungen anderer Autoren über den traumatischen Hirnschaden, die wir nicht teilen, führen wir auf die Nichtbeachtung dieser Tatsachen zurück. Verwertbare statistische Zahlen über die Häufigkeit des traumatischen Hirnschadens existieren nicht, da allen derartigen — von chirurgischer Seite veröffentlichten Angaben — der Mangel einer neurologisch einwandfreien Diagnostik anhaftet. Auch unser eigenes Material läßt eine statistische Auswertung nicht zu, wir glauben aber, daß der traumatische Hirnschaden doch wesentlich häufiger auftritt als allgemein angenommen wird. Jedenfalls stellt er auch nach anscheinend leichten Kontusionen keineswegs eine Ausnahme dar. Dies geht aus zahlreichen, von chirurgischer und neurologischer Seite veröffentlichten Arbeiten (*Reichardt*, *Foerster*, *Knoflach* und *Scholl*, *Stier* u. v. a.) eindeutig hervor.

D. Traumatischer Hirnschaden.

Der traumatische Hirnschaden stellt den gemeinsamen Endzustand aller der traumatischen Gehirnerkrankungen dar, die überhaupt mit einem Defekt ausheilen, d. h. eine bleibende Hirnschädigung setzen können. Es sind dies die unter Compressio und Contusio cerebri abgehandelten Krankheitsbilder, während der traumatische Hirnschaden nach der einfachen Commotio cerebri nicht auftreten kann. Er bildet bei aller Vielfalt der Einzelsymptome ein einheitliches und in sich geschlossenes Krankheitsbild, das von den Erscheinungen des frischen Stadiums zu trennen ist und weitgehende Unabhängigkeit von der besonderen Art der ursprünglichen Hirnverletzung zeigt. Während das Frühstadium von den verschiedensten aktiven Krankheitsprozessen beherrscht wird, die entweder mit dem Trauma selbst (Blutungen) oder mit reaktiven Vorgängen (Hirnschwellung, Entzündungsprozesse, funktionelle Kreislaufstörungen usw.) zusammenhängen, wird das Bild des traumatischen Hirnschadens ganz überwiegend vom bleibenden und weitgehend stationären Defekt geformt. Dieser Feststellung widerspricht es nicht, daß *Esser* in der Umgebung jahre- und jahrzehntealter Hirnnarben noch reaktive Veränderungen (Fettkörnchenzellen, Hämosiderinzellen, Lymphocytennester) findet. Diese Prozesse erklären gewisse Besonderheiten des Verlaufs, wie Schwankungen und auch langsam fortschreitende Verschlimmerungen, die nicht selten festzustellen sind; sie sind aber doch nur geringfügiger Art und berühren daher nicht das Gesamtbild des traumatischen Hirnschadens, das im Gegensatz zum Frühstadium von der Konstanz der Erscheinungen beherrscht wird. Das Gleiche gilt von den Störungen der Liquorpassage (*Foerster* und Schüler), die aus rein funktionellen und physikalischen Gründen zu erheblichen Verlaufsschwankungen führen können, im ganzen aber ein ebenso stationäres Leiden darstellen, wie z. B. die Epilepsie mit ihren einzelnen Anfällen.

Die pathologisch-anatomischen Grundlagen des traumatischen Hirnschadens sind ebenso verschiedenartig wie die verschiedenen initialen Formen der traumatischen Schädigungen. Sie im einzelnen aufzuführen, übersteigt den Rahmen unserer Arbeit, zumal hierüber eine sehr umfangreiche pathologisch-anatomische Literatur vorliegt. Offene Hirnwunden, insbesondere nach Schußverletzungen, heilen mit entsprechend umfangreichen Narben aus, die besonders von *Neubürger* und *v. Braunmühl* und *Esser* eingehend untersucht wurden. Bei gedeckten Hirnverletzungen unterscheidet *Marburg* traumatische Hämorrhagien und Malazien, die ebenfalls zu massiven Gewebsveränderungen, häufig mit Cystenbildung, führen. Meist weniger ausgedehnt, dafür aber klinisch besonders bedeutungsvoll sind die Rindenprellungsherde (*Spatz, Grünthal*), die mit Vorliebe an Basis und Pol des Stirn- und Schläfenlappens sitzen und häufig bei geringen neurologischen Ausfällen zu schweren psychischen Störungen führen. Weiter ist noch der traumatische Hydrocephalus zu erwähnen, der pathologisch-anatomisch schwer zu fassen ist, so daß hier auffallenderweise kaum anatomische Befunde vorliegen, der aber auf Grund klinischer Untersuchungen von *Foerster* und seinen Schülern, *Wartenberg, Schaltenbrand* und *Tönnis* eingehend beschrieben wurde. Umstritten ist noch die Bedeutung der multiplen kleinen Blutungsherde, die *Duret* und *Berner* besonders reichlich in der Umgebung des Aquädukt und des 4. Ventrikels finden und die von *Dahl* u. a. als agonale Erscheinungen aufgefaßt werden. Vom klinischen Standpunkt aus erscheint uns ihr gelegentliches traumatisches Auftreten nicht ausgeschlossen. Die aus ihnen hervorgehenden gliösen Narben und Gefäßveränderungen (*Schaller*) wären dann als anatomisches Substrat der besonders von *Stier* und *Bayer* eingehend beschriebenen Störungen der zentralen Gleichgewichtsregulation anzusehen.

Der Vielzahl von anatomischen Befunden entspricht die Mannigfaltigkeit der einzelnen klinischen Bilder. Ihnen allen gemeinsam ist aber die Verletzung der anatomischen Integrität des Gehirns, die zu dem gemeinsamen Gesamtbild des traumatischen Hirnschadens führt. Dieser äußert sich in mehr oder weniger unspezifischen allgemeinen cerebralen Beschwerden (cerebrales Allgemeinsyndrom *Foersters*), neurologischen Ausfällen der verschiedensten Art und charakteristischen psychischen Störungen. Dazu kommt noch das Sondergebiet der traumatischen Epilepsie.

1. Cerebrales Allgemeinsyndrom.

Das cerebrale Allgemeinsyndrom findet sich fast ausnahmslos bei allen Hirnverletzten in mehr oder weniger starker Ausprägung. Es gleicht so weitgehend den im Rekonvaleszenzstadium der Commotio auftretenden Beschwerden, daß dies für viele Autoren den Anlaß gibt, Commotio und Contusio als eine pathophysiologische Einheit aufzufassen. Der Unterschied liegt nur darin, daß es bei der Commotio abklingt, während es beim traumatischen Hirnschaden einen Dauerzustand darstellt. Man muß es wohl hier wie da als Ausdruck einer allgemeinen Störung des Gesamtgehirns auffassen, die bei der Commotio durch die dieser Krankheit zugrunde liegenden funktionellen und daher reversiblen Störungen, beim traumatischen Hirnschaden durch die bleibenden Hirnnarben verursacht wird. Damit soll nicht ausgeschlossen werden, daß die einzelnen Symptome des cerebralen Allgemeinsyndroms durch die pathologisch-anatomischen Besonderheiten des Einzelfalles eine besondere Ausprägung, gewissermaßen ein „Herdkolorit", erhalten können. Besonders schön hat dies für den Schwindel *Stier* aufgezeigt. Es ist aber nicht angängig, das cerebrale Allgemeinsyndrom insgesamt auf eine Schädigung bestimmter Gehirngebiete zu beziehen (*Stier*). Die intrakraniellen Hämatome, besonders aber auch die Fälle 16, 17, zeigen eindeutig, daß das Auftreten des cerebralen Allgemeinsyndroms nicht von einer Beteiligung des Hirnstammes am Trauma abhängig ist.

Zu den regelmäßigen Beschwerden der Hirnverletzten gehören Klagen über Kopfschmerzen, die fast jeder in mehr oder weniger starkem Maße vorbringt. Die Kopfschmerzen sind meist nicht besonders stark, sondern werden als unbestimmter dumpfer Druck oder als allgemeine Benommenheit geschildert, die aber in wechselnder Stärke stets vorhanden sind. Diese Sensationen sind schwer zu fassen, so daß die Kranken zu ihrer Charakterisierung oft eigentümliche Vergleiche heranziehen, z. B. mit einem „eisernen Ring um den Kopf", „als ob der Hut zu eng ist", „es ist ein dauerndes Rauschen im Kopf, als ob eine Lokomotive den Dampf abläßt". Diese Beschwerden werden weniger durch ihre Intensität als durch ihre unangenehme Art und ihre ständige Anwesenheit meist als sehr quälend empfunden. Ein Kranker berichtete spontan zu wiederholten Malen, daß er vor 2 Jahren einmal eine Nacht lang frei von diesem Druck war: „Das war so schön, das kann ich nie vergessen". Der dumpfe Druck kann sich zeitweilig auch zu heftigeren und heftigsten Schmerzattacken steigern, wobei die Schmerzen dann oft mehr stechenden Charakter tragen. Sie können überhaupt auch stechend und mehr lokalisiert sein, besonders an durchgehenden Narben nach penetrierenden Verletzungen. Die Intensitätsschwankungen der Schmerzen können ohne erkennbare Ursache erfolgen, meist aber besteht eine deutliche Abhängigkeit von Witterungseinflüssen derart, daß sie bei Witterungsumschlag oder Regenwetter und besonders bei heißer Witterung zunehmen. Deshalb fühlen sich die Hirnverletzten fast ausnahmslos im Sommer wesentlich schlechter als in der kühlen Jahreszeit: „Am schönsten ist es im Winter bei schönem klarem Frost". Eine vorübergehende Verschlimmerung erfahren die Beschwerden durch körperliche oder geistige Beanspruchung, Erregungen freudiger oder unangenehmer Art, Aufenthalt in schlechter Luft, Lärm und häufig auch schon durch geringen Alkoholgenuß. Sie werden durch analgetische Mittel meist nur sehr vorübergehend beeinflußt, so daß manche Patienten erhebliche Mengen von Tabletten konsumieren, insbesondere wenn sie ihre Leistungsfähigkeit bei der Arbeit erhalten müssen, während andere überhaupt keine Mittel nehmen, weil „es doch nur vorübergehend etwas betäubt" und „in 2 Stunden ist es doch wieder dasselbe".

Ein weiteres regelmäßiges Symptom der cerebralen Allgemeinbeschwerden stellt der Schwindel dar, der fast bei keinem Hirnverletzten vermißt wird. *Stier* hat ihn gemeinsam mit *Bayer* genauer analysiert und versucht, ihn auf bestimmte, genauer zu lokalisierende Störungen zurückzuführen. Er unterscheidet dabei den typischen gerichteten Drehschwindel, der zweifellos auf eine periphere labyrinthäre Störung zurückzuführen ist, die meist zusammen mit einseitiger Taubheit nach Felsenbeinfrakturen auftritt (Fall 40). Bei der großen Masse der Hirnverletzten ist diese Sonderform aber selten und ohne wesentliche Bedeutung. Weiter unterscheidet er den Schwindel, der in Form einer ständigen Unsicherheit mit Exacerbationen bei Augenbewegungen, z. B. beim Lesen, beim Blick auf ein rasch fahrendes Auto oder beim Heraussehen aus der Eisenbahn auftritt und den er an Hand bestimmter, später noch näher zu besprechender Untersuchungsbefunde auf eine Hirnstammschädigung bezieht. Endlich kann der Schwindel als Schwarzwerden vor den Augen, Benommenheit o. ä. bei Kopfneigungen nach vorn oder hinten oder bei schwerer körperlicher Arbeit auftreten. Hierfür nimmt *Stier* in Parallele zum arteriosklerotischen Schwindel Störungen des Blutumlaufes im Gesamtgehirn an. Derartige Angaben über Schwindelzustände machen die Kranken fast regelmäßig, so klagen sie besonders über Schwindel beim Bücken, beim Blick nach Flugzeugen, beim Rasieren, bei Eisenbahnfahrten, beim Gehen auf verkehrsreichen Straßen. Auch über Flimmern bei längerem Lesen klagen die Kranken recht häufig. Der Schwindel wird geschildert als Flimmern vor den Augen, unbestimmtes Drehen und Schwanken der Gegenstände, allgemeine Unsicherheit, Angst- und Unlustgefühl, Benommenheit, Kopfdruck. Diese Angaben sind meist diffus und ineinander übergehend. Selbst von den Kopfschmerzen und gewissen, später noch zu besprechenden vegetativen und psychischen Störungen grenzt sie der Kranke unvollkommen oder gar nicht ab; alle diese Beschwerden stellen für ihn eine einheitliche Erscheinung dar, der er häufig auch durch entsprechende Zusammenfassung sprachlichen Ausdruck gibt: „Es ist eben der Kopf, an dem ich leide". Es ist daher nicht möglich und für die Gesamtbetrachtung nicht zweckmäßig, jeden Fall schematisch einzuordnen und auf bestimmte cerebrale Läsionen zu beziehen. Daß in gewissen Fällen eine Einordnung und eine genauere Lokalisation der Läsionsstelle möglich ist, zeigen die Untersuchungen von *Stier* und *Bayer* in schöner Weise. Aber auch hier erfaßt die von ihnen in den Mittelpunkt gestellte Hirnstammläsion nicht das gesamte Krankheitsbild. So klagen die Fälle 32, 39, 40, bei denen man nach dem otologischen Befunde eine zentrale bzw. vestibuläre Gleichgewichtsregulationsstörung annehmen muß, ebenso wie die meisten anderen Kranken, über „Schwarzwerden vor den Augen" (Fall 32), Schwindel beim Bücken und beim Blick nach oben (Fall 32, 39, 40) und beim Zurücklegen des Kopfes beim Friseur (Fall 39). Wir glauben daher, daß der im Rahmen des cerebralen Allgemeinsyndroms so häufig auftretende Schwindel, ebenso wie die Kopfschmerzen und die übrigen hierher gehörigen Beschwerden, Ausdruck einer mit unseren derzeitigen Mitteln nicht näher zu definierenden Störung der cerebralen Integrität ist. Wenn man eine patho-physiologische Grundlage hierfür suchen will, scheint uns nach dem ganzen Erscheinungsbild die Annahme von Zirkulationsstörungen am nächsten zu liegen; gesicherte Beweise hierfür haben wir aber nicht. Daß diese Allgemeinerscheinungen in manchen Fällen ein „Herdkolorit" erhalten können, sei dabei nochmals ausdrücklich erwähnt.

Weiter finden sich bei Hirnverletzten sehr häufig Störungen der vegetativen Funktionen. In erster Linie sind dies vermehrtes Schwitzen und eine Labilität des Vasomotoriums. Wir glauben, daß hierauf ein großer Teil der Klagen über Schwindel, besonders beim Bücken, zurückzuführen ist. Bei der Untersuchung zeigt sich die Vasomotorenschwäche in einer vermehrten Gesichtsröte, beim Bücken, lebhaftem Dermographismus usw. Die Alkoholintoleranz, über die viele Hirnverletzte klagen (Fall 21, 26, 44, 49, 50) gehört wohl ebenfalls hierher. Sie äußert sich nicht nur im Auftreten von Rauschzuständen nach verhältnismäßig geringem Alkoholgenuß, sondern mehr noch in einer Zunahme der subjektiven Beschwerden, insbesondere der Kopfschmerzen, schon nach geringsten Alkoholmengen. Asymmetrien der Hauttemperatur, die *Wanke* und *Pfleiderer* bei Hirnverletzten finden, könnten geeignet sein, vasomotorische Störungen noch genauer zu fassen, doch bedürfen diese Befunde wohl noch weiterer Nachprüfung, ehe sich daraus allgemeingültige Schlüsse ziehen lassen.

In diesem Zusammenhange bedarf der Blutdruck einer besonderen Erwähnung, da diese Frage eine praktische Bedeutung hat. Die große Masse der Hirnverletzten des Weltkrieges kommt jetzt allmählich in ein Alter, in dem Gefäßleiden aufzutreten pflegen, und es wird daher in zunehmendem Maße die Frage auftauchen, ob derartige Gefäßleiden mit der Hirnverletzung in Zusammenhang zu bringen sind. Hierzu ist folgendes zu sagen: Unter unseren Hirnverletzten, bei denen das Trauma jahre- und vielfach jahrzehntelang zurückliegt, zeigen nur die Fälle 11 und 12 einen mäßig erhöhten Blutdruck. Bei Johannes G. (Fall 11) betrug der Druck 3 Jahre nach dem Unfall im Alter von 46 Jahren 160/90, ein Jahr später 150/80, bei dem 53jähr. August Sch. 30 Jahre nach dem Unfall 155/90. Man ist wohl kaum berechtigt, hier ursächliche Zusammenhänge zwischen dem Trauma und der wirklich unbedeutenden Drucksteigerung anzunehmen, der Zusammenhang mit autochthonen Altersprozessen liegt hier wesentlich näher. Diesen beiden Fällen stehen nun die anderen gegenüber, bei denen der

Druck normal ist, oder sich an der unteren Grenze der Norm
bewegt. Bei vielen Fällen (14, 17, 26, 42, 49, 50) fanden wir sogar
eine ausgesprochene Hypotonie. Hier drängt sich unwillkürlich
der Vergleich auf mit der vorübergehenden Senkung des Blutdrucks
bei der Gehirnerschütterung (S. 19), mit deren Rekonvaleszenzstadium ja das cerebrale Allgemeinsyndrom überhaupt viel Ähn-
lichkeit aufweist. Mit aller Vorsicht, die bei dem schwierigen
und in seinen Zusammenhängen recht unklaren Gebiet der Hypertonie erforderlich ist, können wir daher aus unserem eigenen Material keinerlei Anhaltspunkte für irgendeinen fördernden oder
begünstigenden Einfluß des traumatischen Hirnschadens auf die
Entstehung einer Hochdruckkrankheit gewinnen. Es scheint uns
im Gegenteil in Übereinstimmung mit *Schaller*, daß dabei der
Blutdruck im Zusammenhang mit der vasomotorischen Regula-
tionsschwäche eher erniedrigt ist. Ein besonders eindrucksvolles
Beispiel hierfür bietet Paul F. (Fall 49), bei dem der Blutdruck
2 Jahre nach dem Unfall im 55. Lebensjahr 117/50 mm Hg betrug,
um dann in den folgenden 3 Jahren langsam und systematisch
bis auf 100/70 mm Hg abzusinken. Dabei fand sich röntgenologisch
eine deutliche Aortensklerose.

Im Gegensatz zu diesen negativen Feststellungen bezüglich der
Hypertonie scheint es uns aber mit *Kalberlah* u. a., daß die Hirnverletzten oft vorzeitig gealtert und über ihre Jahre hinaus verbraucht erscheinen. Diese summarische und sich auf einen subjektiven Gesamteindruck gründende Feststellung entzieht sich
einer genaueren Präzisierung und Objektivierung, ist aber oft so
deutlich, daß sie auch einen Niederschlag in der Krankengeschichte
findet (Fall 14, 31, 43, 49). Der Schlaf ist bei unseren Kranken
häufig gestört. Abgesehen von pathologischen Schlafzuständen,
die das Herdsymptom einer Gehirnverletzung darstellen (Fall 25),
klagen die Kranken meist über schlechten, unruhigen, flachen
Schlaf (Fall 11, 14, 21, 39), der keineswegs erfrischt, so daß sie
sich oft morgens beim Aufstehen besonders müde, matt und zerschlagen fühlen (Fall 14). Eine Zunahme von Schlaftiefe und
Schlafdauer ist seltener (Fall 21, 34). Daß hier gelegentlich auch ein
Wechsel eintreten kann, zeigt Arthur T. (Fall 21). Eine weitere
Störung, auf die *Stier* neuerdings besonderes Gewicht legt, ist das
Nachlassen der Potenz, das bis zum Erlöschen gehen kann. Übereinstimmend mit *Fleck* müssen wir feststellen, daß Potenzstörungen
nach einfachen Kommotionen nicht auftreten, dagegen finden sie
sich beim traumatischen Hirnschaden fast regelmäßig. Steigerungen
der sexuellen Erregbarkeit haben wir in unserem ganzen Kranken-

gut nur einmal gesehen, bei einem Kranken, bei dem kurze Perioden
gesteigerten Sexualtriebes durch längere Intervalle mit stark herab-
gesetzter Libido getrennt waren. Es wäre naheliegend, die Potenz-
störung mit dem vorzeitigen Altern in Zusammenhang zu bringen.
Doch kommt sie so regelmäßig und durchaus nicht nur bei älteren,
körperlich hinfälligen Kranken vor, daß man hier doch das Bestehen einer spezifischen Störung annehmen muß. Gegenüber Versuchen, sie bestimmten cerebralen Lokalisationen zuzuordnen,
müssen wir allerdings die gleichen Vorbehalte wie bei den übrigen
Erscheinungen des cerebralen Allgemeinsyndroms machen. Aus
unserem sehr verschiedenartigem Material können wir eine solche
Zuordnung jedenfalls nicht entnehmen, und es ist gerade bei
einer so komplexen, von zahlreichen physischen und psychischen
Wechselwirkungen abhängigen Funktion, wie der Potenz, sehr naheliegend, ihr Erhaltensein, unbeschadet dem etwaigen Vorhandensein einer besonderen cerebralen Repräsentationsstelle — von der
ungestörten Zusammenarbeit des gesamten Zentralnervensystems
abhängig zu machen. Endlich ist unter den vegetativen Störungen
noch eine nicht selten zu findende Gewichtsabnahme zu erwähnen
(Fall 44), die sich systematisch über viele Jahre erstrecken kann,
ohne daß Anhaltspunkte für eine spezifische Zwischenhirnstörung
vorliegen.

Als letzte Symptomengruppe sollen beim cerebralen Allgemeinsyndrom noch gewisse psychische Veränderungen aufgeführt
werden. Korrekterweise müßten sie eigentlich bei den psychischen
Störungen besprochen werden. Sie sind aber beim traumatischen
Hirnschaden so allgemein und so viel häufiger als die eigentlichen
psychischen Defektzustände ausgesprochener Art, daß wir uns
zu dieser Trennung berechtigt glauben. Wir sind uns dabei bewußt, daß sie mehr praktischen klinischen Bedürfnissen als theore-
tisch-wissenschaftlichen Gesichtspunkten entspringt. Fast alle
unsere Hirnverletzten klagen nämlich übereinstimmend über Vergeßlichkeit, Reizbarkeit und abnorme Ermüdbarkeit. Die Vergeßlichkeit ist vielfach so gering, daß sie sich der Feststellung
bei der psychologischen Leistungsprüfung entzieht, dafür sind aber
die Angaben der Kranken um so charakteristischer. Sie klagen
hauptsächlich darüber, daß sie nebensächliche Dinge schlecht
behalten können, so daß sie z. B. beiläufige Aufträge und Besorgungen vergessen, die Brille verlegen usw. Grundsätzlich unterscheidet sich diese Vergeßlichkeit in nichts von der später zu besprechenden Störung der Merkfähigkeit, so daß sich hier eine
genauere Analyse erübrigt. Die Reizbarkeit führt die Kranken

vielfach dazu, sich weitgehend vom Verkehr mit anderen zurück-
zuziehen und nach einem möglichst gleichförmigen, von allen
äußeren Einflüssen unabhängigen Lebenslauf zu streben. Sie wird
häufig durch Alkoholgenuß erheblich verstärkt und kommt auch
bei Übermüdung stärker zum Vorschein. Die abnorme Ermüdbarkeit tritt bei geistiger wie bei körperlicher Beanspruchung auf.
Die Ermüdung geht regelmäßig mit einer Zunahme der körperlichen
Beschwerden, insbesondere der Kopfschmerzen, einher, so daß in
der Tat für die Mehrzahl der Kranken die Gesamtheit der psychischen und körperlichen Störungen des cerebralen Allgemeinsyndroms ein untrennbares Ganzes bildet, dessen einzelne Komponenten bei weniger differenzierten Patienten nur schwer oder
gar nicht zu trennen sind.

2. Neurologische Ausfälle.

Die neurologischen Ausfälle des traumatischen Hirnschadens
richten sich nach Ort und Ausdehnung der cerebralen Läsionen.
Sie können das klinische Bild beherrschen (Fall 17) oder mehr oder
weniger vollständig fehlen (Fall 37, 50 u. a.). Für ihr Erscheinen
gilt das S. 27ff. Gesagte, hier brauchen nur noch einige Besonderheiten neurologischer Bilder erwähnt zu werden, die den traumatischen Hirnschaden als stationären Endzustand vom aktiven Krankheitsgeschehen des Fühstadiums unterscheiden.

Die cerebralen Herdstörungen können eine beliebig weitgehende
Rückbildung erfahren, so daß von einer ursprünglich ausgedehnte-
ren Läsion nur noch ein mehr oder weniger geringer Rest zurück-
bleibt, etwa nach einer Hemiplegie eine Schwäche einer Extremität, nach einer sensorischen Aphasie eine leichte Wortfindungsstörung, nach einer Hemianopsie eine gewisse „Schwäche" der
entsprechenden Gesichtsfeldhälften (die vielleicht nur noch durch
Perimetrierung im Dämmerlicht oder mit kleinen Objekten oder
durch einseitiges Fehlen des optokinetischen Nystagmus zu eruieren
ist), nach einem Mantelkantensyndrom motorische oder sensible Ausfälle an einem Bein usw. Gelegentlich können die Ausfälle so gering
sein, daß sie bei der Untersuchung nicht mehr faßbar sind, dann steht
z. B. Klagen über Schwäche einer Extremität ein normaler Reflexbefund gegenüber (Fall 43). Hieraus ohne weiteres auf eine psychogene Überlagerung und Simulation zu schließen, ist sehr verfehlt; einer unserer Kranken hatte nach Abklingen anfänglicher
schwererer Ausfälle viele Jahre lang über eine Schwäche in einem
Arm geklagt, ohne daß wiederholte nervenfachärztliche Untersuchungen einen „objektiven" Befund ergeben hätten. Seine

häufigen Entschädigungsansprüche wurden abgewiesen, bis der hier progrediente Verlauf zu einer fast vollständigen Halbseitenlähmung führte. Der gleiche Irrtum unterlief bei Johannes G. (Fall 11). Dieses gelegentlich auftretende Mißverhältnis zwischen Klagen und Untersuchungsbefund erklärt sich einmal aus der auch sonst in der Neurologie bekannten Tatsache, daß gelegentlich das subjektive Empfinden des Kranken feiner ist als unsere Untersuchungsmethoden. Es braucht hier nur an die gelegentlichen geringen oder negativen Befunde im Beginn einer multiplen Sklerose oder eines langsam wachsenden Rückenmarkstumors erinnert zu werden, denen viel ausgedehntere Klagen gegenüberstehen. Dann aber ist der Hirnverletzte häufig wegen seiner psychischen Störungen, wie alle organisch-cerebral Geschädigten, besonders schlecht in der Lage, geringe körperliche Beeinträchtigungen oder auch nur Mißempfindungen zu kompensieren und reagiert deshalb auf solche Störungen besonders stark. Die richtige Beurteilung solche leichter organischer Ausfälle wird auch noch dadurch erschwert, daß der psychisch defekte Hirnverletzte in ungewohnten Situationen, hier der Untersuchungssituation, insuffizient wird und nun mit ganz plumpen psychogenen Mechanismen reagiert. Wir werden darauf später noch ausführlich zurückkommen.

Eine besondere Art von cerebralen Herdausfällen stellen die zentralen Störungen der Gleichgewichtsregulation dar, die auf Läsionen im Bereich des Hirnstamms zu beziehen sind. Neben vielen anderen Autoren wurden sie in letzter Zeit besonders von *Stier* und *Bayer* eingehend beschrieben. Es finden sich dabei hauptsächlich labyrinthäre Tonusdifferenzen der Art, daß bei den experimentellen Vestibularisprüfungen stets der Nystagmus nach einer bestimmten Seite überwiegt, gleichgültig, wie er erzeugt wird. Dieses Ergebnis der experimentellen Prüfung wird unter Umständen noch durch gleichsinnige spontane Vestibularissymptome ergänzt. Als Beispiel für eine derartige Störung diene Erwin Z. (Fall 32). Auch Abweichungen in der Form des Nystagmus, gelegentlich verbunden mit Störungen der Augenbewegungen, weisen nach *Stier* und *Bayer* auf traumatische Hirnstammläsionen hin. Hier ist allerdings nach unseren Erfahrungen einige Vorsicht geboten, da bei unkritischer Würdigung und einseitiger Überwertung derartiger Befunde auch erfahrenen Untersuchern Verwechslungen mit hysterischen Konvergenzkrämpfen unterlaufen, welch letztere nicht selten im Laufe des Rentenkampfes und zahlreicher ärztlicher Untersuchungen „erworben" werden können. Hiervon abgesehen, finden sich aber doch bei zahlreichen Hirnverletzten Störungen der zentralen Gleichgewichtsregulation (Fall 23, 32, 38, 39, 40), die für die Beurteilung von Wichtigkeit sind. Von groben, ganz eindeutigen Fällen abgesehen, ist zu ihrer Erkennung eine eingehende ohrenärztliche Untersuchung und insbesondere Vestibularisprüfung erforderlich, die allerdings von einem mit diesen recht diffizilen Methoden vertrauten Untersucher vorgenommen werden muß.

Über Störungen seitens der Hirnnerven wurde das wesentlichste schon früher erwähnt (S. 31ff.). Von Wichtigkeit ist dabei die Unterscheidung zwischen intracerebralen Läsionen und solchen im Verlauf der peripheren Nervenstämme, da nur die ersteren unmittelbar für eine traumatische Hirnschädigung charakteristisch sind. Über die Unterscheidung intra- und extracerebraler Hirnnervenläsionen wurde S. 31 das Notwendige gesagt. Die meisten Hirnnervenläsionen, die beim traumatischen Hirnschaden als Dauerfolgen angetroffen werden, sind peripher bedingt, sofern sich nicht lediglich Teilsymptome ausgedehnterer cerebraler Herdausfälle darstellen, wie z. B. Facialislähmungen im Rahmen einer Hemiplegie (Fall 17, 23, 47). Zentral bedingte Hirnnervenläsionen sind nur bei Herden im Bereich des Hirnstammes zu erwarten und entsprechen dann den aus der allgemeinen Neurologie bekannten Bildern (Fall 38, 39, 40).

Eine Ausnahme hiervon macht lediglich der Olfactorius. Bulbus und Tractus olfactorius, die ja keinen peripheren Nerven, sondern Hirnteile darstellen, liegen an der Orbitalfläche der Stirnhirns der Schädelbasis an, so daß sie traumatischen Einwirkungen in erheblichem Maße ausgesetzt sind. Dazu kommt noch, daß das Orbitalhirn eine Prädilektionsstelle der recht häufigen, durch Contrecoupwirkung entstehenden Rindenprellungsherde darstellt. Es ist somit nicht verwunderlich, wenn bei diesen Orbitalhirnläsionen Bulbus oder Tractus olfactorius in Mitleidenschaft gezogen werden. Daß dies fast regelmäßig der Fall ist, ergeben die einschlägigen pathologisch-anatomischen Untersuchungen (*Grünthal, Spatz*). Außerdem können Läsionen auch noch zustande kommen durch Abriß der Fila olfactoria infolge von Blutungen, etwa bei Frakturen der Lamina cribrosa (*Woelk*). Dementsprechend finden sich auch Riechstörungen nach Schädeltraumen recht häufig (*Woelk, Bay*). Sie bestehen in ein- oder doppelseitiger aromatischer Hyp- oder Anosmie. Sie sind an sich in den meisten Fällen für den Träger bedeutungslos und werden daher häufig vom Kranken selbst gar nicht bemerkt. Dies gilt fast regelmäßig für einseitige oder nicht komplette Störungen, kann aber auch bei doppel-

4*

seitiger vollständiger Anosmie zutreffen (Fall 31, 39, 42, 47). Wenn die Störung wahrgenommen wird, imponiert sie dem Kranken häufig nicht als Riechstörung, sondern wegen der Beeinträchtigung des gustatorischen Riechens als Geschmacksstörung (Fall 41). Diese Verflechtung von Geruchs- und Geschmackssinn kann sogar so weit gehen, daß die mit einer aromatischen Riechstörung behafteten Kranken aus Gründen der Autosuggestion (*Helsmoortel, Nyssen* und *Thienpont*) bei der Untersuchung Ageusie angeben (Fall 32), die an sich beim traumatischen Hirnschaden ein recht seltenes Ereignis darstellt, das wohl meist durch periphere Hirnnervenläsion bedingt ist und eine entsprechende Begrenzung zeigt (Fall 38). Die aromatische Riechstörung bildet einen sehr wichtigen Befund, da sie infolge der oben geschilderten topographischen Beziehungen sehr häufig ein Nachbarschaftssymptom orbitaler Rindenprellungsherde darstellt, die sonst zu keinen neurologischen Ausfällen, aber zu schweren psychischen Störungen führen (*Grünthal, Spatz, Bay*). Wir finden sie in unserem Krankengut recht häufig (unter 80 einschlägigen Fällen von traumatischem Hirnschaden 27mal!), nicht selten auch als einziges neurologisches Symptom (Fall 44, 49, 50). Die von pathologisch-anatomischer Seite immer wieder erhobene Forderung nach regelmäßigen Riechprüfungen bei Kopftraumen können wir daher nur unterstreichen.

3. Psychische Störungen.

Psychische Störungen, die beim traumatischen Hirnschaden auftreten, wurden schon bei der Schilderung des cerebralen Allgemeinsyndroms erwähnt (S. 48). Es handelt sich dabei um Vergeßlichkeit, Reizbarkeit und Ermüdbarkeit, über die fast alle Hirnverletzten klagen. Darüber hinaus kommt es aber bei einem Teil der Hirnverletzten zu ausgesprocheneren psychischen Veränderungen. Diese, als „traumatische Demenz", „traumatische Hirnleistungsschwäche", „hirntraumatische Wesensveränderung" usw. bezeichnete Störung ist von erheblicher praktischer und theoretisch-wissenschaftlicher Bedeutung.

Seit der Arbeit von *Welt,* in der 1888 erstmalig Wesensveränderungen nach bestimmten Hirntraumen beschrieben wurden und auf die wir noch ausführlicher zurückkommen werden, erschien eine große Zahl von Arbeiten, in denen diese Veränderungen festgestellt und später genauer analysiert wurden. Diese Versuche, zu einer tieferen Erkenntnis der psychischen Störungen nach Kopfverletzungen zu gelangen, bewegen sich vorwiegend in zwei Richtungen. Einmal wurde eine Vertiefung der psychopathologischen Erkenntnisse angestrebt und von zahlreichen Autoren, unter denen nur *Isserlin, Feuchtwanger, Goldstein, Grünthal* und *Poppelreuter* erwähnt seien, auch erreicht. Zum anderen wurde versucht, die verschiedenen Störungen nach hirnlokalisatorischen Gesichtspunkten zu ordnen. Hier ist insbesondere *Kleist* anzuführen, der seine Erfahrungen an Kopfverletzten des Weltkrieges entsprechend ausgewertet hat. Allerdings hat es an Einwänden gegen seine Arbeitsweise, die unseres Erachtens berechtigt sind, nicht gefehlt (*Scheid*). Daß gewisse Zusammenhänge zwischen psychischen Störungen und bestimmten Hirngebieten, insbesondere dem Stirnhirn bestehen, ist wohl heute allgemein anerkannt. In diesem Zusammenhang sei bemerkt, daß fast bei der Hälfte unserer Kranken mit ausgesprocheneren psychischen Störungen eine ein- oder doppelseitige aromatische Anosmie besteht. Hyposmien und leichtere Störungen des Geruchssinns sind dabei nicht berücksichtigt. Ehe aber genauere Lokalisationen vorgenommen werden können, müssen noch in weit größerem Umfang als bisher eingehende klinische psychologische Analysen durch die entsprechenden Sektionsbefunde ergänzt werden. Hier soll, den praktischen Richtlinien der Arbeit entsprechend, auf eingehendere psychopathologische und lokalisatorische Analysen möglichst verzichtet und nur eine phänomenologische Schilderung des psychischen Bildes versucht werden, wobei natürlich dem Ergebnis der psychopathologischen Untersuchungen Rechnung getragen werden muß. Diese haben gezeigt, daß die primären Störungen weit weniger auf dem Gebiet des Intellekts als vielmehr des Willens und des Gefühls liegen.

Im Vordergrund steht eine Störung des Antriebs. Insbesondere ist die Spontaneität gestört. Die Kranken zeigen wenig Drang, sich zu betätigen. Sich selbst überlassen, sitzen oder stehen sie untätig herum, dösen vor sich hin, sehen aus dem Fenster oder betrachten das Tun anderer, ohne sich aber für die Vorgänge um sie herum zu interessieren oder gar daran teilzunehmen. In weniger schweren Fällen lesen die Kranken noch Zeitung, beschränken sich dabei aber meist auf Überschriften und das Betrachten von Bildern; oder gehen sie spazieren, da sie sich beim Aufenthalt im Freien wohler fühlen als in geschlossenen Räumen. Allerdings findet der Spaziergang häufig schon auf einer naheliegenden Bank ein Ende. Die berufliche Tätigkeit beschränkt sich auf mehr oder weniger mechanische, keine eigene Initiative erfordernde Arbeiten; außerberuflich beschäftigen sie sich — wenn überhaupt — mit Angeln, Blumenpflege und ähnlichen „geruhsamen" Tätigkeiten. In schweren Fällen lassen die Kranken jegliche Spontaneität vermissen und liegen, sich selbst überlassen, stumpf und untätig im Bett (Fall 46).

Der Mangel an Antrieb äußert sich nicht nur auf motorischem, sondern auch auf rein psychischem Gebiet in einer meist ziemlich deutlichen Interesselosigkeit. Diese erstreckt sich ebenso auf allgemeine Dinge, politische Ereignisse und sonstige Tagesneuigkeiten, wie auf persönliche Angelegenheiten. Die Kranken vernachlässigen ihre äußere Erscheinung, geben ihre früheren Sonderinteressen und Liebhabereien auf, ihr Tageslauf erschöpft sich in der Berufsarbeit, Essen und Schlafen. Die beruflichen Inter-

essen werden ebenfalls in Mitleidenschaft gezogen, so daß der
soziale Aufstieg aufhört oder gar einem Absinken Platz macht,
das die Kranken aber lediglich mit wehmütiger Resignation regi-
strieren. Auch die Sorge um das Wohl der Familie und um den
nötigsten Lebensunterhalt hört schließlich auf. Wenn der Kranke
seine alte Arbeitsstelle verliert, trifft er keine Anstalten, sich eine
für ihn geeignete zu suchen. Eine etwa notwendige Verfolgung der
Entschädigungsansprüche wird ausschließlich von den Angehörigen
betrieben.

Antriebsmangel läßt sich bis zu einem gewissen Grad durch
fremde Initiative ersetzen. Aufforderungen kommen die Kranken
im Rahmen ihrer Möglichkeiten meist willig, bisweilen fast automatenhaft, nach (Fall 45). Allerdings müssen entsprechende Aufforderungen oft wiederholt und mit dem nötigen Nachdruck gegeben werden, ehe es gelingt, die Antriebslosigkeit zu durchbre-
chen. Bei längeren Handlungen versandet der von außen gesetzte
Impuls allmählich, so daß immer wiederholte Anregungen notwendig sind. Ein schönes Beispiel hierfür gibt Edmund P. (Fall 45),
der der Aufforderung, sich auszuziehen, zunächst nur zu Hälfte
nachkommt und erst nach einer erneuten Aufforderung den Auf-
trag zu Ende bringt. Ebenso berichtet uns die Ehefrau von einem
anderen Kranken, daß er auf Aufforderung im Garten willig mit-
arbeitet, aber alle 5 Minuten ermuntert werden muß, da er sonst
aufhört und untätig am Arbeitsplatz stehenbleibt. Bei der Unterhaltung sind diese Kranken ebenfalls sehr passiv. Ihr Anteil beschränkt sich auf die Beantwortung von Fragen, während sie von
sich aus die Unterhaltung nicht weiterführen. Ist die Antriebsstörung weniger stark, so sind diese Antworten oft sehr lang und
umständlich. Die Kranken wiederholen einmal Gesagtes immer
wieder in neuen Redewendungen und Umschreibungen, „beleuch-
ten" das Thema von den verschiedensten „Gesichtspunkten",
viele verbessern und korrigieren ihre Antwort auch ständig in den
nebensächlichsten Punkten, besonders wenn gleichzeitig noch eine
Entschlußunsicherheit besteht, auf die wir später noch zurückkommen werden. Bei allen diesen langatmigen Ausführungen
bleiben sie aber stets am Thema oder gar nur an einem Teil desselben kleben und kommen hiervon nicht los. So haften sie z. B.
nach ihren Beschwerden befragt, regelmäßig an einem Symptom,
das sie in allen Einzelheiten beschreiben. Die weiteren mehr oder
weniger zahlreichen Klagen müssen ebenfalls einzeln erfragt werden
und werden dann ebenso umständlich erläutert. Ist der Antriebsmangel hochgradiger, werden auch die Antworten kurz und ein-

silbig, so daß alle Einzelheiten gesondert erfragt werden müssen. In den schwersten Fällen schließlich (Fall 46) beschränken sich die sprachlichen Äußerungen auf „ja", „nein" und „ich weiß nicht".

Außer der Störung des Antriebs fällt ebenso regelmäßig eine Verlangsamung auf. Diese Verlangsamung erstreckt sich ebenso auf motorische Leistungen wie auf psychische Abläufe. Im Gegensatz zur Antriebsstörung ist sie von außen kaum zu beeinflussen. Sie mag vielleicht in der Ermüdung etwas zunehmen, während die Leistungen in ausgeruhtem Zustand besser, d. h. rascher sind. Durch Anfeuerung und Ermunterung läßt sich aber keine wesentliche Änderung des Tempos erzielen. Dies gilt schon für einfache motorische Leistungen, etwa das Gehen, besonders aber für Denkvorgänge. Hier führen entsprechende Versuche, das Tempo zu beschleunigen, zu gar keinem Ergebnis oder zu einem völligen Versagen.

Die Denkvorgänge selbst sind ebenso gestört. Bei oberflächlicher Betrachtung wirken die antriebslosen und verlangsamten Patienten dement. Dies ist aber nicht richtig. Wie die psychologische Prüfung ergibt, steht den Kranken früher erworbenes Wissen durchaus zur Verfügung. Bei dieser Prüfung ist allerdings der Verlangsamung und der Antriebslosigkeit Rechnung zu tragen. Ständige verständnisvolle Ermunterungen sind notwendig, um den Kranken bei der Prüfung zu ausreichenden Leistungen zu veranlassen und bei schwer gestörtem Antrieb werden sich auch trotz Ermunterung Ausfälle ergeben (Fall 46). Diese liegen aber nicht eigentlich auf intellektuellem Gebiet, sondern sind vorgetäuscht durch die Störung des Antriebs, die eine Reproduktion des Wissensstoffes unmöglich macht. Auch einfache Denkaufgaben werden gut gelöst, insbesondere solche, bei denen einzelne, in ihrer Reihenfolge durch die Aufgabe gegebenen Denkleistungen nacheinander vollbracht werden müssen, z. B. die Ausfüllung von Lückentexten oder die schriftliche Lösung von Rechenaufgaben. Dagegen versagen die Kranken bei solchen Aufgaben, deren Lösung einen Überblick über ein größeres Gebiet erfordert und bei denen gleichzeitig mehrere Gegebenheiten berücksichtigt werden müssen (latente Aufmerksamkeit). Hierher gehört wohl das Verhalten des Arthur T. (Fall 21), der die Lückenbilder nach *Binet-Simon* nur durch Vergleich mit einem vollständigen Bild richtig beurteilt, und Ferdinand St. (Fall 44), der Schwierigkeiten hat, sein Zimmer zu finden, obwohl er die Zimmernummer weiß. In einem von *C. Schneider* mitgeteilten psychologischen Fragebogen finden sich sehr schöne, die latente Aufmerksamkeit beanspruchende Aufgaben. Auch die gedankliche Abstraktion, die vom konkreten Anschauungsgegenstand zum übergeordneten Begriff führt, ist häufig gestört. Sehr schön zeigt diese Störung unser Kranker Hermann K. (Fall 46), der einfache Strichzeichnungen von menschlichen Köpfen nicht als solche anerkennt, Puppenspielzeug wegen seiner Kleinheit und Materialverschiedenheiten nicht mit dem Vorbild identifiziert und Personen nur nach besonders auffälligen Merkmalen (Brille, weißer Mantel) unterscheidet. Der Kranke klebt gewissermaßen am konkreten Gegenstand, ist primitiver, reizgebundener geworden (*Goldstein*). Weiterhin fällt bei der psychologischen Prüfung ebenso wie im täglichen Leben eine erhebliche Entschlußunsicherheit auf. Diese äußert sich etwa bei solchen Aufgaben, bei denen die Lösung im Unterstreichen besonderer Worte besteht, darin, daß der Kranke nach Auffindung der Lösung immer wieder zur Unterstreichung des richtigen Wortes ansetzt, ohne sie endgültig durchzuführen, oder auch überhaupt in die Richtigkeit seiner Lösungen immer wieder Zweifel setzt. Ein besonders schöner Test für die Entschlußunsicherheit ist meist die Zustimmung zur Liquoruntersuchung, die die Kranken erst nach langem Überlegen geben, mehrmals widerrufen usw., sich dabei aber auch nicht zu einem kategorischen und endgültigen Nein entschließen können (Fall 47).

Weiterhin besteht bei vielen Kranken eine Merkstörung. Sie ist zum Teil durch die Antriebslosigkeit und Interessenverarmung der Patienten bedingt. Wegen dieser Störungen nehmen sie ebenso wie der Benommene ungleich weniger von den Vorgängen in ihrer Umgebung, von Gelesenem usw. auf als der Gesunde. Daneben scheint uns aber auch eine spezifische Störung der Merkfähigkeit vorzuliegen, die sich bei der psychologischen Prüfung nachweisen läßt und bisweilen so hochgradig ist, daß längerdauernde Aufgaben, z. B. Rechenaufgaben aus dem großen Einmaleins, schon während der Lösung vergessen werden (Fall 44).

Auf affektivem Gebiet bestehen deutliche Veränderungen. Sie sollen nach Ansicht der meisten Autoren verschiedenartig sein. Als mögliche Veränderungen der Affektlage werden meist erwähnt die Euphorie, depressive Verstimmung und Apathie, von manchen, wie *K. Schneider*, auch noch mürrisch gereizte Vestimmung, wobei Übergänge und Mischungen der Bilder vorkommen können. Nach unseren Beobachtungen trifft dies für den Dauerzustand des traumatischen Hirnschadens nicht zu und wir glauben, diese Diskrepanz darauf zurückführen zu können, daß häufig Erscheinungen des Frühstadiums zu Unrecht dem traumatischen Hirnschaden zugerechnet werden.

Gerade die affektiven Störungen des Frühstadiums und insbesondere der traumatischen Psychose können noch viele Monate nach dem Abklingen aller übrigen psychotischen Erscheinungen bestehen bleiben und sich noch weit in das Stadium des schon voll ausgebildeten traumatischen Hirnschadens erstrecken (S. 38). Da nun bei der traumatischen Psychose eine flach-euphorische Verstimmung recht häufig auftritt (S. 37), finden sich Reste dieser Euphorie oft noch monatelang nach dem Trauma, wenn es dabei zu einer traumatischen Psychose gekommen ist (Fall 30, 31, 41). Daß es sich dabei aber um abklingende psychotische Züge handelt, zeigt deutlich die Nachuntersuchung von Hans W. (Fall 31), die 1 Jahr nach dem Unfall schon einen wesentlichen Rückgang der Euphorie ergab. In gleicher Weise möchten wir auch die depressive Verstimmung bewerten, die bei Edmund P. (Fall 45) $2^1/_2$ Monate nach dem Unfall bestand und $1^1/_2$ Jahr später einer stumpfen Apathie Platz gemacht hatte. Daß auch die explosive Reizbarkeit gelegentlich in ihren schweren Formen der Psychose zuzurechnen ist, zeigen die Fälle 32 und 33, bei denen sie in einigem Abstand vom Trauma abklingt. Eine Sonderstellung unter den euphorischen und depressiven Verstimmungen nimmt Alfred K. (Fall 15) ein, der eine sehr deutliche Euphorie zeigt und sicher keine traumatische Psychose durchgemacht hat. Ohne auf die schwierigen Fragen nach den pathophysiologischen Grundlagen der affektiven Störungen hier näher einzugehen, kann doch auch in diesem Falle bei dem kurzen Abstand vom Trauma angenommen werden, daß die Euphorie keine bleibende, dem traumatischen Hirnschaden zuzurechnende Erscheinung darstellt, zumal der 1 Jahr nach dem Unfall geschriebene Brief keinerlei euphorische Züge mehr zeigt.

Abgesehen von diesen Fällen, die ausnahmslos schon bald nach dem Trauma untersucht wurden, finden wir unter unserem Krankengut niemals euphorischen oder depressive Verstimmungen. Insbesondere gilt dies für alle Fälle, bei denen der Unfall schon viele Jahre und Jahrzehnte zurückliegt, wir also sicher das reine Bild des traumatischen Hirnschadens vor uns haben. Wir haben schon früher (S. 37/38) darauf hingewiesen, daß dies auch für den als klassisches Beispiel einer hirntraumatischen Wesensveränderung angesehenen Fall von *Welt* zutrifft, der als bleibende Störung eine Apathie aufwies. Das gleiche gilt für die meisten einschlägigen Fälle der Literatur, insonderheit für die *Kleist*schen Fälle, die verhältnismäßig kurze Zeit nach dem Trauma untersucht wurden.

Bei den psychischen Störungen des reinen traumatischen Hirnschadens wird das affektive Bild beherrscht von einer mehr oder weniger ausgesprochenen Apathie und gemütlichen Stumpfheit. Echte, tiefe Affekte sind unseren Kranken fremd. Dies gilt für freudige Affekte ebenso wie für traurige und ergänzt das Bild des Antriebsmangels und der Interesselosigkeit. Mit dieser Indifferenz der affektiven Grundstimmung ist häufig eine emotionelle Labilität und Inkontinenz verbunden, die Kranken sind asthenisch rührselig (*K. Schneider*), meist auch leicht reizbar und aufbrausend (*Neustadt*). Aber auch diese Emotionen sind meist nicht sehr tiefgehend, sondern flach, schwächlich und laufen recht oft stereotyp nach einer eingefahrenen Schablone ab, ebenso wie sie sich auch stets bei bestimmten Gelegenheiten, z. B. der Erwähnung von Krankheitssymptomen, des Unfalls, der Kinder usw., wiederholen. Dies gilt auch für die Reizbarkeit, die nicht die Ausmaße der

psychotischen Reizbarkeit erreicht (Fall 32, 33), sondern sich mehr
auf häufiges Quängeln und schwaches Aufbrausen bei Beanspruchung oder unerwünschter Störung beschränkt, während Tätlich-
keiten dabei selten vorkommen. Meist kommt diese Reizbarkeit
nur im gewohnten häuslichen Milieu zum Ausbruch, während sie
in der Klinik auch bei längerer Beobachtung nicht hervortritt,
sehr im Gegensatz zur Explosivität der psychotischen Patienten.

Die Kranken haben meist ein deutliches Bewußtsein ihrer
Defekte. Die „mangelnde Ernstwertung" der Krankheit, die in
der Literatur, besonders der frontalen psychischen Störungen, eine
Rolle spielt (*Feuchtwanger Bostroem*), können wir nicht als Charakteristikum des traumatischen Hirnschadens anerkennen, sondern
müssen sie den transitorischen Erscheinungen des Frühstadiums
zurechnen (Fall 15, 29, 30, 31). Das Krankheitsgefühl ist besonders ausgesprochen gegenüber den eigentlichen Denkstörungen
und der Merkschwäche. Unter den spontanen Klagen der Kranken
wird die Vergeßlichkeit fast nie vermißt und die Verlangsamung
des Denkens und die Erschwerung der ordnenden Übersicht wird
teilweise in recht anschaulichen Ausdrücken geschildert: „Das
Tempo, das wir früher gehabt haben, da kommen wir jetzt nicht
mehr ran . . . den ganzen Gedankenfaden, den konnte man ganz
anders zusammengreifen und man hatte alles ganz anders zur Hand
. . . es dürfen sich nicht mehr unterhalten als zwei, daß man den
Gedanken richtig verfolgen kann, nicht daß dann einer da lang
zieht und der da lang zieht" (Fall 26). Das Absinken des geistigen
Niveaus wird als solches auch richtig empfunden. „Früher war man
ein geachteter Mann, und jetzt ist man der Spott der Leute" (Fall 49);
„Da muß man sich ja schließlich schämen, wenn man so dasitzt
wie ein 3 jähriges Kind . . . in der Schule hätte man das Fell voll-
gekriegt, wenn man so etwas nicht gewußt hätte" (Fall 44). Aber
diese Feststellungen werden meist nur auf Befragen in einem
betrübt resignierten Ton, allenfalls mit rührseligem Weinen, vorgebracht und gehen ohne nachhaltige Wirkung wieder in der
apathischen Stumpfheit unter.

Die psychischen Ausfälle machen sich bei den Kranken erklär-
licherweise besonders dann bemerkbar, wenn besondere Leistungen
von ihnen verlangt werden. Eine solche Leistung stellt z. B. die
Umstellung auf eine neue Situation dar. Dieser Umstellung sind
sie wegen der Antriebsstörung und wegen des erschwerten Über-
blicks über eine Gesamtsituation besonders schlecht gewachsen.
Aus diesem Grunde brauchen die Kranken stets sehr lange, bis sie
sich in der Klinik eingelebt haben und hier ihr auch sonst übliches

Verhalten zeigen. Sie werden in solchen Situationen ängstlich, unsicher, schließlich ratlos und nehmen dann oft ihre Zuflucht zu ganz primitiven psychogenen Reaktionen. Solche psychogenen Reaktionen bei Hirnverletzten finden sich recht häufig (*May*). Sie wurden verschiedentlich mit wenig glücklichen Namen, wie organisches Hysteroid (*Mayer-Groß*), Pseudohysterie (*Poppelreuter, Laubenthal*) belegt und als Ausdruck einer „psychopathieähnlichen Persönlichkeitsveränderung" angesehen. Wir glauben mit *K. Schneider* nicht, daß diese sehr häufigen Mechanismen einer besonderen oder gar spezifischen Persönlichkeitsveränderung entsprechen, sie stellen vielmehr Hintergrundreaktionen im Sinne *K. Schneiders* dar und werden vom Kranken aus dem Versagen gegenüber einer bestimmten Situation heraus gebildet, aus dem er sich in das psychogene Symptom rettet (übertriebenes Insuffizienzverhalten; *Karst*). Wir finden dieses Verhalten in unseren Fällen 11, 16, 21, 44. Hier stellen die Untersuchungssituation und die Anforderungen der Untersuchung, vielleicht auch die Absicht, das schwer erkennbare Leiden dem Untersucher zu demonstrieren (*Bostroem*), die Aufgabe dar, an der der Kranke scheitert. Diese psychogenen Symptome zeichnen sich entgegen den Angaben *Mays* nach unseren Erfahrungen, ähnlich wie bei Primitiven und Schwachsinnigen, durch besonders plumpe und massive Bilder aus, die sich meist nur auf ganz bestimmte Funktionsgebiete beschränken, während die Leistungen auf anderen, die Mitarbeit in stärkerem Maße in Anspruch nehmenden Gebieten gut sind. So finden sich besonders häufig grob psychogene Lähmungen (Fall 11, 16, 21), Anästhesien (Fall 16, 21) und plumpe Demonstrationen beim Romberg (Fall 44). Häufig, vielleicht in der Mehrzahl der Fälle, sind diese Erscheinungen nicht rein psychogen, sondern lediglich plumpe Ausgestaltungen und Demonstrationen eines organischen Kerns (Fall 11, 16). Ihrem Wesen als Insuffizienzreaktionen entsprechend klingen diese psychogenen Mechanismen, die ja nur in der neuartigen Situation der Untersuchung entstehen, nach einigen Tagen des Krankenhausaufenthaltes wieder ab (Fall 16), wenn sich der Kranke in die neue Umgebung eingelebt hat. Man muß diese psychogenen Reaktionen bei organisch Geschädigten kennen, da sie eine der häufigsten Quellen von Fehldiagnosen und falschen Beurteilungen sind. Sie sprechen keineswegs gegen das Vorliegen einer organischen Wesensveränderung.

Die psychischen Störungen des traumatischen Hirnschadens stellen, wie dieser überhaupt, einen Dauerzustand dar; sichere Besserungen haben wir in unseren Fällen niemals beobachtet. Sie unterscheiden sich hierdurch grundlegend von den stets transitorischen psychischen Störungen des Frühstadiums. Die Fälle 32 und 33 zeigen dies deutlich. Hier klingen im Lauf der Beobachtung die psychotischen Züge ab, während die Erscheinungen des Defekts bestehen bleiben. Sie bleiben über Jahre und Jahrzehnte unverändert (Fall 50), können aber nicht selten auch eine deutliche Progredienz zeigen (Fall 39, 45). Gelegentlich könnte dabei auch ein vorzeitiger Altersabbau eine gewisse Rolle spielen (Fall 49), doch erklärt er keineswegs in jedem Falle den fortschreitenden psychischen Verfall.

4. Traumatische Epilepsie.

Epileptische Anfälle können, wie schon S. 39 erwähnt, während des Frühstadiums organischer Hirnschädigungen vorübergehend auftreten. Es können dabei ein oder mehrere einzelne Anfälle (Fall 20), eine Serie von Krampfanfällen (Fall 12), oder ein Status epilepticus auftreten. Diese Anfälle sind von diagnostischer Bedeutung, da sie sich mit der Annahme einer einfachen Gehirnerschütterung nicht vereinbaren lassen. Es kommen dabei sowohl generalisierte (Fall 20), wie Jackson-Anfälle (Fall 12) vor. Außer diesen passageren Erscheinungen kann aber als Teilsymptom des traumatischen Hirnschadens eine chronische traumatische Epilepsie auftreten. Sie kann sich an jede primäre Hirnschädigung anschließen, die zu einem traumatischen Hirnschaden führt.

Wir finden sie in unserem Material nach intrakraniellem Hämatom (Fall 11), nach Kontusionen mit (Fall 38, 48) und ohne (Fall 47, 49, 50) gröbere Knochenbrüche und nach offenen Hirnwunden (Fall 16, 17, 46). Die an einem großen Material vorgenommenen Untersuchungen von *Credner* zeigen aber, daß in der Häufigkeit der Epilepsie nach Kopfverletzungen doch Unterschiede bestehen und daß offene Hirnverletzungen und Fälle mit intracerebralen Fremdkörpern besonders gefährdet sind. Als Ursache hierfür den in diesen Fällen besonders starken Narbenzug (*Foerster*) anzunehmen, ist sehr naheliegend. Allerdings kann der Narbenzug nicht die einzige Ursache einer traumatischen Epilepsie bilden, wie sich aus zahlreichen encephalographischen Befunden (insbesondere Fall 11 und 50) ergibt. Wodurch bei diesen Kranken die Anfälle ausgelöst werden, wissen wir nicht.

Das Charakteristikum der traumatischen Epilepsie wäre der den dauernden neurologischen Ausfällen entsprechende Jackson-Anfall, der mit Bewußtlosigkeit (Fall 46) und ohne sie (Fall 17, 48) einhergehen kann. Er stellt aber keineswegs die Regel dar, vielmehr finden sich bei der traumatischen Epilepsie alle Erscheinungen, die wir von der genuinen her kennen. Insbesondere ist dies der große generalisierte Anfall (Fall 16, 17, 47, 49, 50), der nach unseren

Erfahrungen auch bei der traumatischen Epilepsie das häufigste
Ereignis darstellt. Daneben treten aber Absenzen (Fall 16, 38, 50),
Dämmerzustände (Fall 46, vielleicht auch 33) und periodische
Verstimmungen (Fall 11, 16) auf. Eine Aura vor dem Anfall soll
nach *Braun* bei der traumatischen Epilepsie seltener sein, sie
kommt aber ebenfalls vor (Fall 17, 49). Schwieriger, d. h. nach
unseren derzeitigen Kenntnissen der Materie überhaupt, nicht
zu entscheiden, ist die Frage nach der epileptischen Persönlichkeitsveränderung, da wir nicht in der Lage sind, epileptische Veränderungen mit Sicherheit von den ohnehin bestehenden psychischen Störungen des traumatischen Hirnschadens abzugrenzen
(*Isserlin, Feuchtwanger*). *Stauder* hat neuerdings derartige Versuche unternommen, eindeutig Gesichertes haben sie aber noch nicht
erbracht. Unter unserem eigenen Material fällt Hermann K.
(Fall 46) durch besonders schwere und progrediente psychische
Störungen bei bestehender traumatischer Epilepsie auf; in ihrem
Wesen unterscheiden sich diese Störungen aber durch nichts von
denen anderer, nichtepileptischer Kranker. Sonst können wir
überhaupt keine Unterschiede weder qualitativer noch quantitativer
Art noch bezüglich der Progredienz der psychischen Störungen zwischen Epileptikern und anderen Kranken feststellen. Wir möchten
daher die Frage nach der Persönlichkeitsveränderung bei traumatischer Epilepsie offen lassen, um so mehr, als neuerdings gerade Be-
strebungen im Gange sind, sogar die „spezifischen" Veränderungen
der genuinen Epilepsie zum Teil dem traumatischen Hirnschaden
zur Last zu legen (*Stauder*).

Einer besonderen Erwähnung bedürfen noch die „Schwindelanfälle" der Epileptiker (Fall 11, 49). Sie können oft das erste
epileptische Symptom darstellen, aus dem sich dann allmählich
das volle Bild der traumatischen Epilepsie entwickelt. Dabei
kann anfangs die Differentialdiagnose gegenüber dem gewöhnlichen Schwindel des cerebralen Allgemeinsyndroms, der natürlich
pathophysiologisch ganz anders zu bewerten ist, schwierig oder
unmöglich sein. Als Beispiel diene ein Kranker unserer Beobachtung, der nach dem initialen Bild sicher eine Contusio cerebri
durchgemacht hatte. Er klagte 4 Monate nach dem Unfall über
Schwindelanfälle, die sich höchstens durch ihre ganz kurze Dauer
von dem gewöhnlichen Schwindel nach Kopfunfällen unterschieden.
Ein Jahr später fiel er bei den Schwindelanfällen gelegentlich um
und verletzte sich auch nicht unerheblich dabei, negierte aber ausdrücklich *Bewußtlosigkeit im Anfall* u. ä. 3 Jahre nach dem
Unfall bestanden typische epileptische Anfälle von einigen Minuten

Dauer und wurden auch in der Klinik typische Absenzen beobachtet. Jetzt konnte erstmalig die Diagnose einer traumatischen Epilepsie gestellt werden. Solche Verläufe lassen doch bei der Beurteilung der so häufigen „Schwindelanfälle" der Hirnverletzten einige Vorsicht geboten erscheinen. Abgesehen davon, daß sich unter dieser Bezeichnung große epileptische Anfälle verbergen können, wie bei Paul F. (Fall 49), sind auf epileptische Äquivalente verdächtig das Auftreten der Anfälle aus heiterem Himmel, plötzliches Umfallen, Verletzungen oder momentaner Bewußtseinsverlust, der sich oft nur dadurch dokumentiert, daß für das Auftreten der Verletzung eine Amnesie besteht. Wenn derartige Angaben gemacht werden, ist auf andere epileptische Äquivalente besonders sorgfältig zu fahnden.

Wir sehen aus diesen Schilderungen, daß sich die traumatische Epilepsie in der Symptomatologie in keiner Weise von der genuinen unterscheidet. Ebensowenig ist dies im Verlauf der Fall. Die Anfälle können, insbesondere bei der Frühepilepsie, wieder aufhören (*Credner*), gelegentlich auch noch nach jahrelangem Bestehen. Die Epilepsie kann mit selteneren oder häufigeren Anfällen über Jahre hinaus unverändert (Fall 48, 50) oder mit gelegentlichen Schwankungen (Fall 17) bestehen bleiben. Oft werden die Anfälle mit dem Abklingen des Frühstadiums seltener, das Leiden kann aber auch ständig progredient verlaufen (Fall 46, 49).

Somit bleibt für die Abgrenzung der traumatischen Epilepsie von der anderer Ätiologie nur der Zusammenhang mit dem Trauma und dem sonstigen Untersuchungsbefunde. Bei der Frühepilepsie, deren erster Anfall im akuten Stadium als Teilsymptom des ganzen schweren Krankheitsbildes auftritt, ist der Zusammenhang ohne weiteres eklatant. Bei der viel häufigeren Spätepilepsie ist dieser zeitliche Zusammenhang aber wesentlich loser. Zwar tritt die Epilepsie, wie allgemein bekannt ist und wie auch unsere Fälle bestätigen, meist im ersten Jahre nach dem Trauma auf, doch sind in der Literatur so zahlreiche Fälle beschrieben, in denen das Intervall wesentlich länger dauerte, daß hierauf nur verwiesen zu werden braucht. Eine feste Grenze nach oben gibt es praktisch nicht. Es muß aber doch erwartet werden, daß im Intervall Brückensymptome irgendwelcher Art bestehen. Weiter ist zur Diagnose einer traumatischen Epilepsie erforderlich, daß das Trauma überhaupt geeignet war, eine solche auszulösen. Eine traumatische Epilepsie nach einfacher Gehirnerschütterung gibt es nicht, es muß daher beim Trauma zu einer anatomischen Läsion des Gehirns gekommen sein. Deren Symptome wurden a. a. O. ausführlich beschrieben. Endlich ist auch noch der Untersuchungsbefund für die Diagnose einer traumatischen Epilepsie ausschlaggebend. Eine sog. „reine" traumatische Epilepsie ohne irgendwelche sonstigen Befunde gibt es nach unseren Erfahrungen nicht. Wir sind bemüht, in dieser Arbeit zu zeigen, daß der traumatische Hirnschaden stets diagnostizierbar ist. Erforderlich hierfür ist nur, daß die neurologische und sonstige Untersuchung hinreichend genau und eingehend vorgenommen wird. Die einwandfreie Feststellung eines traumatischen Hirnschadens ist für die richtige Beurteilung einer traumatischen Epilepsie viel wichtiger und ausschlaggebender, als das spekulative Abwägen mehr oder weniger großer Wahrscheinlichkeiten. Wir können hier auf unsere sämtlichen Fälle von traumatischer Epilepsie verweisen, bei denen der traumatische Hirnschaden auch klinisch festgestellt wurde.

E. Diagnose des traumatischen Hirnschadens.

Im vorstehenden wurde versucht, das klinische Bild der traumatischen Hirnschädigung und ihrer Folgezustände zu beschreiben. Die für den Nervenarzt wichtigste Aufgabe des ganzen Gebietes ist aber wohl die, in mehr oder weniger großem Abstand vom Trauma festzustellen, ob und wieweit noch Folgen des Traumas vorhanden sind, d. h. den traumatischen Hirnschaden zu erkennen und zu beurteilen. Im folgenden soll daher versucht werden, Anhaltspunkte und Hinweise für die Erkennung des traumatischen Hirnschadens zu geben, die geeignet sind, auf diesem mitunter recht schwierigen Gebiet die diagnostischen Entscheidungen tunlichst unter Ausschluß von spekulativen Erwägungen und „Wahrscheinlichkeitsrechnungen" zu ermöglichen, zu sichern und erfahrungsgemäß recht häufigen Irrtümern und Fehldiagnosen vorzubeugen. Dabei sollen die Ausführungen auf die Diagnose des traumatischen Hirnschadens beschränkt bleiben, breitere differentialdiagnostische Erwägungen gegenüber unfallfremden Hirnleiden und gegenüber der Hysterie und sonstigen psychogenen Mechanismen sind nicht beabsichtigt. Dies fällt einmal aus dem Rahmen der Arbeit, zum anderen aber ist heutzutage — zumindest bei neurologisch geschulten Untersuchern — die Verkennung des traumatischen Hirnschadens als Hysterie viel häufiger als das Umgekehrte. Der Aufbau der folgenden Ausführungen entspricht dem bei der Untersuchung der Kranken üblichen und auch zweckmäßigen Gang der Handlung.

1. Anamnestische Erhebungen.

Die anamnestischen Erhebungen sind von unersetzlicher Wichtigkeit für die Erkennung des traumatischen Hirnschadens. Infolge des Strebens, die Diagnose lediglich auf „objektive Befunde“ aufzubauen, besteht häufig eine starke Neigung, die Anamnese über Gebühr zu vernachlässigen. Diese aus den Erfahrungen über psychogene Reaktionen bei Sozialversicherten entsprungene Tendenz findet ihren klassischen Ausdruck in den vorgedruckten Formularen sämtlicher Träger der Sozialversicherung für ärztliche Untersuchungen. Hier sind schon in der Anlage für Vorgeschichte und Klagen nur wenige Zeilen vorgesehen, während der für den Untersuchungsbefund vorgesehene Raum den Großteil des ganzen Formulars einnimmt. Diese Einteilung entspricht nicht den Bedürfnissen der Untersuchung Hirnverletzter, denn hier ist häufig der Befund, zumindest der körperliche, recht gering gegenüber den wichtigen anamnestischen Daten. Als Beispiel sei hier ein Kranker erwähnt, bei dem fast 25 Jahre lang bis zu seinem Tode die Frage einer Hirnverletzung strittig war. Er war in dieser Zeit sehr häufig, zumeist von Fachärzten, untersucht und begutachtet worden, ohne daß einmal die Frage nach anfänglichen Cerebralsymptomen auch nur erwähnt wurde; über eine etwaige Bewußtlosigkeit waren in den Akten überhaupt keine Angaben enthalten.

a) Initialstadium.

Die Erscheinungen des Frühstadiums lassen in der Regel bei genügender Sorgfalt der Untersuchung eine sichere Artdiagnose der traumatischen Hirnschädigung, insbesondere eine Unterscheidung zwischen Commotio und Contusio cerebri, zu. Diese Unterscheidung ist von erheblicher Bedeutung, da eine einfache Commotio das Auftreten eines traumatischen Hirnschadens ausschließt und dieser daher das ursprüngliche Bestehen einer Contusio voraussetzt. Aus diesem Grunde ist es in Zweifelsfällen unbedingt erforderlich, sich die über das Frühstadium vorhandenen Unterlagen, Krankengeschichten, Zeugenaussagen usw., so vollständig wie möglich zu verschaffen. Leider werden sie in vielen Fällen keine genauen und zuverlässigen Diagnosen enthalten, da vielfach die frischen Verletzungen unter Sammelbezeichnungen eingereiht werden wie „Gehirnerschütterung“ (= Kopftrauma), „Kopfschuß“ u. ä., die natürlich für unsere Zwecke wertlos sind und höchstens irreführend wirken. Oft werden auch ausreichende Unterlagen überhaupt nicht zu beschaffen sein, so daß wir lediglich auf die eigenen Angaben der Kranken angewiesen sind. In diesen Fällen muß versucht werden, eine genauere Diagnose noch nachträglich aus der möglichst genauen Rekonstruktion des Initialstadiums zu stellen, wozu Befund- und Verlaufschilderungen in den alten Krankenblättern und die meist sehr charakteristischen Angaben der Patienten gleichermaßen dienlich sind.

Auf eine Kontusion, d. h. auf eine grob anatomische Hirnschädigung verdächtig ist alles, was vom typischen Verlauf der Gehirnerschütterung abweicht (*Reichardt*). Wir werden also hierauf unser besonderes Augenmerk richten müssen. Charakteristisch für die Gehirnerschütterung ist die sofort einsetzende, in nicht allzu langer Zeit wieder vollständig abklingende Bewußtseinstrübung, die eine entsprechende Amnesie hinterläßt. Wenn keine Bewußtseinstrübung bestanden hat, hat auch keine Commotio vorgelegen, etwaige Ausfälle sind daher auf eine andersartige cerebrale Schädigung, d. h. abgesehen von den hier nicht zur Diskussion stehenden psychogenen Reaktionen, auf eine anatomische Läsion zu beziehen. Als Beispiele dienen Fall 15, 16, 17. Das Einsetzen der Bewußtseinstrübung erst in einigem Abstand vom Trauma schließt ebenfalls eine einfache Gehirnerschütterung aus. Unter diesen Verlauf fallen in erster Linie die intrakraniellen Hämotaome (Fall 11, 12, 14), aber auch manche andere Fälle (23, 25, 38, 40). Bei diesen Kranken setzt die Bewußtseinstrübung allmählich ein, so daß eine vollständige Bewußtlosigkeit entweder gar nicht oder erst durch ein Übergangsstadium von allmählich sich vertiefender Benommenheit eintritt. Deshalb widersprechen sich hier nicht selten die anamnestischen Angaben der Kranken, die sich auf die amnestische Lücke, und die Zeugenberichte, die sich vorwiegend auf die Ansprechbarkeit des Kranken stützen. In solchen Fällen wird man aus charakteristischen Schilderungen der Patienten mit großer Sicherheit schließen können, daß doch eine recht erhebliche Bewußtseinstrübung vorgelegen hat, auch wenn sie der Umgebung und selbst Ärzten entgangen ist (S. 16). Tagelang anhaltende Zustände tiefer Bewußtlosigkeit (Fall 21, 22, 24, 26, 31, 41, 44, 50) mit langsamer Aufhellung, für die auf Seiten der Patienten meist eine wochenlange amnestische Lücke besteht (Fall 22, 24, 26, 38, 41, 48), sprechen ebenso für eine schwerere cerebrale Schädigung wie wiederholte Bewußtlosigkeit bzw. Schwankungen in der Tiefe der Bewußtseinstrübung (Fall 34, 38). In diesen Fällen lösen beim Patienten amnestische Lücken und einzelne Erinnerungsbilder einander in bunter Reihe ab. So gab ein Kranker, der im Weltkriege eine Kopfschußverletzung erlitten hatte, an, daß er sich an die Verwundung selbst ganz undeutlich erinnert. Später saß er vor einer Krankensammelstelle auf einem Strohhaufen in der Sonne und ärgerte sich über die vielen Fliegen. Dann erinnerte er sich an einen Transport mit einer Feldbahn und endgültig setzt die Erinnerung wieder ein, als er in einem Lazarettzug lag, der auf einem Bahnhof mit Musik empfangen wurde. Diese ganzen Erinnerungsbilder verteilen sich über einen Zeitraum von 3 Tagen. Schließlich ist in diesem Zusammenhang auch noch die retrograde Amnesie zu erwähnen, die bei der einfachen Gehirnerschütterung nur eine recht kurze Zeitspanne umfaßt. Wenn sie sich über viele Stunden (Fall 22, 24) oder gar über einen oder mehrere Tage (Fall 39, 41) erstreckt, liegt der Verdacht auf eine schwerere Schädigung doch recht nahe.

Das Auftreten einer **traumatischen Psychose** stellt anatomische Veränderungen im Gehirn sicher. Der Nachweis, daß eine solche vorgelegen hat, ist leicht, wenn der Kranke deswegen in eine psychiatrische Abteilung verlegt werden mußte und dort die genaue Diagnose gestellt wurde (Fall 31, 32). Sonst weisen darauf hin Angaben über motorische Unruhe (Fall 12, 21, 44, 48) und Erregungszustände (Fall 39), besondere pflegerische Maßnahmen wie Fesselung, Schutzgitter (Fall 24), ständige Aufsicht (Fall 26), laufende Verordnung von stärkeren Beruhigungsmitteln (Fall 22). Wenn objektive Unterlagen fehlen, sind doch die Kranken selbst meist in der Lage, sichere Angaben hierüber zu machen. Sehr charakteristisch ist auch das uneinsichtige Fortdrängen aus dem Krankenhaus, sobald der Patient erst das Bewußtsein wiedererlangt hat (Fall 38, 39, 50), das leider nicht selten von Erfolg gekrönt ist und dann zu der ganz abwegigen Schlußfolgerung verleiten kann, daß es sich bei der Kürze der anfänglichen Krankenhausbehandlung nur um ein leichtes Trauma gehandelt haben könnte.

Neurologische Ausfälle während des Frühstadiums geben ebenfalls wichtige Hinweise auf das Ausmaß der cerebralen Schädigung. Sie können sehr verschieden schwer sein, finden sich aber doch in einigermaßen gut geführten Krankengeschichten recht häufig (Fall 11, 12, 14, 16—24, 26, 31, 33, 38—40, 42, 43, 45, 46, 48). Auch das Auftreten einer Stauungspapille (Fall 37) ist im gleichen Sinne zu verwerten. Oft sind die faßbaren Ausfälle so gering, daß sie nur im Verein mit den subjektiven Beschwerden der Patienten zu bewerten sind (Fall 14, 18, 43). Gelegentlich sind die Angaben der Patienten so charakteristisch, daß sie auch ohne die Kenntnis ergänzender Befunde für die Diagnose von fokalen Störungen aus-

reichen, so z. B. die Geschmackssensationen von Paul F. (Fall 49),
die der erst später festgestellten Anosmie entsprechen, oder detail-
lierte Schilderungen von Motilitäts- oder Sensibilitätsstörungen,
die der Kranke ohne deren wirkliches Erlebnis nie geben könnte.
Zu den neurologischen Frühsymptomen sind auch epileptische
Anfälle zu rechnen, die während der Erstbehandlung auftreten
(Fall 12, 20). Auch eine auffallend verlängerte Rekonvaleszenzzeit,
wie etwa bei Georg S. (Fall 42), muß zumindest den Verdacht
auf eine schwerere intracerebrale Läsion erwecken. Es könnte sich
dabei natürlich auch um eine beginnende psychogene Überlagerung
handeln, doch sind nach unseren Erfahrungen, die sich mit denen
anderer Autoren (*Beringer*, *Barth*) decken, solche psychogenen
Symptome in der ersten Zeit nach einer wirklichen cerebralen
Schädigung, also auch nach einer gewöhnlichen Gehirnerschütterung,
recht selten.

Klare Verhältnisse bestehen selbstverständlich auch, wenn bei
der Wundrevision oder einer Operation, eine Hirnverletzung
direkt sichergestellt wurde (Fall 15, 17, 21, 48). Eine Umkehrung
dieses Satzes ist dagegen nicht möglich, d. h. durch einen „negativen" Operationsbefund läßt sich keineswegs eine anatomische
Hirnverletzung ausschließen. Wir werden darauf später noch
zurückkommen.

Zuletzt noch einige Worte über die Art des Traumas. Daß zum Zustandekommen einer traumatischen Hirnschädigung ein Trauma stattgefunden und —
wenn vielleicht auch nur indirekt (Fall 27) — den Kopf betroffen haben muß,
ist selbstverständlich. Es sei nur nebenbei erwähnt, daß selbst diese Forderung
in Verkennung des Wertes der Anamnese gelegentlich außer acht gelassen wird
(*Stier*). Rückschlüsse aus der Schwere des Traumas auf die Schwere der cerebralen
Schädigung sind im allgemeinen gar nicht oder nur in sehr beschränktem Maße
möglich. Ganz unzulässig ist es natürlich, die Schwere des Traumas aus der Anzahl der davon Betroffenen oder aus einem besonders dramatischen Verlauf zu
entnehmen. Frakturierung der Schädelknochen beim Unfall beweist lediglich,
daß der Kopf vom Trauma getroffen wurde. Sofern es dabei nicht zur Verlage-
rung von Knochenstücken, insbesondere zu Impressionen kommt, ist sie aber für
die ausschließlich interessierende cerebrale Läsion bedeutungslos. Keinesfalls kann
aus dem Bestehen einfacher Fissuren oder Frakturlinien auf eine besonders schwere
Hirnschädigung geschlossen werden. Es scheint im Gegenteil eher, daß ein Teil
der beim Trauma wirksamen lebendigen Kraft bei der Entstehung der Fraktur
verbraucht wird und daher nicht mehr auf die Gehirnsubstanz wirkt, so daß
ceteris paribus die cerebrale Schädigung bei gleichzeitiger Schädelfraktur eher
geringer sein dürfte. Von den Verletzungsarten seien hier nur zwei erwähnt, weil
sie in ihren möglichen Auswirkungen sehr häufig unterschätzt werden. Es sind
dies der Fall auf den Hinterkopf und die Streifschüsse. Der Sturz auf den Hinterkopf, bei dem der bewegte Schädel gegen einen festen Widerstand anprallt, führt
besonders häufig durch Contrecoup-Wirkung zu Rindenprellungsherden an Pol
und Basis des Stirnlappens (*Spatz*), die bei geringen anfänglichen Erscheinungen

zu schweren bleibenden, insbesondere psychischen Störungen führen können. Da dabei außer einer Riechstörung auch alle neurologischen Symptome fehlen können, scheint dann ein solches Mißverhältnis zwischen dem schweren psychischen Bild und dem „leichten" Trauma zu bestehen, daß aus diesem Grund die richtige Diagnose nicht gestellt wird. Als Beispiel diene Willi O. (Fall 47), der scheinbar nur ein leichtes Trauma erlitt und trotzdem schwere Dauerschäden, darunter eine traumatische Epilepsie, davontrug, so daß zunächst vom praktischen Arzt ein Zusammenhang der Epilepsie mit dem Trauma abgelehnt wurde. Auch die Bedeutung von Streifschüssen wird vielfach unterschätzt. Die Wirkung der modernen, äußerst rasanten Geschosse ist derartig, daß man hier cum grano salis fast bei jedem Kopfschuß mit einer Gehirnverletzung rechnen muß. Das Gehirn ist gegen die räumlich vielleicht geringe, aber äußerst rasche Erschütterung, die ein Streifschuß setzt, viel empfindlicher als der Schädelknochen, es kann daher auch bei intaktem Knochen zu schwersten cerebralen Schädigungen kommen. Diese Tatsache ist durch zahlreiche Beobachtungen des Weltkrieges gesichert, und auch wir verfügen über Fälle, bei denen der Knochen unverletzt blieb oder nur eine leichte Impression der Tabula externa bestand und es trotzdem zu einer cerebralen Schädigung kam (Fall 19, 46). Dagegen haben wir eine reine Gehirnerschütterung nach Streifschuß noch nie beobachtet. Daß bei frakturiertem Knochen durch Intaktsein der Dura (Fall 43) eine Hirnverletzung nicht ausgeschlossen wird, versteht sich demnach eigentlich von selbst. Leider wird aber immer noch von sehr vielen Untersuchern die Möglichkeit einer Hirnverletzung abgelehnt, wenn sich die Dura als unverletzt erwiesen hatte. Daß dies zu recht groben Fehldiagnosen führen kann, liegt auf der Hand.

Wenn wir die Krankengeschichten unserer Hirnverletzten nach den oben dargelegten Gesichtspunkten durchsehen, ergibt sich, daß in sämtlichen Fällen schon auf Grund der Frühsymptome die Diagnose auf eine anatomische Hirnschädigung gestellt werden kann, sofern nur die Vorgeschichte mit der notwendigen Sorgfalt geklärt wird. Damit ist natürlich noch nicht gesagt, daß in jedem Fall ein traumatischer Hirnschaden entsteht, aber mit der Möglichkeit eines solchen muß zumindest gerechnet werden. Sein tatsächliches Bestehen haben die weiteren Untersuchungen zu ergeben.

b) Verlauf.

Der traumatische Hirnschaden entsteht in fließendem Übergang aus dem Frühstadium; wir bemühen uns, diesen Übergang anamnestisch zu eruieren und den Verlauf des traumatischen Hirnschadens bis zur Untersuchung zu verfolgen. *Reichardt* betont, daß schon das erste Rekonvaleszenzstadium bei der Contusio protrahierter verlaufen kann als bei der Commotio (Fall 42), und die fortschreitende Besserung führt schließlich nicht zur Heilung, sondern eben zum bleibenden Defektzustand des traumatischen Hirnschadens. Nach anfänglicher Besserung bleiben fast regelmäßig die charakteristischen Klagen des cerebralen Allgemeinsyndroms, gegebenenfalls auch mehr oder weniger schwere neurologische Ausfälle bestehen, die sich aus vorliegenden Untersuchungsbefunden oder entsprechenden Angaben der Patienten entnehmen lassen. Das gleiche gilt für etwaige psychische Störungen. Die „Defektheilung" zeigt sich recht häufig auch in der verminderten beruflichen Leistungsfähigkeit des Verletzten, die im Gegensatz zu seinem früheren Verhalten steht. Sie äußert sich im Gegensatz zum Bild der Hysterie oft nur in einem Nachlassen der Qualität, nicht aber der Quantität der Arbeitsleistungen. Meist läßt allerdings auch die körperliche Leistungsfähigkeit nach, so daß unsere Kranken nur noch leichte Arbeiten oder selbst diese nicht mehr verrichten können. Dann setzt ein ständiger sozialer Abstieg ein, der sich an Hand entsprechender Unterlagen deutlich verfolgen läßt. Die Kranken stehen diesem Abstieg infolge der psychischen Störungen auffallend indolent gegenüber und unterscheiden sich hierdurch sehr charakteristisch von einem um seine Rente kämpfenden Psychopathen. Dieser Unterschied macht sich meist sehr deutlich bemerkbar in der Zahl der Rentenanträge und sehr häufig auch darin, daß das Rentenverfahren gar nicht vom Kranken selbst, sondern von Angehörigen oder Organisationen (NSKOV, Arbeitsfront) verfolgt wird.

Jahreszeitliche Schwankungen kommen in den Schilderungen der Kranken meist sehr deutlich zum Ausdruck. Sie sind ausnahmslos derart, daß die Beschwerden im Sommer zu- und in der Winterkälte abnehmen (Fall 12, 26). Auch besondere Verschlimmerungen, die zu einem erneuten Rentenantrag oder Krankenhausbehandlung führen, fallen nicht selten in den Sommer, so die von einem Antrag auf Rentenerhöhung gefolgte Verschlimmerung bei Roman U. (Fall 43), eine Zunahme der Anfälle bei Hermann K. (Fall 46) und die Klinikaufnahme bei August Sch. (Fall 12).

Läßt sich ein längerer Verlauf des traumatischen Hirnschadens überblicken, so muß recht oft eine ständige, allerdings allmählich und fast unmerklich auftretende Verschlimmerung festgestellt werden, die entweder von Anfang an einsetzt (Fall 14, 17, 19, 46, 49) oder nach jahrzehntelangem Stillstand des Leidens auftreten kann (Fall 37, 43). Die Verschlimmerung kann sich auf die Zunahme der alten Beschwerden beschränken, es können aber auch neue Erscheinungen auftreten. Dies gilt insbesondere für psychische Störungen, während es sich bei neurologischen Ausfällen wohl stets nur um ein Wiederauftreten von Erscheinungen handeln dürfte, die schon unmittelbar nach dem Trauma bestanden haben, dann aber wieder abgeklungen sind (vgl. den S. 49 beschriebenen Fall, bei dem eine Halbseitenlähmung auch schon im Frühstadium

bestanden hatte). Von besonderer Bedeutung ist natürlich das
Auftreten einer traumatischen Epilepsie im Verlauf des traumatischen Hirnschadens.

c) Subjektive Klagen.

Die subjektiven Klagen spielen bei der Beurteilung Hirnverletzter eine erhebliche Rolle. Dieser Umstand wird von vielen
Autoren bedauert und sie versuchen daher, an ihre Stelle „objektive" Befunde und Mikrobefunde zu setzen, die oft in recht diffizilen
oder auch ziemlich heroischen Untersuchungen gewonnen werden.
Gleichgültig, ob man dies nun für erstrebenswert hält oder nicht,
muß doch festgestellt werden, daß die vom Kranken selbst gegebene
Schilderung seiner Beschwerden gegenwärtig noch zur Beurteilung
unbedingt notwendig und durch keine „objektive" Untersuchungsmethode ersetzbar ist. Wir glauben, daß die eigenen Angaben
des Kranken sogar ein sehr brauchbares Hilfsmittel für die Diagnostik darstellen, sofern dieses Hilfsmittel nur richtig benützt und
ausgewertet wird. Entscheidend für die diagnostische Beurteilung
in diesem Sinne ist natürlich nicht die Anzahl und Intensität der
vorgebrachten Klagen, sondern ihre besondere Art und die Weise,
in der sie vorgebracht werden. Sie werden von fast allen Kranken
so charakteristisch geschildert, daß in den meisten Fällen schon die
Erhebung der Anamnese eine richtige Diagnose ermöglicht, die
dann durch die später erhobenen Befunde nur noch zu verifizieren
ist. Daß die Erhebung der Anamnese gleichzeitig auch eine psychiatrische Exploration darstellt, sei nur nebenbei erwähnt. Die
Erhebung einer guten und für die Beurteilung brauchbaren Anamnese erfordert eine gewisse Sorgfalt und Erfahrung. Die spontanen
Angaben der Kranken, zumal wenn noch psychische Störungen
bestehen, fließen meist nicht allzu reichlich und halten sich stets in
ganz allgemeinen Ausdrücken. Sie klagen nur „über den Kopf" oder
über „Kopfschmerzen, Schwindel, Schwäche und das Denken". Halbseitige neurologische Ausfälle irgendwelcher Art werden mit Ausdrücken wie „und die linke Seite" abgetan. Damit ist natürlich der
Beurteilung in keiner Weise gedient. Deshalb bedarf der Kranke bei
seinen Angaben einer verständigen und zielbewußten Führung, die
einerseits Suggestivfragen vermeidet, andererseits aber bemüht sein
muß, den recht charakteristischen Beschwerdekomplex herauszuarbeiten, der den traumatischen Hirnschaden kennzeichnet. Dabei
müssen auch die krankheitsbedingten Eigenschaften der Kranken,
insbesondere die Verlangsamung, Antriebslosigkeit und Neigung
zu primitiven Insuffizienzreaktionen berücksichtigt werden.

Wir finden dann mit erstaunlicher Regelmäßigkeit, ja beinahe Eintönigkeit, immer wieder die charakteristischen Klagen des cerebralen Allgemeinsyndroms mit seinem ständigen Kopfdruck, der bei Anstrengung, Aufregung, Hitze und Witterungsumschlag exazerbiert, mit dem Schwindel beim Bücken, Blick nach oben, raschen Bewegungen, mit den vegetativen Störungen, insbesondere den Störungen von Schlaf und Potenz. Bezüglich der Einzelheiten kann dabei auf S. 43 ff. verwiesen werden.

Klagen über Lähmungen usw., die groben neurologischen Ausfällen entsprechen, sind selbstverständlich und hier von keinem besonderen Interesse. Es wurde aber schon darauf hingewiesen, daß die Kranken gelegentlich Klagen über lokale Störungen, etwa Schwäche oder Taubheitsgefühl in einer Extremität oder einer Körperhälfte vorbringen, ohne daß diesen ein sicherer organisch-neurologischer Befund entspricht (S. 49). Dagegen kann sich bei der Untersuchung eine entsprechende psychogene Symptombildung finden (Fall 11). Die Entstehung dieses Mechanismus ist nach dem früher Gesagten verständlich. Infolge seiner stark gestörten Anpassungsfähigkeit ist der Hirnverletzte nicht in der Lage, etwaige Ausfälle so zu kompensieren wie der Normale, deshalb kommen ihm auch schon geringe Störungen deutlich zu Bewußtsein und er verstärkt sie in der Untersuchungssituation durch die plumpen funktionellen Insuffizienzreaktionen, die wir auch sonst bei ihm kennen. Durch „objektive" Untersuchungsmethoden sind diese Verhältnisse schwer oder gar nicht zu klären, da die psychogenen Symptome die organischen Ausfälle vollständig überdecken können (Fall 11, 16). Ein etwaiger organischer Kern läßt sich durch die anamnestischen Angaben viel besser eruieren, wenn der Kranke sein Versagen in charakteristischen Situationen schildert. Wir erfahren dann bei einer leichten Halbseitenlähmung, daß er mit der einen Fußspitze am Boden schleift, die Schuhsohle an der Spitze durchläuft, keine Pantoffel tragen kann, daß die Kraft im Arm zwar ganz leidlich ist, er aber feine Fingerbewegungen schlecht ausführen und z. B. keine Knöpfe zumachen kann. Ähnlich bezeichnend ist bei sensiblen Störungen die Angabe, daß der Kranke von mehreren Gegenständen in der Rocktasche nicht mehr einen gewünschten herausholen kann usw. Derartige Störungen beim Fehlen eines faßbaren Untersuchungsbefundes einfach als hysterisch abzutun, ist verfehlt und führt zwangsläufig zu Fehldiagnosen. Leider ereignet sich dies noch recht häufig (Fall 42).

Bei der traumatischen Epilepsie sind wir in ganz besonderem Maße auf die anamnestischen Erhebungen angewiesen. In der Regel läßt sich eine stationäre Beobachtung nicht so lange ausdehnen, bis ein oder gar mehrere Anfälle beobachtet werden können. Wir müssen daher versuchen, die Diagnose auf Grund der eigenen Angaben des Patienten oder der Schilderung von Augenzeugen zu stellen. Dies entspricht ja den Erfordernissen bei der Epilepsie überhaupt und ist auch in den meisten Fällen ganz gut möglich. Die kennzeichnenden Merkmale des epileptischen Anfalles sind hinreichend bekannt, so daß sie hier nur kurz erwähnt zu werden brauchen. Es sind dies weniger die motorischen Entladungen, die auch beim hysterischen Anfall auftreten und ohne ärztliche Beobachtung schwer zu differenzieren sind und außerdem auch stark zurücktreten können. Viel typischer sind der elementare, blitzartige Beginn, der die Kranken oft besonders tief beeindruckt, Verletzungen, Zungenbiß, Abgang von Urin und Stuhl, über die manchmal nur sehr ungern berichtet wird, nächtliche Anfälle aus dem Schlaf heraus usw. Wenn eine Aura besteht, wird sie meist so typisch geschildert, daß sie fast schon allein zur Sicherung der Diagnose ausreicht (Fall 49). Das gleiche gilt oft für Absenzen (Fall 17, 50). Wenn derartige charakteristische Angaben der Patienten vorliegen, müssen sie auch entsprechend bewertet werden. Daß sie einfach mit der Bemerkung abgetan werden, ,,man kann sie sich aus jedem besseren Konversationslexikon herauslesen‘‘, sollte in einem Gutachten nicht vorkommen.

Bei den psychischen Störungen liegt es in der Natur der Materie, daß hier ,,objektive‘‘ Untersuchungsmethoden überhaupt nicht existieren und daher die Klagen von vornherein gleichberechtigt neben den übrigen, der Diagnosestellung dienenden Entäußerungen der Patienten stehen.

Daß die Kranken häufig eine ausgesprochene Einsicht in ihre psychischen Defekte haben, wurde schon S. 58 geschildert. Die Merkschwäche, die in geringerer Ausprägung bei der psychologischen Prüfung oft nur schwer zu fassen ist, wird anamnestisch von den Patienten weit besser geschildert, wenn sie berichten, daß sie sich jetzt bei Besorgungen alles aufschreiben müssen, häufig die Brille verlegen usw. Georg F. (Fall 38) will die Hühner füttern und vergißt das Futter mitzunehmen, und Johannes G. (Fall 11) berichtet, daß er beim Hüten seiner 2 Kühe die eine auf der Weide vergaß und erst auf dem Rückweg von Nachbarn darauf aufmerksam gemacht werden mußte. Die Reizbarkeit, die im neuen Milieu der Klinik während einer kürzeren Beobachtung meist nicht zum Ausdruck kommt, wird dafür um so charakteristischer an Hand von konkreten Beispielen geschildert und oft von bitteren Selbstvorwürfen begleitet (Fall 49). Die zunehmende Interessenverarmung zeigt sich in der Vernachlässigung früherer Liebhabereien, dem Austritt aus allen Vereinen usw., denen die Kranken früher mit Leidenschaft angehörten, und fast regelmäßig in einer Zurückziehung von jedem geselligen Verkehr, die oft genug zu einer Entfremdung zwischen alten Freunden und der nächsten Verwandtschaft führt, da die reizbaren Kranken ihrem Unwillen über jede „Störung" durch Besuche und gesellschaftliche Verpflichtungen unverhohlen Ausdruck geben. Besonders eindrucksvoll werden die eigenen Angaben der Kranken meist noch durch die Schilderungen der Angehörigen ergänzt, die nach Möglichkeit beigezogen werden sollten.

2. Untersuchung.

Die Untersuchung der Kranken erfolgt selbstverständlich nach den allgemeinen Richtlinien der neurologischen Untersuchung. Dabei ist aber besondere Rücksicht zu nehmen auf etwaige psychische Störungen, die für den Kranken die Anforderungen der Untersuchung erheblich erschweren. Der Verlangsamung unserer Kranken ist gebührend Rechnung zu tragen; sie ist kaum zu beeinflussen, daher sind mehr oder weniger energische Versuche, den Kranken bei der Untersuchung zur Eile anzutreiben, ganz zwecklos und verfehlt. Sie dienen nur dazu, ihn zu verwirren und in eine Insuffizienzreaktion zu treiben, die seine Leistungen erst recht verschlechtert und bisweilen eine weitere Untersuchung ganz unmöglich macht. Viele Kranken sind abnorm ermüdbar, sie werden durch eine eingehende Untersuchung über ihre Kräfte hinaus beansprucht und antworten darauf mit einem sehr fühlbaren Nachlassen ihrer Leistungen. Auch in diesem Falle sind Ermunterungsversuche sinnlos, dem Kranken muß vielmehr die erforderliche Ruhepause gewährt werden. Die Untersuchung eines Hirnverletzten erfordert, wie jede Untersuchung eines seelisch Kranken, vom Untersucher viel Zeit, Geduld und einfühlendes Verständnis. Wer diese Voraussetzungen nicht erfüllt, ist nicht in der Lage, Hirnverletzte zu untersuchen und wird Fehldiagnosen nicht vermeiden können. Endlich sind auch die oft recht plumpen und massiven „psychogenen Reaktionen" der Hirnverletzten zu beachten. Sie sind ausgesprochene Versagerreaktionen in einer Situation, der sich der Kranke nicht gewachsen fühlt und vor der er sich deshalb in diese primitiven Demonstrationen rettet. Daß bei diesen insuffizienzbedingten Reaktionen Vorwürfe oder gar Beschimpfungen nur verschlimmernd wirken, liegt auf der Hand. Dagegen lassen sich die Kranken durch freundliches Zureden und Ermuntern oft sehr rasch zum Aufgeben dieser Symptome bewegen (Fall 11). Noch häufiger geben die Kranken ihre Symptome von selbst auf, wenn sie sich erst in der Klinik eingelebt und damit ihre Scheu vor der neuen Situation überwunden haben; dazu sind allerdings meist mehrere Tage erforderlich (Fall 16). Wiederholte Kontrolluntersuchungen sind aber schon wegen der oft nur geringen neurologischen Befunde sehr erwünscht.

a) Körperlicher Befund.

Daß die körperliche Untersuchung stets eine vollständige sein muß, ist eigentlich überflüssig zu betonen; wir tun es trotzdem, weil diese selbstverständliche Forderung leider noch nicht immer erfüllt wird. Der allgemeine Eindruck des Patienten sollte stets beachtet werden. Die Kranken wirken oft vorzeitig gealtert und verbraucht, sie machen in ihrer ganzen Haltung und ihren Gesichtszügen einen hinfälligen Eindruck. Dieser Eindruck wird noch verstärkt durch die fast stets langsamen, meist müden und ausdruckslosen Bewegungen. Oft wirken sie ratlos, unsicher und ängstlich, weit seltener auch gespannt und gereizt. Nicht selten finden sich Zeichen vegetativer Labilität, wie Lid- und Händetremor, gerötete, feuchte Haut, leichtes Schwitzen, lebhafter Dermographismus, verstärkte Gesichtsröte beim Bücken und in der Erregung. Bei stärkerem psychischem Abbau können diese Zeichen der Übererregbarkeit auch fehlen. Der Ernährungszustand der Kranken ist eher unter als über dem Durchschnitt. Das Gewicht ist auch insofern von Bedeutung, als sehr oft nach einem Trauma in jüngeren Jahren die mit zunehmendem Alter einsetzende Gewichtszunahme fehlt oder sich nach einem in höherem Alter erlittenen Trauma das Durchschnittsgewicht um einiges tiefer einstellt. Auch eine langsame, sich über Jahre erstreckende Gewichtsabnahme wird gelegentlich beobachtet und stützt den mehr subjektiven Eindruck eines schlechten Allgemeinzustandes und die Klagen über Appetitlosigkeit. Nicht selten bestehen auch langsame, sich über Jahre erstreckende Schwankungen des Gewichts, dessen Ab- und Zunahme sich deutlich mit Verschlechterungen und Besserungen des subjektiven Befindens deckt und so diese Angaben der Kranken wirkungsvoll stützt.

Bei der äußeren Untersuchung muß dem Schädeldach die notwendige Aufmerksamkeit zugewandt werden. Oft ist es nicht leicht, bei einem Knochendefekt die Frage der Pulsation zu klären. Betrachtung in schräg auffallendem Licht und sorgsame Betastung lassen auch leichteste Pulsationen erkennen, die bei der einfachen Inspektion oft übersehen werden.

Über die Technik der neurologischen Untersuchung ist nicht viel zu sagen; sie entspricht der allgemein üblichen und muß eine Prüfung auf cerebrale Herdsymptome aphasischer, apraktischer usw. Art enthalten. Wenn sich aus den Symptomen des Frühstadiums, dem Sitz der Verletzung oder aus den Klagen der Kranken Hinweise auf bestimmte cerebrale Herdstörungen ergeben, ist auf diese mit besonderer Sorgfalt zu fahnden. So läßt sich nicht selten eine leichte Halbseitenlähmung nur durch Unterschiede der differenzierten Fingerbeweglichkeit oder Abweichungen bei den Armhalte- und Imitationsversuchen nachweisen oder eine halbseitige sensible Störung durch Beeinträchtigung der Stereognose oder des Erkennens von auf die Haut geschriebenen Zahlen (Fall 43). Dabei ist zu beachten, daß runde Zahlen (3, 6, 8) schwerer zu erkennen sind als eckige (1, 4). Daß in solchen Fällen auf die Prädilektionsstellen zentraler Sensibilitätsstörungen an Mundwinkel, Hand und Fuß besonders geachtet werden muß, ergibt sich aus den Grundsätzen der allgemeinen Neurologie. Das Mantelkantensyndrom, das besonders bei Tangentialschüssen in der Scheitelgegend bevorzugt auftritt, wurde schon S. 27 erwähnt. Als Restsymptome eines solchen können eine leichte Blasenschwäche oder leichte Sensibilitätsstörungen an beiden Füßen bestehen bleiben, deren diagnostische Einordnung Schwierigkeiten macht, wenn nicht an das Mantelkantensyndrom gedacht wird. Auch auf die Bedeutung der aromatischen Riechstörung für die Erkennung der sonst ohne neurologische Störungen einhergehenden Orbitalhirnverletzung wurde schon hingewiesen (S. 51).

Da diese Riechstörungen, besonders einseitige, von den Kranken sehr häufig gar nicht bemerkt werden, ist in jedem Falle zur Feststellung bzw. zum Ausschluß einer solchen die exakte Durchführung einer Riechprüfung erforderlich (*Grünthal, Spatz, Bay*). Bei dieser Riechprüfung, über deren Technik wir a. a. O. ausführlicher berichtet haben, sind gewisse Kautelen zu beachten. Es ist bei der mit geschlossenen Augen vorzunehmenden Prüfung erforderlich, daß der Patient die einzelnen angebotenen Riechstoffe differenziert und erkennt. Die richtige Benennung macht allerdings oft Schwierigkeiten, da viele Menschen einen wenig geschulten Geruchssinn haben. Das tatsächliche Erkennen ist aber wichtig, da sonst eine komplette Anosmie übersehen werden kann (Fall 44). Bei der durch Olfactoriusläsion entstandenen Riechstörung handelt es sich um eine aromatische Anosmie, d. h. die Störung erstreckt sich nur auf die aromatischen Riechstoffe, während Trigeminusreizstoffe (z. B. Ammoniak) oder Stoffe mit einer Geschmackskomponente (Chloroform) richtig wahrgenommen werden. Entsprechende Kontrollen sind daher bei der Untersuchung erforderlich. Außerdem müssen zur richtigen Bewertung einer Riechstörung noch lokale, in der Nase gelegene Störungen ausgeschlossen werden durch Prüfung der Luftdurchgängigkeit und in Zweifelsfällen durch eine spezialärztliche Untersuchung. Allerdings sind solche lokal bedingte aromatische Riechstörungen nach unseren Erfahrungen im Gegensatz zur Ansicht *Stiers* nicht sehr häufig (vgl. Fall 32 und 39 und Fall 38).

Die Störungen der Gleichgewichtsregulation bedürfen im Rahmen der übrigen Befunde ebenfalls einer besonderen Beachtung; *Stier* und *Bayer* haben darüber sehr eingehend berichtet, dabei aber diese als Teilerscheinungen des traumatischen Hirnschadens nicht zu unterschätzenden Erscheinungen doch etwas zu sehr in den Mittelpunkt des ganzen Problems gestellt. In vielen Fällen wird schon die neurologische Untersuchung einen für die praktische Beurteilung ausreichenden Einblick in diese Störungen geben. Der neurologischen Prüfung zugänglich sind der Spontannystagmus Fall 23, 32, 38, 40), der Nystagmus bei Blickbewegungen (Fall 26 und 34), bei Lagewechsel (Fall 39, 45), nach Kopfschütteln und Bücken, spontanes Vorbeizeigen, Gangabweichungen (Fall 39) und Schwanken beim Romberg (Fall 26). Bei der Prüfung des Romberg ist allerdings zu beachten, daß gerade diese Untersuchung besonders gern durch psychogene Demonstrationen ausgestaltet wird (Fall 44, 50). Ein sicheres Urteil läßt sich aber meist bei unbemerkter Prüfung gewinnen, z. B. beim Stehen hinter der undurchsichtigen Nystagmusbrille oder mit verdeckten Augen bei der Pupillenprüfung. Wenn die Gleichgewichtsstörungen für die Beurteilung von größerer Bedeutung sind und natürlich in allen Zweifelsfällen, ist eine ohrenärztliche Untersuchung mit experimenteller Vestibularisprüfung erforderlich (Fall 23, 32, 38 bis 40). Hierbei sind in erster Linie die vestibulären Tonusdifferenzen von Bedeutung, die auf eine zentrale Störung der Gleichgewichtsregulation hinweisen (Fall 32, 39).

Auch Hörstörungen machen meist eine ohrenärztliche Beurteilung notwendig (Fall 38—40), während wegen der Augenmuskel- und Sehstörungen oft eine ophthalmologische Mitarbeit erforderlich wird (Fall 23, 40, 41). Dagegen sind internistische Spezialuntersuchungen des Stoffwechsels wohl nur in Ausnahmefällen erforderlich (Fall 25).

<h3 style="text-align:center">b) Psychischer Befund.</h3>

Zur Erfassung der psychischen Störungen bei Hirnverletzten sind eine Reihe von psychologischen und arbeitsphysiologischen Untersuchungsmethoden ausgearbeitet und besonders durch *Poppelreuter* ausgebaut worden. Abgesehen von der Bedeutung derartiger Untersuchungen für die psychopathologische Analyse der psychischen Störungen, sind einige davon auch für die Diagnostik recht brauchbare Hilfen. Ungeeignet sind allerdings die „Intelligenzfragebögen", die sich ganz überwiegend auf die Reproduktion erworbenen Wissens beschränken. Dagegen hat sich uns ein von *C. Schneider* aus Bethel mitgeteilter Fragebogen gut bewährt, in dem neben Aufgaben mit linear fortschreitender Lösung auch solche enthalten sind, die eine selbständige Zergliederung der Aufgabe, eine Verteilung der Aufmerksamkeit und eine besonders entschlußkräftige Durchführung erforderlich machen. Dabei tritt dann oft ein umschriebenes Versagen gerade bei solchen Aufgaben ein (Fall 10, 39, 42, 44). Auch die Prüfungen nach *Binet-Simon-Bobertag* lassen bisweilen die Denkstörungen des traumatischen Hirnschadens schön erkennen (Fall 21, 44). Mit *Beringer* halten wir aber eine Ergänzung dieser Untersuchungen durch eine fortlaufende Beobachtung des Verletzten auf der Station für äußerst wichtig. Diese Beobachtung ist für den Kranken viel adäquater und daher zuverlässiger als ausgesprochene „Examinationen", bei denen schon die Einstellung des Patienten zur Prüfungssituation die Ergebnisse erheblich beeinflussen kann (Fall 44). Dies gilt besonders für ambulante Untersuchungen. Infolge der psychischen Störungen leidet die Anpassungsfähigkeit der Kranken an neue Situationen sehr stark. Sie sind diesen gegenüber hilflos und neigen dann zu primitiven Insuffizienzreaktionen. Eine solche neue Situation bildet zunächst die Untersuchung durch den fremden Arzt, bei dem außerdem noch ganz ungewohnte Anforderungen an den Kranken gestellt werden. Deshalb kommt es dabei so häufig zum Versagen und als dessen Ausdruck zu psychogenen Symptomen, die in einem scheinbar auffallenden Gegensatz stehen zu der Interesselosigkeit, mit der der Kranke seinem ganzen Unfall und dem Entschädigungsverfahren gegenübersteht. Dies trifft besonders zu bei Beanspruchungen, denen er tatsächlich nicht vollständig gewachsen ist und eine solche soll ja die psychologische Prüfung darstellen. Andererseits läßt sich die Antriebslosigkeit durch entsprechenden Antrieb von außen ersetzen, so daß unter Umständen bei ständigen Ermunterungen durch den Untersucher der Defekt im psychologischen Experiment nicht so stark zum Ausdruck kommt, wie er bei dem sich selbst überlassenen Kranken besteht.

Wir glauben daher, ein besseres Bild vom psychischen Zustand des Kranken zu bekommen, wenn er in seinem Verhalten auf Station fortlaufend beobachtet wird. Diese Beobachtung darf nicht zu kurz bemessen sein, da die psychisch gestörten Kranken wegen ihrer verminderten Anpassungsfähigkeit recht lange Zeit benötigen, um sich in die veränderte Situation einzugewöhnen. Dieser an sich schon für die Beurteilung wichtige Umstand macht sich im Verhalten der Kranken meist recht deutlich bemerkbar. Während sie in den ersten Tagen unsicher, ängstlich und verstört, häufig auch gereizt und ablehnend sind, werden sie dann ruhiger, „tauen auf" und sind dann meist außerordentlich anhänglich, dankbar und vertrauensvoll. Paul F. (Fall 49), der zu Beginn der ersten Beobachtung sehr ängstlich, unsicher und gespannt gewesen war, erzählte bei jeder Nachuntersuchung erneut, wie gern er gekommen sei und wie er sich gefreut habe, wieder eine Einbestellung „von seinen Doktors" zu bekommen. Als er einmal wegen des klaren Krankheitsbildes nur ambulant untersucht werden sollte, bat er flehentlich, ihn doch wenigstens bis zum nächsten Tag zu behalten, da er sich „nun schon darauf eingerichtet habe" Die Beobachtung der Patienten wird natürlich ergänzt durch eingehende Explorationen und psychologische Prüfungen, diese werden aber zweckmäßigerweise möglichst in Form von ungezwungenen Unterhaltungen und nicht als „Examen" abgehalten. Dabei ist die Einstellung des Kranken zur Aufgabe und sein Verhalten mindestens ebenso wichtig wie seine tatsächlichen Leistungen. Zu diesen Explorationen gehört auch die Erhebung der Anamnese, die meist recht gute Einblicke in die psychischen Leistungen der Kranken gestattet.

Die Dinge, auf die bei der Beurteilung des psychischen Bildes besonders zu achten ist, ergeben sich aus dem S. 52ff. Gesagten. Es ist dies der **Antrieb**, dessen Fehlen sich in der Beobachtung des Tageslaufs der Kranken am besten zeigt. Sie zeigen keine Neigung, sich so wie andere spontan zu beschäftigen oder auch nur zu unterhalten. Deshalb vermeiden sie es, den gemeinsamen Aufenthaltsraum aufzusuchen, sondern halten sich allein in ihrem Zimmer auf. Wenn sie auch hier durch die Unterhaltung und Fragen anderer Patienten „belästigt" werden, räumen sie bald das Feld und ziehen sich in eine stille Ecke des Flurs oder an ein abgelegenes Fenster zurück. Wünsche werden nie geäußert, lieber werden Unannehmlichkeiten in Kauf genommen. Ein psychisch schwer geschädigter Kranker, der bei der Essenausgabe absichtlich übergangen worden war, monierte dies nicht, sondern verlangte nur nach einigen Stunden seine Entlassung, ohne diesen Wunsch zu begründen. Neben dem Antriebsmangel fällt bei der Unterhaltung auch eine ausgesprochene Interesselosigkeit auf, die besonders zum Ausdruck kommt bei der Darstellung früherer Interessen, die jetzt völlig erloschen sind.

Bei der Untersuchung und bei allen spontanen Verrichtungen gleichermaßen zeigt sich die erhebliche **Verlangsamung**, die eines der regelmäßigsten und ausgesprochensten Merkmale der hirntraumatischen Wesensveränderung ist. Sie erstreckt sich auf das Gehen, Ankleiden, Essen, kurz, auf alle körperlichen Leistungen ebenso wie auf die psychischen Abläufe, Denken, Rechnen und die Sprache. Diese Verlangsamung ist durch Anspornung kaum zu beeinflussen, sie erfordert vom Untersucher ein erhebliches Maß an Geduld und Zeit. Wenn dieses Maß aber nicht aufgebracht und der Kranke in unverständiger Weise zur Eile angetrieben wird, wird damit eine Leistung von ihm verlangt, die er nicht erfüllen kann, und er wird zwangsweise in eine Insuffizienzreaktion getrieben. Hier ist auch nochmals die Erschwerung der Umstellung zu erwähnen, die den Kranken vor allem in der Unterhaltung einem plötzlichen Themawechsel nur schwer folgen läßt. Er klebt noch eine Weile hartnäckig am alten Thema und kann dann den Eindruck erwecken, als ob er am Untersucher vorbeiredet.

Auch die **Entschlußfreudigkeit** der Kranken, die oft erheblich gestört ist, wird man während der Beobachtung auf die Probe stellen. Daß hierfür die Einwilligung zur Liquoruntersuchung ein guter Test ist, wurde schon erwähnt. Oft stellt auch die bevorstehende Entlassung einen solchen dar. Der Kranke, der bisher ständig nach Hause gedrängt hat, sieht sich nun plötzlich vor unlösbare Aufgaben gestellt, wenn es sich darum handelt, sich für einen bestimmten Reisetag zu entscheiden, die Angehörigen rechtzeitig zu benachrichtigen usw. Hat er sich nach langem Überlegen für einen bestimmten Termin entschlossen, so meldet er alsbald wieder ganz nichtige Bedenken gegen die Richtigkeit seiner Entscheidung an, kann sich aber zur Verlegung des Termins auch nicht entschließen und schwankt mit seinen Zweifeln so lange hin und her, bis schließlich die Entlassung von anderer Seite autoritativ festgesetzt wird und er sich dann in diese Entscheidung widerspruchslos und erleichtert fügt.

Die **affektive Stumpfheit** äußert sich sehr deutlich schon bei der Erhebung der Anamnese. Die Kranken schildern ihre Leidensgeschichte, ihren ganzen sozialen Abstieg und ihre jetzige schlechte Lage stumpf, fast unpersönlich und ohne jede erkennbare innere Anteilnahme. Sie persönlich betreffende Dinge nehmen sie mit stumpfem Gleichmut entgegen, gleichgültig, ob es sich dabei um Unangenehmes oder Erfreuliches handelt. Auch in der Unterhaltung gelingt es nicht, die Kranken aufzuheitern oder in eine echte traurige Stimmung zu bringen. Diesem Mangel an echten, tiefgehenden Affekten steht die ausgesprochene asthenische Rührseligkeit gegenüber. Sie tritt häufig an ganz bestimmten Stellen, z. B. bei der Erwähnung des Unfalls oder lange verstorbener Angehöriger auf (Fall 39) und wiederholt sich hier jedesmal mit mathematischer Regelmäßigkeit. Auch die Erinnerung an frühere, jetzt nicht mehr erreichbare Leistungen, löst oft einen „Anfall" von Wehmut aus, so bei Paul F. (Fall 49) die jedesmal in fast wörtlicher Wiederholung vorgebrachte Erzählung vom Vormarsch auf Paris im Herbst 1914, den er als Ulan mitmachte und bei dem er in die unmittelbare Nähe von Paris kam. Die Gerührtheit der emotionellen Inkontinenz gleicht in ihrem Ablauf wirklich einem Anfall. Sie tritt plötzlich ohne adäquaten Anlaß auf, steigert sich in ihren wehmütigen Klagen bis zum Tränenausbruch und klingt dann ebenso rasch wieder ab. Der Ablauf wiederholt sich stets in gleicher Weise nach einem eingefahrenen Schema, das deshalb oft schablonenhaft und leer wirkt, zumal ein echter, tiefer Affekt nicht dahinter steht. Sie kann deshalb auf den unerfahrenen Beobachter den Eindruck des unechten, angelernten machen und dann zur Verkennung als psychogenes Symptom Anlaß geben.

Die Stereotypie, die sich im Ablauf der Emotionen zeigt, läßt sich recht häufig auch sonst im Verhalten der Kranken erkennen. Sie zeigt sich manchmal in bestimmten Handlungen, z. B. der Art des Ankleidens oder dem ständigen Fingerspiel von Arthur T. (Fall 21), häufiger noch im Sprechen, etwa im Bericht über anamnestische Daten, die immer wieder in fast wortgetreuer Wiederholung gegeben werden. Durch die Monotonie der Sprache, die Affektlahmheit und die an bestimmter Stelle einsetzenden emotionellen Schwankungen wird diese Gleichförmigkeit noch unterstrichen.

Vielleicht das schwierigste Problem in der Erkennung und Beurteilung des traumatischen Hirnschadens bilden die psychogenen Störungen der Hirnverletzten. Daß solche bei organisch-cerebral Geschädigten auftreten können, sollte eigentlich hinreichend bekannt sein. Nun ist aber in der Praxis die wichtigste differentialdiagnostische Notwendigkeit gerade die Abgrenzung des traumatischen Hirnschadens gegen psychogene Reaktionen psychopathischer Persönlichkeiten. Deshalb ist es verständlich, daß hier Fehldiagnosen vorkommen können und leider auch in einem betrüblich hohen Maß vorkommen. Aus der reinen Feststellung psychogener Symptome heraus läßt sich in keiner Weise das Bestehen organischer Ausfälle ausschließen, wie dies leider immer wieder getan wird. Auf die positive Diagnose rein psychogener Störungen werden wir später noch zurückkommen.

Von den psychogenen Störungen von vornherein abzugrenzen sind natürlich solche, die nur in ihrem Erscheinungsbild an psychogene Symptombilder erinnern, in Wirklichkeit aber rein organischen Ursprungs sind. Es sind dies Rückbildungsstadien cerebraler Herderscheinungen, die gelegentlich durch die gleichzeitig bestehenden psychischen Veränderungen eine eigentümliche Färbung erfahren können und dann vom gewöhnlichen Bild etwas abweichen. Hierher gehört Arthur T. (Fall 21), dessen rein organisch bedingte aphasische Störung wegen der sehr erheblichen psychischen Veränderungen zunächst etwas ungewohnt und grotesk wirkt und deshalb wiederholt zu einer Verkennung des ganzen Bildes Anlaß gegeben hat. Auch die Denkstörung selbst kann in ihrer eigenartigen Ausprägung zu Fehldiagnosen verleiten. So war bei einem anderen Kranken mit einer sehr schweren Denkstörung besonders auch die synthetische Verarbeitung von Sinneseindrücken stark gestört, so daß er z. B. den Sinn von einfachen Strichzeichnungen nicht erkannte, sondern sie nur als „Striche" bezeichnete (vgl. die ähnliche Störung bei Fall 46). Ebenso erkannte er auf die Haut geschriebene Zahlen nicht, sondern beschrieb die 4 als „Blitz" und runde Zahlen (3, 6, 8) als „Kreise". Dieses über Jahre hinaus unveränderte Verhalten führte neben anderen, ähnlich bedingten Eigentümlichkeiten seines Verhaltens dazu, daß der sehr schwere traumatische Defektzustand lange Zeit als Hysterie verkannt wurde, bis dann eine genauere Untersuchung die zugrunde liegende organische Störung herausheben konnte.

Solche Fehldiagnosen lassen sich durch ausreichende Kenntnis der cerebralen Symptomatologie und sorgfältige Untersuchung vermeiden, sie gehören aber nicht zu den wirklichen psychogenen Symptomen, von denen hier die Rede ist. Diese bestehen wohl in der überwiegenden Mehrzahl der Fälle in einer funktionellen Überlagerung und Aggravation eines geringeren organischen Kerns (Fall 11, 16). Auch die so beliebte psychogene Ausgestaltung des Rombergschen Versuches (Fall 44, 50) muß wohl bei der Häufigkeit zentraler Gleichgewichtsstörungen beim traumatischen Hirnschaden als Ausgestaltung einer in ihrer Geringfügigkeit nur schwer faßbaren organischen Störung aufgefaßt werden. Demgegenüber sind „frei erfundene" psychogene Symptome ungleich seltener. Daher tritt auch der hysterische Anfall nach unseren Erfahrungen, die sich mit den Beobachtungen von *May* decken, gegenüber einfachen Leistungsausfällen wie Lähmungen, Sensibilitätsstörungen usw., zurück. Wenn Anfälle produziert werden, wird die Frage einer traumatischen Epilepsie mit besonderer Sorgfalt zu prüfen sein, auch wenn die Anfälle hysterische Züge zu tragen scheinen.

Diese psychogenen Symptome stellen zweifellos eine Erschwerung der Diagnose dar und können zu Fehldiagnosen Anlaß geben, da sie in ihrer massiven Ausbildung oft das Bild beherrschen und eben in ihrer Eigenschaft als psychogene Symptome rein phänomenologisch nicht von psychogenen Störungen anderer Ursache, d. h. der abnormalen seelischen Reaktion einer psychopathischen Persönlichkeit entsprungen, trennen lassen. Dagegen zeigt ihre Stellung im Rahmen des gesamten Krankheitsbildes doch gewisse Eigentümlichkeiten, die eine Einordnung ermöglichen oder doch wenigstens den Verdacht erwecken müssen, daß es sich hier um die bloße Ausgestaltung eines organischen Krankheitsbildes handelt. Diese psychogenen Symptome der Hirnverletzten sind oft von einer ganz besonderen Massivität und Plumpheit. Sie wirken außerordentlich primitiv, etwa in der Art, daß der Kranke auf dem Untersuchungstisch jegliche aktive Bewegung der Beine vermissen läßt, während er der Aufforderung, aufzustehen und umherzugehen, ohne weiteres nachkommt. Oder es werden bei der Sensibilitätsprüfung Berührungen und Nadelstiche überhaupt nicht wahrgenommen, dagegen auf die Haut geschriebene Zahlen unter offensichtlicher und echter Mühegabe erkannt. Dazu kommt, daß die psychogene Überlagerung sich nach dem oben Gesagten meist auf die Ausdehnung des zugrunde liegenden organischen Kerns beschränkt und im übrigen die aktive Mitarbeit des Kranken eine recht gute ist. Deshalb fällt das Nebeneinander von ganz unverständlich plumpem psychogenem Gehaben und williger Mitarbeit besonders auf. Noch deutlicher wird die Diskrepanz, wenn zum Vergleich noch die subjektiven Klagen des Kranken und seine ganze Einstellung zum Entschädigungsverfahren herangezogen werden. Die subjektiven Klagen entsprechen dann in gar keiner Weise dem bei der Untersuchung gebotenen Bild. Oft erst auf ausdrückliches Befragen gibt hier der Kranke an, der eine Arm sei „nicht so wie der andere", das eine Bein sei etwas schwach, so daß er leicht ermüde usw ; eine besondere Bedeutung mißt er diesen Beschwerden häufig gar nicht bei. An Hand der Akten läßt sich oft über Jahre und Jahrzehnte hinweg verfolgen, wie der Hirnverletzte immer wieder Rentenanträge stellt wegen Kopfschmerzen oder irgendwelcher sonstigen Beschwerden und bei allen Untersuchungen eine psychogene Lähmung oder sonst ein psychogenes Symptom gefunden wird, das zu der angegebenen Ursache der Rentenanträge in gar keiner Beziehung steht. Oder aber stellt der Kranke von sich aus überhaupt keine Rentenanträge, bzw. wird der Rentenkampf häufig von dritter Seite geführt, bei jeder Nachuntersuchung aber bildet er unentwegt „sein" psychogenes Symptom. Auch diese Konstanz und Einförmigkeit der Symptombildung über Jahre hinaus ist oft bezeichnend. Sie steht im Gegensatz zur Beeinflußbarkeit der Symptome während eines längeren Klinikaufenthaltes oder auch schon bei einmaliger Untersuchung durch eine verständige Haltung des Untersuchers. Wie schon wiederholt betont, sind die psychogenen Mechanismen als übertriebene Insuffizienzreaktionen auf eine unbeherrschbare Situation aufzufassen. Wenn dem Kranken die Beherrschung der Situation erleichtert wird, sei es durch allmähliches Einleben in das Klinikmilieu und Vertrautwerden mit dem Untersucher, oder sei es bei einmaliger Untersuchung durch freundlichen Zuspruch und Erleichterung der Untersuchungsbedingungen, gibt der Kranke seine psychogene Symptombildung auf. Außer Ernst V. (Fall 16) sei hier noch ein weiteres Beispiel angeführt. Ein psychisch defekter Kranker, bei dem aber sensible Ausfälle nicht vorlagen, gab beim Lesen auf die Haut geschriebener Zahlen willkürlich falsche an. Nach einigem Üben, bei dem die einzelnen Zahlen der Reihe nach vorgeschrieben und erläutert wurden, war das Zahlenlesen ungestört, sofern nur auf die Verlangsamung des Patienten Rücksicht genommen wurde.

Wenn solche Besonderheiten der psychogenen Symptombildung schon Hinweise auf das Bestehen eines traumatischen Hirnschadens geben, dann ist es Sache der weiteren Untersuchungen, diesen noch genauer zu eruieren und zu sichern. Ebenso wie hierzu positive Untersuchungsbefunde notwendig sind, sollte auch die Diagnose Hysterie oder Rentenneurose nur positiv gestellt werden. Diese abnormen Reaktionen erwachsen auf dem Boden einer psychopathischen Persönlichkeit. Um eine derartige Diagnose zu stellen, muß daher die Psychopathie nachgewiesen werden. Wenn diese Feststellung auf Grund der jetzigen psychogenen Symptome und des vermeintlichen Rentenbegehrens erfolgt, beruht sie auf einem logischen Trugschluß, da das zu Beweisende zur Grundlage des Beweises gemacht wird. Die Diagnose Psychopathie muß vielmehr gestellt werden auf Grund der früheren Entwicklung und früherer Neigung zu psychogenen Reaktionen. Demgegenüber findet sich beim Hirnverletzten sehr häufig an der Stelle des Traumas ein deutlicher biographischer Knick, der sehr charakteristisch und für die Diagnose außerordentlich bedeutungsvoll ist.

Wenn z. B. Johannes G. (Fall 11) 4 Jahre lang am Weltkrieg teilnahm, im übrigen von der Lehrzeit bis zum Unfall 21 Jahre lang ununterbrochen beim gleichen Arbeitgeber beschäftigt war und sich danach trotz finanzieller Notlage zu keiner verdienstbringenden Arbeit mehr aufraffen konnte, dann liegt hier eine solche Umänderung des Persönlichkeitsbildes vor, daß hieraus schon auf das Einsetzen eines organischen Geschehens geschlossen werden müßte. Ein anderer Kranker hatte sich als Tiefbauarbeiter in kurzer Zeit zum Rammeister heraufgearbeitet, hatte sich ein Grundstück angeschafft, das er ständig und stetig in jeder Richtung auszubauen suchte. Mit dem Unfall brach diese Entwicklung jäh ab, er arbeitete nicht mehr und das mühsam Erworbene ging Stück für Stück wieder verloren. Solche Beispiele könnten beliebig fortgesetzt werden; es genüge hier, auf die Fälle 19, 26, 33, 39, 42, 44, 49, 50 zu verweisen.

Eine Ergänzung hierzu bildet die Art und die Intensität, mit der vom Verletzten das Entschädigungsverfahren betrieben wird. Auch hierin unterscheidet er sich fast stets vom Rentenjäger. Entweder verfolgt er seine Ansprüche erstaunlich nachlässig und energielos (Fall 46) oder aber läßt sich als treibender Motor ein Dritter erkennen und der Verletzte selbst steuert zu allen energie- und affektgeladenen Anträgen, Eingaben usw. nichts weiter bei als seine unbeholfene und etwas zittrige Unterschrift. Als Kuriosum sei hier nur ein cerebral schwerst geschädigter Kranker erwähnt, der — infolge einer Kohlenoxydvergiftung — neben anderen Ausfällen auch eine umschriebene Alexie und Agraphie aufwies. Diese Störung wurde von einem Vorgutachter als hysterisch gedeutet, weil der Kranke imstande sei, seine zahlreichen Anträge schriftlich zu fixieren. Dabei hatte der Untersucher übersehen, daß diese Anträge ausnahmslos von der Ehefrau geschrieben waren, während der Patient dazu nur seinen Namen, und auch diesen nur in gotischer Schrift, liefern konnte. Auch ein in den Akten enthaltenes Handschreiben von Arthur T. (Fall 21) veranlaßte einen Voruntersucher, an der organischen Bedingtheit seiner aphasischen Störungen zu zweifeln. Die Braut von Arthur T. berichtet hiervon, daß sie dieses Schreiben aufgesetzt habe und der Kranke es dann Buchstaben für Buchstaben kopierte.

Solche Dinge lassen sich oft, ebenso wie der mit dem Unfall verbundene biographische Knick, am besten durch ein eingehendes und sorgfältiges Aktenstudium herausstellen. Dieses ist zwar zeitraubend und meist sehr unbeliebt, aber für die richtige Beurteilung notwendig und darf sich nicht auf die Lektüre des letzten ärztlichen Gutachtens beschränken. Daß daneben die eigenen Angaben der Kranken soweit wie möglich durch die Befragung von Angehörigen usw. ergänzt und erweitert werden müssen, ist eigentlich für eine psychiatrische Beurteilung selbstverständlich. Oft sind die Angehörigen viel besser als der psychisch veränderte Kranke in der Lage, ein anschauliches und überzeugendes Bild von diesen psychischen Veränderungen zu geben.

Wenn wir versuchen, die Ursachen der leider so häufigen Verkennung psychischer Störungen bei Hirnverletzten festzustellen, so scheinen uns diese teils allgemeinerer, teils spezieller Natur zu sein. Die allgemeinen Ursachen liegen darin, daß die letzten Jahrzehnte in der Psychiatrie eine völlige Umbewertung der psychogenen Reaktionen und besonders ihres Zusammenhangs mit entschädigungspflichtigen Unfällen brachten. Hierdurch wurde die Bedeutung dieser Reaktionen für die Sozialversicherung und umgekehrt auch der Einfluß des Versichertseins auf die Entwicklung psychogener Reaktionen erkannt. Diese inzwischen ärztliches Allgemeingut gewordene Erkenntnis führte vielfach zur Überbewertung von Entschädigungswünschen und zu unzulässigen Kurzschlüssen, so daß für viele Gutachter die Feststellung psychogener Symptome und die Diagnose einer Rentenneurose identisch sind. Daß dieser Schluß beim Hirnverletzten nicht zulässig ist, haben wir oben gezeigt. Tatsache bleibt aber, daß er in Gutachten recht oft gezogen wird. Aus dieser weitverbreiteten ärztlichen Einstellung erklärt es sich, daß unter unseren besonders gelagerten Begutachtungsfällen, die größtenteils erst zu uns kamen, wenn zahlreiche Voruntersuchungen kein eindeutiges Bild ergeben hatten, die als Hysterie verkannten Hirnverletzten überwiegen, während umgekehrt Hysteriker fast nie bis zu uns vordrangen.

Die speziellen Gründe für die falsche Beurteilung Hirnverletzter liegen in deren Schwierigkeit, sich ungewohnten Situationen anzupassen und in der Neigung, auf solche mit einem übertriebenen, primitiven Versagen zu reagieren. In dieser Reaktion, die durch ein unzweckmäßiges Verhalten des Untersuchers nur noch verstärkt werden kann, zeigt sich der Kranke dem Arzt bei der ambulanten Untersuchung. Daß der Untersucher dabei ein ganz falsches Bild gewinnen muß, liegt auf der Hand. Mit Sicherheit vermeiden lassen sich solche Irrtümer nur durch eine genügend lange ausgedehnte stationäre Beobachtung des Kranken, die ihm hinreichend Gelegenheit gibt, sich in die neue Situation einzuleben. Außerdem muß man sich dabei vor Augen halten, daß mit der Aufdeckung psychogener Mechanismen beim Hirnverletzten für die Diagnose noch nichts gewonnen ist. Ein Schulbeispiel hierfür bietet Hans R. (Fall 50), bei dem 4 voneinander unabhängige stationäre Beobachtungen übereinstimmend eine hirntraumatische Wesensveränderung ergaben, während dazwischen zahlreiche ambulante Untersucher, darunter auch erfahrene Nervenärzte, eine solche fast ebenso übereinstimmend ablehnten.

c) Klinische Untersuchungsmethoden.

Eine wesentliche und vielfach unentbehrliche Ergänzung des anamnestisch und durch den klinischen Befund gewonnenen Bildes geben die klinischen Untersuchungsmethoden, die im folgenden eingehender besprochen werden sollen. Sie bilden die Ergänzung und den Abschluß der klinischen Untersuchung. So wenig wir sie in zweifelhaften Fällen vermissen möchten, so wenig sind sie aber auch im Stande, die bei der anamnestischen Erhebung, bei der neurologischen und psychiatrischen Untersuchung gewonnenen Befunde zu ersetzen. Sie geben ebenso wie alle übrigen Einzeluntersuchungen nur in einem Teil der Fälle ein verwertbares positives Resultat, während das Fehlen krankhafter Veränderungen bei einzelnen oder allen angewandten Untersuchungsmethoden einschließlich der Encephalographie keineswegs den sicheren Ausschluß einer organischen Hirnschädigung gestattet. Ihre Anwendung sollte daher nicht kritiklos nach einem starren Schema, sondern kritisch nach den aus den vorhergehenden Untersuchungen gewonnenen Indikationen erfolgen. Dies gilt besonders für die eingreifenderen Untersuchungsmethoden, wie etwa die Encephalographie, die zwar von den Hirnverletzten meist sehr gut vertragen wird, dagegen bei einer sicheren Hysterie oder Rentenneurose beinahe einen Kunstfehler darstellen würde. Wir müssen uns daher bemühen, die Diagnose möglichst weitgehend aus dem klinischen Bild zu stellen und nur im Bedarfsfalle die eingreifenderen Untersuchungen zu dessen Abrundung heranzuziehen. Für den erfahrenen Untersucher liegt oft der Wert dieser Untersuchungen nur darin, die bei der klinischen Untersuchung gestellte Diagnose zu „objektivieren" und damit dem „subjektiveren" und daher anfechtbaren Befund — etwa der psychischen Störungen — ein größeres Gewicht zu verleihen.

Laboratoriumsuntersuchungen haben gegenwärtig — abgesehen von der Liquoruntersuchung — für die Diagnose des traumatischen Hirnschadens keine praktische Bedeutung. Ob sie dies in Zukunft gewinnen werden, erscheint noch fraglicher als bei frischen Hirnverletzungen, bei denen die Annahme allgemeiner und faßbarer Reaktionen des Körpers auf den Krankheitsprozeß näherliegt. Untersuchungen der Hauttemperatur (*Wanke* und *Pfleiderer*) wurden schon S. 33 erwähnt, auch sie bedürfen noch weiterer Nachprüfung. Der Adrenalinsondenversuch (*Muck*) dient im wesentlichen zur Seitenbestimmung einer cerebralen Läsion. Nach unseren eigenen, allerdings nicht sehr großen Erfahrungen, die sich mit denen von *Marburg* decken, sind seine Resultate aber nicht so eindeutig, daß sie für die Diagnose einer sonst schwer erkennbaren Hirnverletzung entscheidende Bedeutung hätten, zumal er auch nach unserer Erfahrung gerade bei den diagnostisch schwierigen Stirnhirnläsionen versagt und die Beurteilung der gesetzten Schleimhautanämie doch stark vom subjektiven Eindruck des Untersuchers abhängt.

Wichtiger für die Diagnose des traumatischen Hirnschadens können Liquorveränderungen sein. Oft wird ein erhöhter Liquordruck gefunden und von den Untersuchern diagnostisch ausgewertet. Bei der Schwierigkeit einer exakten Druckmessung und der Vielzahl von Faktoren, die den Liquordruck beeinflussen, stehen wir aber den meist gefundenen geringen Druckerhöhungen sehr skeptisch gegenüber und halten ihren diagnostischen Wert mit *Demme* für sehr beschränkt. Eine Ausnahme bildet wohl Hans R. (Fall 50), bei dem der Liquor in scharfem Strahl aus der Suboccipitalnadel spritzt und erst nach Abgang von 20 ccm in rascher Tropfenfolge abfließt. Hier handelte es sich um eine erhebliche Drucksteigerung, die sicher pathologisch ist. Dagegen mißt *Demme* einer leichten Eiweißvermehrung im Liquor eine höhere Bedeutung bei, wobei besonders die Albuminmenge erhöht sein soll, was sich in einer Erniedrigung des Eiweißquotienten ausdrücken würde. Er betont aber, daß auch völlig normale Liquor-

werte beim traumatischen Hirnschaden vorkommen. Wir haben
regelmäßige Bestimmungen des Eiweißquotienten, die eine besondere Einarbeitung in die recht diffizile Methodik erforderlich
machen, nicht durchgeführt. Eine Gesamteiweißvermehrung
haben wir bei unseren sämtlichen Fällen nur einmal bei gleichzeitig bestehender Lues cerebri gefunden. Die einzige Liquorverände-
rung war überhaupt nur eine leichte Xanthochromie im Falle 42.
Wir müssen daher die Ansicht von *Demme* bestätigen, daß das
— nach unseren Erfahrungen allerdings ziemlich seltene — Auftreten von pathologischen Eiweißbefunden im Liquor zwar gegebenenfalls die Diagnose des traumatischen Hirnschadens wirkungsvoll stützen kann, daß aber aus dem Fehlen von solchen
Befunden keinerlei diagnostische Schlüsse gezogen werden können.

Die Untersuchung der Liquorpassage wurde besonders von der *Foerster*schen
Schule (*Schwab, Bielschowski*) in den Vordergrund gestellt. Hierzu wird Jod-
natriumlösung durch Ventrikelpunktion in das Ventrikelsystem eingebracht und
die Zeitdauer bis zum Auftreten im Lumbalpunktat bzw. zur Kontrolle der Liquor-
resorption bis zum Erscheinen im Urin bestimmt. Hiergegen wendet *Bostroem*
ein, daß man aus der Unregelmäßigkeit der Resorptionsverhältnisse nicht allzu
viel schließen darf, zumal man nicht weiß, wie das eingebrachte Jod selbst die
Verhältnisse beeinflußt. Von diesem Einwand abgesehen ist aber die Methodik
mit der Notwendigkeit einer Ventrikelpunktion und langdauernden bzw. oft
wiederholten Lumbal-, evtl. auch Suboccipitalpunktionen, so kompliziert und
eingreifend, daß sie gegebenenfalls zwar wertvolle wissenschaftliche Erkenntnisse
liefern kann, für praktisch diagnostische Zwecke aber nicht brauchbar ist.

Eine ungleich größere Bedeutung kommt der Röntgenuntersuchung und insbesondere der Encephalographie zu, doch wird
auch ihre Bedeutung in manchen Punkten überschätzt. Wir werden
uns bemühen, diese im folgenden richtig abzuwägen, wogegen eine
breitere Darstellung der Röntgendiagnostik selbst nicht im Rahmen
unserer Arbeit liegen kann. Dabei sollen zunächst die Leerauf-
nahmen des Schädels, dann die Encephalographie und anhangs-
weise noch die Arteriographie besprochen werden.

Lineare Frakturen und Fissuren des Schädeldaches lassen
sich röntgenologisch recht häufig feststellen (Abb. 20), ohne daß
sie klinisch irgendwie in Erscheinung treten. Frakturen der Schädelbasis sind röntgenologisch schwerer, oft auch gar nicht erfaßbar,
sie können zu Hirnnervenläsionen von peripherem Charakter
führen (Fall 29, 33, 40). Davon abgesehen, wird die Bedeutung
dieser Frakturen vielfach erheblich überschätzt, insbesondere
werden sie oft als Ausdruck einer besonders schweren traumatischen
Hirnschädigung gewertet. Diese Annahme ist aber völlig abwegig.
Die Folgen eines Schädeltraumas hängen ausschließlich von dem
Ausmaß der cerebralen Schädigungen ab.

Die einfachen Frakturen und Fissuren des Schädelknochens heilen rasch und folgenlos aus, machen — abgesehen von etwaigen Hirnnervenläsionen, die durch die klinische Untersuchung festzustellen wären — keine Ausfälle und keine Beschwerden. Sie selbst sind also für das cerebrale Geschehen bedeutungslos. Es lassen sich aber aus ihrem Auftreten auch keine Rückschlüsse auf die Schwere des Traumas an sich und hieraus wieder auf die Schwere der wahrscheinlich zu erwartenden Hirnverletzung ziehen. Die beim Entstehen der traumatischen Hirnschädigung wirksamen Faktoren sind so vielgestaltig und unübersehbar, daß aus der vermeintlichen Schwere des Traumas grundsätzlich keine Schlüsse auf das Ausmaß des Hirnschadens gezogen werden können. Ebenso unübersehbar ist die Entstehung einer Knochenfraktur, so daß hier keine Parallelität besteht. Die Dinge scheinen, wie schon S. 67 ausgeführt, im Gegenteil eher so zu liegen, daß ceteris paribus die Entstehung der Fraktur einen Teil der beim Trauma wirksamen lebendigen Kraft adsorbiert, so daß die Einwirkung auf das Gehirn bei gleichzeitiger Fraktur eher geringer ist als bei intakter Schädelkapsel. Aus diesen Gründen ist die übertriebene Bedeutung, die derartigen Frakturen vielfach beigemessen wird, ganz unbegründet. Da diese Ansicht in Laienkreisen allgemein verbreitet ist, ist es ganz unzweckmäßig, derartige Nebenbefunde oder gar den bloßen Verdacht darauf dem Kranken mitzuteilen. Bei ihm verwandelt sich regelmäßig in kurzer Zeit der Verdacht in einen „schweren" oder „doppelten" Schädelbruch und die seelischen Voraussetzungen für die Gesundung werden hierdurch wenig günstig beeinflußt. Einer unserer Kranken hatte unter dramatischen Umständen eine leichte Gehirnerschütterung erlitten, deren Folgen bald abgeklungen waren. Er wurde aber monatelang stationär behandelt, weil eine normale Gefäßlinie am Schädel als „außergewöhnlich schwere Fraktur" gedeutet worden war und von diesem Befund auch dem Kranken gebührend Mitteilung gemacht wurde. Er kam unter einem schweren, rein psychogenen Bild zu uns.

Wesentlich schwerwiegender in ihrer Bedeutung sind Impressionsfrakturen (Abb. 8), bei denen die imprimierten Knochenstücke direkt auf das Gehirn einwirken, sei es, daß sie beim Trauma unmittelbar eine Hirnverletzung setzen (s. Operationsbefund von Fall 20) oder daß sie direkt oder auf dem Umwege über Callus- oder Narbenbildung einen ständigen Reiz auf die Hirnoberfläche ausüben. Infolge dieses Reizes spielen sie auch bei der Entstehung der traumatischen Epilepsie eine wesentliche Rolle, so daß eine chirurgische Intervention erforderlich werden kann. Einzelne Knochensplitter, die sich von der Schädelkapsel ablösen und in das Gehirn eindringen können, sind als Fremdkörper aufzufassen.

Der röntgenologische Nachweis von Fremdkörpern im Gehirn ist deshalb wichtig, weil er eine Gehirnverletzung absolut sicherstellt. Der Nachweis, daß der Fremdkörper tatsächlich intracerebral liegt, hängt von der Feststellung seines genauen Ortes ab, die unter Umständen schwierig sein kann, aber in Zweifelsfällen unter Zuhilfenahme von gezielten Aufnahmen oder stereoskopischen Bildern doch gelingen müßte. Die Fremdkörper können verschiedenster Art sein, insbesondere finden sich in älteren Arbeiten wahre Kuriositätensammlungen (vgl. *v. Bergmann*). Von praktischer Bedeutung sind aber heutzutage neben den schon erwähnten Knochensplittern hauptsächlich Geschoßsplitter nach Schußverletzungen. Als Beispiel dienen Abb. 2 und 3, die von einem Kranken, Paul Sch., stammen, der 1916 eine Granatsplitterverletzung erlitt, bei der ein großer Teil der rechten Hemisphäre von dem Splitter durchschlagen wurde (die Lage des Splitters ist seit der Verwundung unverändert). Er wurde bei der Verwundung nicht bewußtlos, erst später war das Bewußtsein einige Zeit getrübt. Jetzt bestehen

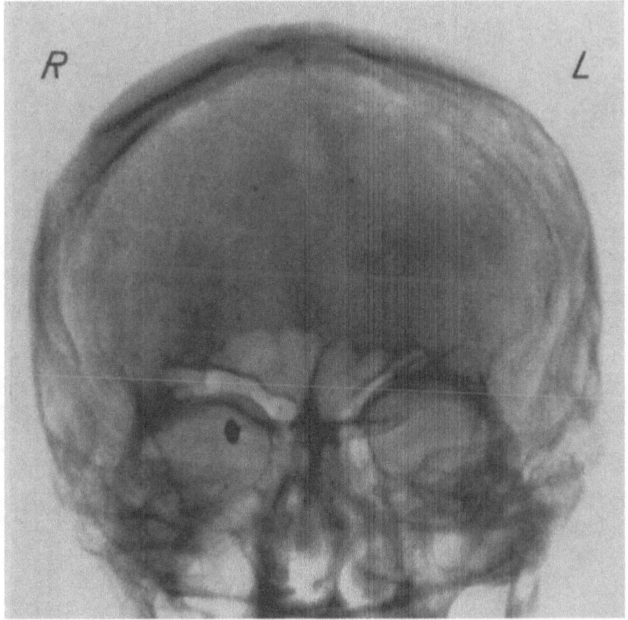

Abb. 2. Paul Sch.

noch geringe neurologische Ausfälle in Form einer latenten Parese des linken Armes und von Drehschwindel beim Bücken und Naseschnauben; auf psychischem Gebiet besteht eine leichte Wesensveränderung. Nach der Verwundung traten vorübergehend seltene epileptische Anfälle auf.

Knochendefekte kommen hauptsächlich nach Schußverletzungen und operativen Eingriffen vor, ihre röntgenologische Feststellung (Abb. 3, 6, 12) bestätigt im allgemeinen nur den schon bei der körperlichen Untersuchung erhobenen Befund. Wichtiger ist sie an den Knochenpartien, die der Palpation nicht oder nur ausnahmsweise zugänglich sind, z. B. am Orbitaldach (Fall 33).

Die Encephalographie stellt eine wesentliche Bereicherung unseres diagnostischen Rüstzeugs dar. Auf ihre Technik soll hier im einzelnen nicht eingegangen werden.

Wir führen sie grundsätzlich durch suboccipitale Punktion aus, weil dabei geringere Liquormengen entnommen werden müssen als bei der lumbalen und deshalb der Eingriff von den Patienten wesentlich besser vertragen wird. Auch begnügen wir uns damit, den Liquor mit der Spritze abzuziehen und nur die zum Druckausgleich notwendige Luft durch die offene Nadel einstreichen zu lassen, da die forcierte Einblasung von Luft die subjektiven Beschwerden erheblich

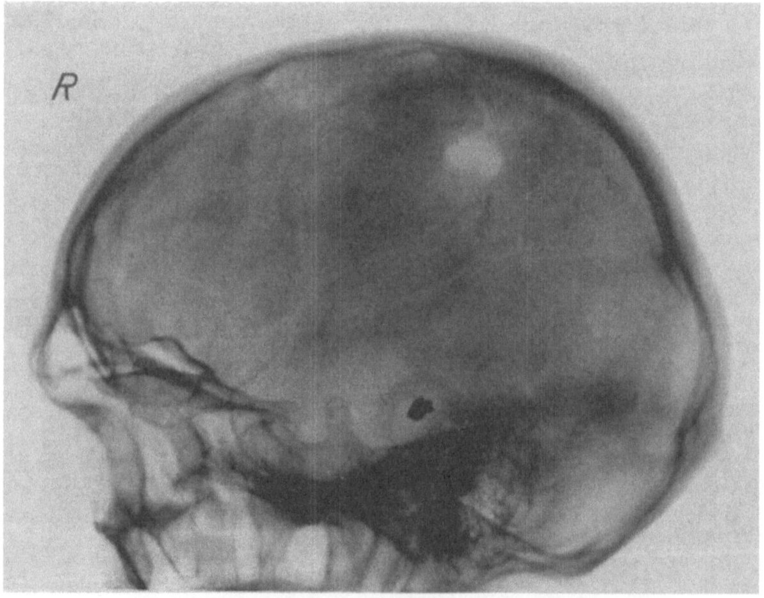

Abb. 3. Paul Sch.

steigert und zu unangenehmen Zwischenfällen wie Kollaps usw. führt. Sofern aller erreichbare Liquor (im Höchstfall jedoch 60—80 ccm) abgesaugt wird, ergibt diese Methode gute Füllungsresultate und hinterläßt beim Patienten nach 1- bis 2 tägiger Bettruhe kaum nennenswerte Beschwerden. Selbstverständlich stellt die Encephalographie immer einen nicht unerheblichen Eingriff dar, der nur bei entsprechender Indikation vorgenommen werden sollte; bei bestehender Indikation kann er aber dem Kranken durchaus zugemutet werden und wird meist von den Hirnverletzten recht gut vertragen, oft sogar mit einem vorübergehenden therapeutischen Effekt (Fall 15, 47). Die im unmittelbaren Anschluß an die Luftfüllung angefertigten Röntgenaufnahmen umfassen nicht nur die allgemein übliche Darstellung der Vorder- und Hinterhörner im Hinterhaupts- bzw. Stirnlage bei sagittalem Strahlengang und der Seitenventrikel in rechter bzw. linker Seitenlage, sondern auch seitliche Aufnahmen beider Vorder- und Hinterhörner in Hinterhaupt- und Stirnlage bei horizontalem Strahlengang und senkrecht gestellter Platte (Abb. 17). Diese Aufnahmen ergeben einen besseren Überblick über die

oberen und vorderen Konturen der Vorderhörner und auch einen Einblick in das
Ausmaß der beiderseitigen Luftfüllung, wodurch Irrtümer in der Bewertung der
Frontalaufnahmen vermieden werden.

Das charakteristischste encephalographische Bild des traumatischen Hirnschadens ist die umschriebene Ausziehung der
Ventrikel nach dem cerebralen Herd zu (Abb. 6, 8, 10, 11, 15),
die durch den Zug einer schrumpfenden Narbe bedingt ist. Oft
kommt diese Ausziehung auf Spezialaufnahmen besser zur Darstellung als bei den Aufnahmen mit dem üblichen Strahlengang
(Abb. 15). Neben der Ausziehung oder auch ohne eine solche
finden sich umschriebene Erweiterungen (Abb. 4—6, 11). Weiter
kann auch die Subarachnoidalfüllung an umschriebener Stelle
vermehrt sein (Abb. 7, 14). Besonders überzeugend sind diese
Fälle, wenn die umschriebene encephalographische Veränderung
mit dem befundmäßig bestimmten Sitz der Läsion (Fall 12, 17)
oder mit dem Angriffsort des Traumas (Fall 17, 19, 37, 42, 43)
übereinstimmt. Einen schönen Beitrag hierzu liefert auch Willi P.
(Fall 20), bei dem die rechtsseitige Impressionsfraktur und die hier
bioptisch festgestellte Hirnnarbe den neurologischen Ausfällen
in der linken Hand entspricht, während die anfängliche amnestische
Aphasie und die Ausziehung des linken Seitenventrikels gleichermaßen auf einen weiteren, in der linken Hemisphäre gelegenen
Herd hinweisen.

Neben diesen umschriebenen und eindeutig mit dem Trauma
in Zusammenhang zu bringenden Befunden, kommen aber auch
noch traumatische Veränderungen am Ventrikelsystem vor,
die allgemeiner Art sind. Hier ist in erster Linie die diffuse Erweiterung des ganzen Ventrikelsystems zu erwähnen, die einem
allgemeinen Hydrocephalus int. entspricht (Abb. 13, 16—19, 21)
und umgekehrt die allgemein vermehrte Füllung der Subarachnoidalräume (Abb. 7, 16, 19). Diese Befunde sind zunächst nur
Ausdruck atrophischer Vorgänge im Gehirn und nicht charakteristisch für den traumatischen Hirnschaden. Ihre traumatische Bedingtheit läßt sich nur im Zusammenhang mit den übrigen Befunden und mit den anamnestischen Daten feststellen. Allerdings
scheinen sie uns bei stumpfen Kopftraumen die häufigste encephalographische Veränderung zu sein (Fall 11, 33, 41, 44, 50), während
die umschriebenen Veränderungen mehr den penetrierenden Verletzungen entsprechen (Fall 16, 17, 19, 42, 43). Es besteht jedoch
hier keine feste Regel.

Nicht selten kommt auch bei einwandfreier encephalographischer
Technik und reichlicher Liquorentnahme keine Füllung des

Ventrikelsystems zustande (Fall 19, Abb. 7). Die Deutung dieses Befundes ist nicht einfach und auch nicht ganz einheitlich. Während bei diffuser Erweiterung der lufthaltigen Räume zwar nicht ohne weiteres die traumatische Genese, aber doch die pathologische Dignität des Befundes feststeht, wird die Nichtfüllung des Ventrikelsystems von manchen Autoren überhaupt nicht als pathologisch bewertet, da sie auch durch zufällige und nur momentane Besonderheiten der physikalischen Verhältnisse bedingt sein könnte. Demgegenüber wird sie von anderen, insbesondere von der *Foerster*schen Schule, stets als pathologisch angesehen und als charakteristisches Zeichen einer ganz bestimmten traumatischen Störung, nämlich einer partiellen Behinderung der Liquorpassage, aufgefaßt. Wir wagen nicht, diesen Streit mit Sicherheit zu entscheiden, neigen aber auf Grund unserer encephalographischen Erfahrungen nicht nur beim traumatischen Hirnschaden, sondern z. B. auch bei Hirntumoren mit leichter intrakranieller Drucksteigerung, eher der Auffassung zu, daß die Nichtfüllung des Ventrikelsystems bei glattem Verlauf der Encephalographie und bei ausreichender Liquorentnahme doch einen pathologischen Befund darstellt und auf eine gewisse Behinderung der Liquorpassage hinweist, so daß zwar der Liquor aus den Ventrikeln abfließen, nicht aber Luft durch die Engpässe des Liquorstromes eindringen kann. Besonders bestärkt werden wir in unserer Ansicht durch Fälle wie Hermann S. (Fall 19, Abb. 7), bei denen die Nichtfüllung der Ventrikel mit einer vermehrten Füllung der Subarachnoidalräume kombiniert ist, so daß hieraus schon auf einen hirnatrophischen Prozeß geschlossen werden muß, der sich seinerseits mit der Annahme einer mäßigen Passagebehinderung und dadurch bedingten Liquorstauung gut in Einklang bringen läßt.

Die Arteriographie wird neuerdings von *Löhr* bei frischen Hirnverletzungen schwererer Art angewandt, wenn der Verdacht auf eine intrakranielle Blutung besteht und der Zustand des Verletzten eine anderweitige Diagnosenstellung nicht zuläßt. Für die Diagnose des Spätschadens ist sie kaum von Bedeutung, da derart ausgedehnte Veränderungen, daß sie arteriographisch darstellbar wären, wohl stets auch mit den anderen diagnostischen Hilfsmitteln erfaßt werden können. Allenfalls könnte sie bei der Indikationsstellung zu einem operativen, etwa wegen einer traumatischen Epilepsie notwendig werdenden Eingriff wertvolle Dienste leisten, doch geht diese Anwendung über die eigentlich neurologischen Gesichtspunkte hinaus.

3. Beurteilung, Prognose und Therapie.

Die soziale Beurteilung des traumatischen Hirnschadens bezüglich seiner Minderung der Erwerbsfähigkeit kann natürlich nur im weiten Rahmen und in allgemeinen Richtlinien angedeutet werden. Die erwerbsmindernde Wirkung grober neurologischer Ausfälle, wie etwa einer Halbseitenlähmung, schwerer Gleichgewichtsstörungen oder einer traumatischen Epilepsie, liegt ja im allgemeinen auf der Hand. Ebenso ist es offensichtlich, daß schwerste psychische Veränderungen völlige Erwerbsunfähigkeit, ja sogar Hilfsbedürftigkeit, bedingen können (Fall 39, 46). Dagegen ist die Entscheidung oft schwer, wenn nur mehr oder weniger starke subjektive Beschwerden oder überwiegend psychogen bedingte Symptome das Bild beherrschen. Nach den Richtlinien der Militärversorgung wird jeder Hirnverletzte als schwerbeschädigt angesehen und bezieht damit mindestens eine 50proz. Rente. Diesem Grundsatz kann nur voll zugestimmt werden. Dabei ist unter Hirnverletzten der mit einem traumatischen Hirnschaden behaftete Kranke zu verstehen, da ja eine Hirnverletzung auch vollständig ausheilen kann, ohne zu den Dauerfolgen des traumatischen Hirnschadens zu führen. Unter diesen Voraussetzungen halten wir aber jeden Hirnverletzten für schwerbeschädigt. Denn auch in leichteren Formen geht der traumatische Hirnschaden in der Regel mit psychischen Veränderungen in Form von Verlangsamung, Antriebsmangel und meist auch Reizbarkeit einher. Und gerade diese Störungen beeinträchtigen die soziale Konkurrenzfähigkeit der Verletzten aufs Schwerste. Infolge der Verlangsamung sind sie den heutigen Anforderungen an das Arbeitstempo nur in den seltensten Fällen gewachsen, der Antriebsmangel hält sie vom sozialen Aufstieg und von der Behauptung im Konkurrenzkampf ab, und die Reizbarkeit führt oft genug zu Unstimmigkeiten und Reibungen in der Arbeitsgemeinschaft. Aus diesen Gründen ist gerade der erhöhte soziale Schutz, den der Schwerbeschädigte genießt, für den Hirnverletzten besonders geboten. Wenn daher unter besonders günstigen Voraussetzungen die Erwerbsminderung auf weniger als 50 % eingeschätzt werden kann, ist in diesen Fällen von ärztlicher Seite trotzdem auf die Gewährung des Schwerbeschädigtenschutzes hinzuwirken. Bei entsprechender Begründung dürfte dieser Vorschlag auch stets die Unterstützung des Versicherungsträgers finden.

Psychogene Symptome des traumatischen Hirnschadens können an sich nur die Beurteilung erfahren, die psychogenen Mechanismen eben zukommt, d. h. man wird ihnen kaum einen wesentlichen

Einfluß auf die Erwerbsfähigkeit zuerkennen können. Darüber hinaus ist aber beim Hirnverletzten zu berücksichtigen, daß die psychogenen Symptome in den meisten Fällen nur die Ausgestaltung eines organischen Kernes bilden, der an sich vielleicht nur geringfügig ist, aber den in seiner Anpassungsfähigkeit gestörten Hirnverletzten doch weit stärker beeinträchtigt als nach dem faßbaren neurologischen Befund zu erwarten wäre. Außerdem sind die psychogenen Symptome in unseren Fällen ja nur Ausdruck einer organischen Wesensveränderung, die ihrerseits die Erwerbsfähigkeit in sehr erheblichem Maße beeinträchtigt. Daher wird man in den meisten Fällen, in denen zunächst psychogene Symptome vorzuherrschen scheinen, doch eine recht erhebliche Beeinträchtigung der Erwerbsfähigkeit annehmen müssen — nicht wegen der psychogenen Störungen selbst, sondern wegen des organischen Hintergrundes, auf dem sich die psychogenen Störungen entwickeln.

Die prozentuale Einschätzung der durch psychische Störungen bedingten Erwerbsminderung ist recht schwierig und weitgehend der subjektiven Einstellung des Gutachters unterworfen. Es lassen sich hier auch keine bindenden Richtlinien oder „objektive" Anhaltspunkte geben. Deshalb ist es auch recht töricht, wenn sich in einem Entschädigungsverfahren zwei Gutachter um eine Differenz von 5 oder 10 % in der Beurteilung streiten. Man kann sich die Einschätzung erleichtern, wenn man nicht mit abstrakten Zahlen operiert, sondern sich selbst die praktische Frage vorlegt, ob man den Verletzten für schwerbeschädigt, invalide oder gar völlig arbeitsunfähig hält, und danach die zahlenmäßige Festsetzung der EM. vornimmt. Die besten Anhaltspunkte hierfür lassen sich gewöhnlich aus eingehenden Auskünften über die tatsächlichen Arbeitsleistungen des Verletzten gewinnen.

Daß die Prognose frischer Hirnverletzungen ungewiß ist und daß sich diese bessern und auch vollständig ausheilen können, wurde schon früher erwähnt (S. 41). Die Restitution und schließliche Ausheilung kann sich über lange Zeit, über viele Monate, ja selbst Jahre, erstrecken (Fall 34). Anders ist es beim voll entwickelten, in ein gewisses Ruhestadium eingetretenen traumatischen Hirnschaden. Hier ist mit einer Restitution oder gar Ausheilung nicht mehr zu rechnen. Es handelt sich ja nach allem früher Gesagten um einen Dauerzustand. Die bestehenden Ausfälle können lange Zeit oder auch für immer unverändert bleiben, es kann aber im Laufe der Jahre eine langsame, aber progrediente Verschlechterung einsetzen. Beim Überblicken jahrzehntelanger

Verläufe scheint die fortschreitende Verschlechterung sogar eher die Regel zu sein. Ob diese Progredienz auf die von *Esser* beschriebenen, lebenslang andauernden Abbauprozesse im Bereich der Hirnnarben oder auf vorzeitig einsetzende Altersveränderungen in der Umgebung der geschädigten Gewebe zurückzuführen ist, wagen wir nicht zu entscheiden. Als Tatsache ergibt sich jedenfalls aus unserem Material, daß beim traumatischen Hirnschaden eine Besserung nicht eintritt, sondern eher mit einer allmählichen Verschlimmerung gerechnet werden muß. Jahreszeitlich oder sonstwie bedingte Schwankungen im Verlaufe sind bei dieser Feststellung natürlich nicht berücksichtigt.

Die kausale Therapie des traumatischen Hirnschadens beschränkt sich auf chirurgische Eingriffe bei traumatischer Epilepsie oder auch einmal bei einem traumatischen Hydrocephalus mit Stauungserscheinungen. Sonst wird man sich auf die symptomatische Behandlung der subjektiven Beschwerden mit antineuralgischen und sedierenden Mitteln beschränken. Die konservative Behandlung der traumatischen Epilepsie richtet sich nach den allgemeinen, für die Epilepsiebehandlung gültigen Grundsätzen. Eine symptomatische Behandlung stellen auch klimatische Kuren und Erholungsaufenthalte dar, die sich wegen der damit verbundenen Ruhe und Ausspannung meist recht günstig auf die Beschwerden der Kranken auswirken, eine wesentliche oder gar dauerhafte Beeinflussung des ganzen Krankheitszustandes ist aber von ihnen nicht zu erwarten. Immerhin kennen wir eine Reihe von Kranken mit schweren Ausfällen, die bei jährlichem mehrwöchigem Erholungsaufenthalt für lange Zeit arbeitsfähig bleiben.

Die wichtigste therapeutische Aufgabe beim traumatischen Hirnschaden stellt aber die soziale Betreuung und Fürsorge dar. Gerade wegen der psychischen Störungen mit ihrer Antriebs- und Interesselosigkeit, halten wir es für dringend erforderlich, daß die Kranken so lange als irgend möglich, einer geregelten Beschäftigung nachgehen, da die völlige Untätigkeit der Zunahme dieser Antriebsstörungen nur noch weiter Vorschub leistet. Zu Hause ist aber eine solche völlige Untätigkeit kaum zu vermeiden, da es schon eines sehr energischen und ausdauernden Ehegatten bedarf, um den Hirnverletzten zu einer anhaltenden Tätigkeit zu veranlassen. Einen besseren Ansporn bildet der ständig wirksame Zwang des Erwerbslebens, dem sich der Kranke auch nach Kräften und willig unterordnet. Außerdem ist die Befriedigung einer solchen *Erwerbstätigkeit* mit dem Gefühl für den Kranken, nützliches Glied der Volksgemeinschaft zu sein, ein nicht zu unterschätzender Faktor.

Der Kranke muß aber der Arbeit, die ihm zugemutet wird, auch körperlich und geistig gewachsen sein, da sonst ein Versagen ja unausbleiblich ist. Es kommen für den Hirnverletzten deshalb vorwiegend leichtere, wesentlich mechanische Arbeiten in Frage, bei denen auf seine Unselbständigkeit und Entschlußunsicherheit gebührend Rücksicht genommen wird und das Arbeitstempo seiner Verlangsamung angepaßt ist. Im Einzelfalle sind dabei natürlich noch die Berufsausbildung des Kranken und die örtlichen Arbeitsmöglichkeiten zu berücksichtigen. Wenn der Hirnverletzte schon vor dem Unfall in einem größeren Betrieb beschäftigt war, wird es im allgemeinen möglich sein, ihn hier in der gewohnten Umgebung und unter den bekannten Arbeitskameraden wieder unterzubringen. Wenn es erforderlich ist, einen neuen Arbeitsplatz zu beschaffen, wird man hierbei nur auf eine geringe Mitarbeit des antriebslosen Kranken rechnen können — nicht etwa wegen mangelnden Arbeitswillens, sondern wegen der bestehenden psychischen Ausfälle. Gerade hier helfend einzugreifen, wäre ein lohnendes und auch recht wichtiges Ziel einer Zusammenarbeit zwischen Arzt, Versicherungsträger und Hirnverletztenorganisationen. Dabei sollte in diesem Punkt die rein soziale Frage der Erwerbsmöglichkeit und damit letztlich der Berentung zurücktreten hinter der therapeutischen Forderung nach einer geregelten und angemessenen Tätigkeit des Kranken, die einer zunehmenden Verschlimmerung der psychischen Störungen Einhalt gebieten soll. Der Hirnverletzte selbst ist durchaus arbeitswillig und wird seine Eingliederung in den Arbeitsprozeß nach Kräften unterstützen, nur dürfen bezüglich seiner Arbeitsleistung und besonders auch der Bemühungen um einen Arbeitsplatz keine Anforderungen an ihn gestellt werden, denen er auf Grund seiner Defekte nicht gewachsen ist.

Die Eingliederung in den regulären Arbeitsprozeß ist der Aufnahme in ein Hirnverletztenheim entschieden vorzuziehen, so daß für ein solches Heim nur schwer geschädigte in Frage kommen, die zu einem anderweitigen Einsatz nicht mehr zu gebrauchen sind. Allerdings fühlen sich gerade solche psychisch schwer veränderten Kranken nach unseren Erfahrungen in der häuslichen Ruhe wohler als in dem größeren und bewegteren Betrieb einer Anstalt (vgl. Fall 49). Deshalb sind Hirnverletztenheime zur Dauerunterbringung der Hirngeschädigten nicht geeignet. Ihre Bedeutung für die Aufnahme frischer Fälle und deren etwa notwendig werdende Umschulung oder Anpassung an Defekte, wird hierdurch nicht berührt.

F. Schlußbetrachtungen.

Wir haben versucht, die diagnostischen Möglichkeiten der traumatischen Hirnerkrankungen und besonders ihrer Spätfolgen — des traumatischen Hirnschadens — aufzuzeigen. Wir glauben, daß unter Ausschöpfung dieser Möglichkeiten bei genügender Sorgfalt und Sachkenntnis des Untersuchers jeder Fall die richtige diagnostische Einordnung erfahren kann. Wir verkennen dabei die Schwierigkeiten der Materie nicht und wissen, daß die Diagnostik der Hirnverletzungen von diesem Idealzustand heute leider noch recht weit entfernt ist. Auf kaum einem anderen Gebiet der Neurologie besteht eine solche Unsicherheit und daher auch Divergenz der Meinungen wie gerade bei den Folgezuständen von Kopfverletzungen. Dabei liegt die Unsicherheit und Uneinigkeit nicht etwa auf theoretisch-wissenschaftlichem Gebiet, sondern ausschließlich in der praktischen Frage der diagnostischen Einordnung des Einzelfalles. Wenn man versucht, den diagnostischen Fehlern auf den Grund zu gehen, so findet man ihre Ursache zunächst natürlich in der Schwierigkeit der Materie, aber leider auch in einem betrüblichen Mangel an Kenntnissen über die psychischen Störungen des traumatischen Hirnschadens und deren klinische Erscheinungsformen, der selbst bei vielen Fachneurologen anzutreffen ist. Dazu kommt der unglückliche Einfluß der Begutachtungssituation, in der der Arzt unwillkürlich in eine Mittelstellung zwischen Diagnosesucher und Richter, und der Patient in eine solche zwischen Kranken und Angeklagten gedrängt wird, in der er seine „Unschuld nachweisen“, d. h. die Berechtigung seiner Klagen beweisen muß, während der Untersucher sein Urteil auf Indizien aufzubauen sucht unter möglichstem Ausschluß der parteiischen Aussagen des Kranken. In diesen Verhältnissen liegen die Quellen von Fehlern, die man als landläufige Irrtümer und Vorurteile bezeichnen könnte und die uns bei der Betrachtung der Krankengeschichten Hirnverletzter immer wieder begegnen.

Ein solcher Fehler ist auf neurologischem Gebiet die Vernachlässigung von sog. „Mikrobefunden“ bzw. die Verwechslung ihres diagnostischen Wertes mit ihrer erwerbsmindernden Bedeutung. Das Vorhandensein eines positiven Babinski ist für die Erwerbsfähigkeit des Kranken völlig bedeutungslos, es stellt aber das Vorhandensein einer organischen cerebralen Störung sicher und kann damit für die Diagnose des traumatischen Hirnschadens von entscheidendem Wert sein. Aus dieser falschen Einstellung resultiert manchmal eine Flüchtigkeit und Oberflächlichkeit in der körper-

lichen Untersuchung, die für die Diagnosestellung nicht von Vorteil
ist. Das verbreitetste Vorurteil und die häufigste Quelle von
Fehldiagnosen besteht aber in der falschen Beurteilung von
psychogenen Symptomen. Wir sind hierauf schon ausführlich
eingegangen, möchten aber nochmals darauf hinweisen, daß
psychogene Symptome beim traumatischen Hirnschaden recht
häufig vorkommen (nach einer Zusammenstellung von *May* in
30,5 % aller Fälle) und daß durch die Aufdeckung von psychogenen
Mechanismen eine organische cerebrale Schädigung keineswegs
ausgeschlossen wird. So wenig man lediglich auf Grund der psychogenen Symptome einen traumatischen Hirnschaden diagnostizieren
kann, so wenig ist es zulässig, aus ihrem Vorhandensein ohne weiteres
auf eine psychopathische Veranlagung zu schließen. Beide Diagnosen müssen vielmehr durch andere zuverlässigere Kennzeichen
gestützt werden. Es wird zugegeben, daß durch die psychogenen
Symptome die Diagnosenstellung erheblich erschwert und oft in
ambulanter Untersuchung unmöglich gemacht wird. Daher ist in
solchen, wie überhaupt in allen zweifelhaften Fällen, unbedingt
eine stationäre Beobachtung durchzuführen und ihre Dauer genügend lange auszudehnen. Irrtümer sind endlich unvermeidlich
bei allen Versuchen, die Diagnose des traumatischen Hirnschadens
einseitig auf eine einzelne Untersuchungsmethode aufzubauen. Eine solche Spezialuntersuchung für Hirntraumatiker
gibt es nicht. Das Bild des traumatischen Hirnschadens ist bei aller
Einheitlichkeit der großen Linie im einzelnen so vielgestaltig und
wechselnd, daß nur eine Berücksichtigung aller wesentlichen
Faktoren vor einer Scheuklappendiagnose und damit verbundenen
Fehlgriffen in beiden Richtungen schützen kann.

Diese diagnostischen Schwierigkeiten bringen es mit sich,
daß Hirnverletzte oft lange Zeit oder auch dauernd eine falsche Beurteilung erfahren. Besonders von pathologisch-anatomischer Seite
sind überzeugende Beispiele dieser Art mitgeteilt worden. Es
konnte daher nicht ausbleiben, daß einzelne Untersucher zu
dem Schluß kamen, die „objektive" Diagnose des traumatischen
Hirnschadens sei nicht immer möglich, und es könnten sich auch
einmal an eine einfache Gehirnerschütterung oder gar an eine
harmlose Kopfprellung schwere, aber nicht näher faßbare Dauerfolgen anschließen. Diese Auffassung führt notwendigerweise dazu,
daß die verschiedensten mit dem Kopftrauma in keinem Zusammenhang stehenden Störungen als Unfallfolgen anerkannt werden.
Neben interkurrenten organischen Krankheiten dürfte es sich hier
wohl in erster Linie um psychogene Störungen handeln. Dieser An-

schauung muß schärfstens entgegengetreten werden. Wir haben uns bemüht, die Schwierigkeiten, aber auch die vielfachen diagnostischen Möglichkeiten der Erkennung des traumatischen Hirnschadens aufzuzeigen. Wir glauben, daß die Ausschöpfung dieser Möglichkeiten in der Regel eine sichere diagnostische Einordnung erlaubt. Dies schließt aber auf der anderen Seite auch die Verpflichtung in sich, die diagnostische Entscheidung hinreichend zu fundieren und aus dem Bereich des bloßen Abwägens von Wahrscheinlichkeiten auf den sicheren Boden konkreter Tatsachen zu stellen. In Sonderfällen, die aber stets Ausnahmen darstellen, kann einmal eine sichere Diagnosenstellung nicht möglich sein, etwa weil über das Trauma selbst und über das Frühstadium der traumatischen Schädigung keine ausreichenden Angaben zu erlangen sind. Dann, aber nur dann, sind wir auf Wahrscheinlichkeitsdiagnosen angewiesen. In diesem Falle sollte. allerdings der Gutachter die Schwierigkeiten der Beurteilung und die bloße Wahrscheinlichkeit seiner Entscheidung besonders betonen und den Grad der Wahrscheinlichkeit seiner Schlüsse klar zum Ausdruck bringen. Durch eine solche Klarheit der Beurteilung würde sich mancher unerfreuliche und sinnlose Sachverständigenstreit vermeiden lassen.

Zum Schluß der Betrachtungen über die Gutachtertätigkeit noch einige Worte zu der Frage: Wer ist Hirnverletzter? Diese Frage ist praktisch wichtig, da der Begriff des Hirnverletzten im Versorgungswesen eine Rolle spielt und die Anerkennung als Hirnverletzter ganz bestimmte und nicht unerhebliche Konsequenzen nach sich zieht. Rein wörtlich genommen ist Hirnverletzter jeder, der einmal eine Hirnverletzung erlitten hat. Da aber Hirnverletzungen ausheilen können, ohne irgendwelche Folgen für ihren Träger zu hinterlassen, wäre diese Auslegung des Begriffes unsinnig. Er ist daher in den einschlägigen Bestimmungen dahingehend eingeschränkt, daß Folgen der Hirnverletzung noch nachweisbar sein müssen. Damit deckt sich der Begriff der Hirnverletzten mit unserem Begriff des traumatischen Hirnschadens, dessen Voraussetzung ebenfalls eine anatomische Läsion der Gehirnsubstanz ist.

Der traumatische Hirnschaden ist für seinen Träger meist von recht einschneidender Bedeutung. Von den subjektiven Beschwerden abgesehen, beeinflußt er in der Regel auch dessen berufliche Leistungsfähigkeit und damit die Grundlagen seiner Existenz. Der traumatische Hirnschaden stellt deshalb in seinem häufigen Auftreten auch ein soziales Problem dar, das wegen der in den psychischen Störungen der Hirnverletzten liegenden Besonderheiten eine Sonderstellung einnimmt und aus diesem Grunde von den üblichen Einrichtungen der sozialen Fürsorge nicht voll erfaßt und gelöst werden kann. Dieser Umstand hat bei der Häufung der Hirnverletzten unter den Kriegsbeschädigten dazu geführt, ihre Betreuung einer besonderen Organisation anzuvertrauen, die in ihrer Spezialisierung weit größere Möglichkeiten hat, ihren besonderen Aufgaben gerecht zu werden. Nun bringt aber die gegenwärtige Entwicklung, insbesondere die zunehmende Motorisierung des Verkehrs, eine erhebliche Häufung auch der Hirnverletzten des Friedens. Diese Zunahme der Hirnverletzungen ist schon soweit fortgeschritten, daß sich heutzutage die neurologische Begutachtung von Unfallverletzten ganz überwiegend auf die Folgen von Kopftraumen erstreckt. Daher scheint uns der Gedanke sehr naheliegend, auch die Hirnverletzten des Friedens ähnlich wie die hirnverletzten Krieger in einer besonderen Organisation im Rahmen der allgemeinen sozialen Fürsorge zu betreuen oder aber alle Hirnverletzten in einer gemeinsamen Organisation zu erfassen.

Aufgabe einer solchen Organisation wäre es nicht so sehr, die rein finanziellen Interessen der Kranken gegenüber dem Versicherungsträger zu vertreten oder den Kranken eine rein ärztliche Betreuung einschließlich Sanatoriumsbehandlung, Badekuren usw. zukommen zu lassen, sondern gerade das gleichzeitig soziale und therapeutische Problem der Arbeitsfürsorge in enger Zusammenarbeit mit dem Arzt und den zuständigen sozialen Instanzen zu lösen. Die Arbeitsfürsorge hätte sich zu erstrecken auf die Vermittlung eines geeigneten Arbeitsplatzes und die laufende Betreuung einschließlich der Regelung von Freizeit, Erholungsurlaub, Verschickung usw. Daß daneben die Beratung und Unterstützung der Kranken in allen sonstigen Angelegenheiten einschließlich der Durchführung des Entschädigungsverfahrens zu treten hätte, versteht sich von selbst. Eine solche Fürsorge kann den bedauernswerten Kranken viel Gutes tun und löst ein nicht unwesentliches soziales Problem. Sie liegt also gleichermaßen im Interesse des Verletzten wie in dem der Allgemeinheit und damit auch des Trägers der Sozialversicherung.

G. Kasuistik[1].

1. Commotio cerebri.

Fall 1. Georg J., geb. 15. X. 1894, Schlosser. Erhielt am 21. II. 1939 um 14 Uhr einen kräftigen Schlag von einer Brechstange auf den Hinterkopf. Ver-

---

[1] Im folgenden werden die Krankengeschichten der in der Arbeit angeführten Fälle mitgeteilt. Die Krankengeschichten der Frischverletzten entstammen zu-

spürte einen heftigen Schmerz, taumelte, fiel aber nicht um. War nicht bewußtlos, 1 Min. lang benommen, ruhte sich 10 Min. aus, wollte dann weiterarbeiten. Da sich Übelkeit, Schwindel und Erbrechen einstellten, wurde er in die chirurg. Klinik eingeliefert. Da er eine Aufnahme ablehnte, suchte er am nächsten Tag 11 Uhr unsere Poliklinik auf. Klagt noch etwas über Druck im Hinterkopf, hat öfters noch Schwindel und Brechreiz, schwitzt stärker unter den Armen. Befund: Kleine druckschmerzhafte Beule am Hinterkopf, sonst Schädel o. B. Haut feucht. Unerschöpflicher Nystagmus beim Seitwärtsblick, nach re. lebhafter als nach li. Reflexe seitengleich, mittelstark. Sonst neurologisch o. B. RR. 130/100. Psychisch klar, unauffällig. — 1. III. 1939: Hat zu Hause im Bett gelegen, hat anfangs noch zweimal erbrochen, hatte Kopfschmerzen, hat sehr viel geschlafen. In den letzten Tagen Besserung, klagt noch über dumpfen Druck im Kopf und Schwindel beim Bücken. Befund: Nystagmus unverändert, Romberg +, RR. 125/80. Sonst unverändert. — 8. III. 1939: Beschwerden gebessert, steht seit gestern auf. Immer noch etwas Kopfschmerzen und Schwindel. Befund: Nystagmus geringer, bds. nur noch einige Einstellungszuckungen, Romberg +. Ausgesprochene vegetative Labilität, vermehrtes Schwitzen. RR. 110/70. Sonst unverändert. — 22. III. 1939: Weitere Besserung, Kopfschmerzen und Schwindel geringer. Geht auf der Straße spazieren. Befund: Nystagmus beim Blick nach re., nicht mehr nach li., Romberg +. Starke vegetative Labilität. RR. 105/65. Wegen der langen Krankheitsdauer etwas bedrückt, sonst psychisch unauffällig. — 1. IV. 1939: Beschwerden fast ganz verschwunden, klagt selten über geringe Kopfschmerzen und bei langem Bücken über Schwindel. Befund: Nur noch gelegentlich mehrere Einstellungszuckungen beim Seitwärtsblick, kein Nystagmus mehr, Romberg θ. RR. 130/80. — 11. VII. 1939 Nachuntersuchung: Hat am 11. IV. die alte Arbeit wieder aufgenommen, fühlt sich jetzt ganz wohl. Nur manchmal bei Witterungswechsel „noch etwas dumpfer Druck im Kopf", kein Kopfschmerz mehr. Bei langem Bücken wird es „dumm im Kopf", sonst kein Schwindel. Schwitzt noch mehr als früher, ist noch etwas nervös, verträgt zu Hause den Lärm der Kinder schlecht. Vegetative Funktionen ungestört. Befund: Gesundes Aussehen. Geringer Lid- und Händetremor, vermehrter Achselschweiß, RR. 135/80. Sonst körperlich und psychisch völlig o. B.

Georg J. hat eine umkomplizierte Commotio cerebri erlitten, die folgenlos ausheilte. Die anfängliche Restitution war vielleicht durch die nicht ganz strenge Bettruhe etwas verzögert. Ein Rentenantrag wird nicht gestellt.

---

meist der konsiliarischen Tätigkeit an der chirurgischen Universitätsklinik Berlin (Prof. *Rostock*), bei einigen Kranken mit längerdauernder stationärer Behandlung wurde diese später in unserer Klinik weitergeführt. Bei den Spätfällen handelt es sich überwiegend um Kriegsverletzungen oder entschädigungspflichtige Unfälle, die in unserer Klinik beobachtet wurden; Versorgungs- bzw. Unfallakten haben dabei stets vorgelegen. Die ohrenärztlichen Untersuchungen wurden in der Hals-, Nasen-, Ohrenklinik der Charité (Prof. *v. Eicken*), die augenärztlichen in der Universitäts-Augenklinik Berlin (Prof. *Löhlein*) durchgeführt. Die Röntgenaufnahmen wurden in der Röntgenabteilung der Neurochirurgischen Universitätsklinik (Prof. *Tönnis*) angefertigt. Mit Rücksicht auf den Umfang der Arbeit wurde grundsätzlich auf alle entbehrlichen Einzelheiten verzichtet, insbesondere auf die Aufzählung von Normalbefunden und belanglosen anamnestischen Daten.

Fall 2. Else K., geb. 14. VIII. 1908, kaufmänn. Angestellte. Als Kind „etwas nervös" und vom 10.—12. Lebensjahr wegen einer Schilddrüsenerkrankung behandelt, sonst gesund. Fiel am 4. XII. 1938 kurz nach Mitternacht rücklings von einer Stuhllehne auf den Hinterkopf. Verspürte einen dumpfen Schmerz, konnte nicht aufstehen, wurde auf ein Sofa getragen. Kann sich hieran nur undeutlich erinnern. Auf dem Sofa wurde sie klar, hatte starke Übelkeit, kein Erbrechen, fuhr mit einer Taxe in die chirurg. Klinik. Hier ließ die Übelkeit im Bett nach. Um 12 Uhr klagt sie noch über Schmerzen im Hinterkopf, dumpfen Druck und Benommenheit in der Stirn. Im Liegen kein Schwindel, Gedanken klar. Befund: Guter AZ. Druckschmerzhafte Beule am Hinterkopf. Feuchte Hände und Füße. Augenbewegungen nicht eingeschränkt, längeres Seitwärtsblicken wird aber als „anstrengend" bezeichnet; beim Seitwärtsblick unerschöpflicher Nystagmus, der nach re. fein, nach li. gröber schlägt. ASR. nur mit Jendrassik schwach aber seitengleich +, übrige Reflexe mittelstark. RR. 120/70. Sonst kein krankhafter Befund. Psychisch klar, attent, unauffällig. — 5. XII. 1938: Noch Kopfschmerzen, selten Übelkeit. Befund: Lebhafter, bds. feinschlägiger Nystagmus. RR. 105/70. Sonst Befund unverändert. — 8. XII. 1938: Noch dumpfer Druck in der Stirn. Hat manchmal das Gefühl, als ob sich das Bett wie eine Luftschaukel hin und her bewegt. Keine Übelkeit. Befund: Unverändert. RR. 100/60. — 12. XII. 1938: Steht seit heute auf, dabei etwas Übelkeit. Im Bett kein Schwindel mehr. Befund: Unverändert. RR. 110/60. — 15. XII. 1938: Wohlbefinden auch beim Aufstehen. Befund: Unverändert. RR. 125/70. — 21. XII. 1938: Wurde am 17. XII. aus der chirurg. Klinik entlassen. Beim Lesen und bei geistiger Anstrengung noch leichte Kopfschmerzen. Auf der Straße manchmal für einen kurzen Moment „leeres Gefühl" im Kopf, kein eigentlicher Schwindel. Fühlt sich noch etwas schwach auf den Beinen. Befund: Feiner Lid- und Händetremor, lebhafter Dermographismus, Glanzauge. Supraorbitalis-Austrittstellen bds. leicht druckempfindlich. Nystagmus beim Seitwärtsblick unverändert. ASR. schwächer als die übrigen Reflexe, aber sicher und seitengleich +. Romberg +. RR. 125/90. Sonst o. B. — 1. II. 1939: Hat die Arbeit jetzt wieder aufgenommen, Wohlbefinden, nur selten Kopfschmerzen, kein Schwindel. Befund unverändert. RR. 135/90. — 17. VII. 1939 N a c h u n t e r s u c h u n g: Bis zu einer leichten Angina vor 3 Wochen Wohlbefinden. Seither fast ständig Kopfschmerzen, bei raschem Umdrehen „leeres Gefühl" im Kopf, das sofort wieder verschwindet. Sonst keine Beschwerden. Befund: Vegetative Stigmata unverändert. Stirn leicht klopfempfindlich, Nervenaustrittstellen frei. Unregelmäßiger Nystagmus beim Seitwärtsblick, nach li. mehr als nach re. ASR. nur mit Zusatzinnervation, auch übrige Reflexe nicht besonders lebhaft, aber alle sicher und seitengleich +. Beim Romberg angedeutete Fallneigung nach hinten. RR. 125/70. Übriger Befund regelrecht.

Else K. hat eine leichte Commotio cerebri erlitten, deren Erscheinungen bis auf einen geringen Rest rasch abklingen. Das Bild ist kompliziert durch eine leichte Hyperthyreose, der auch ein Teil der vegetativen Stigmen zur Last zu legen ist. Keine Entschädigungsansprüche.

Fall 3. Stephanie K., geb. 26. XII. 1909, Fabrikarbeiterin. Am 2. XII. 1938 fiel ihr um 1 Uhr die Holzverschalung eines Feuerlöschers auf den Kopf. Sie verspürte einen heftigen Schmerz, taumelte gegen die Wand. Wurde auf einen Stuhl gesetzt, konnte nur mit Unterstützung sitzen, hatte Schwindel „wie nach dem Karussellfahren". War benommen, nicht bewußtlos. Später Übelkeit und Erbrechen. Wurde in die chirurg. Klinik eingeliefert. Auf der Fahrt im Krankenauto heftige Kopfschmerzen, beim Aussteigen erneut Schwindel, Erbrechen, wurde jetzt für kurze Zeit ohnmächtig. Bei der Klinikaufnahme gab sie nur langsam und unzureichend Auskunft, so daß von einer Erhebung der Anamnese zunächst abgesehen werden mußte. Es fand sich ein markstückgroßes Hämatom über dem li. Scheitelbein, röntgenologisch keine Fraktur. Gegen 16 Uhr klagte Pat. noch über dauernden dumpfen Kopfschmerz, der bei Bewegungen stärker wird. In der Bettruhe kein Schwindel. Befund: Schädeldach li. klopfempfindlich, Austrittstellen von Supra- und Infraorbitalis li. druckschmerzhaft. Der Linksblick erfolgt nur auf dringende Aufforderung bis in die Endstellung, dabei werden Schmerzen im li. Auge angegeben und bleibt manchmal der li. Bulbus etwas zurück. Übrige Augenbewegungen frei, kein Nystagmus. Reflexe durchgehend mittelstark. Lebhafter Dermographismus, sonst keine Zeichen erhöhter vegetativer Labilität. RR. 110/70. Sonst körperliche Befunde regelrecht. Psychisch ist K. langsam, antriebslos, ausgesprochen stumpf. Muß dauernd ermuntert werden. Weiß, daß sie im Krankenhaus ist, aber nicht in welchem. Zeitlich richtig orientiert. Rechenaufgaben werden richtig, aber langsam gelöst, sind nach $^1/_2$ Min. vollständig vergessen. — 3. XII. 1938: Klagt noch über linksseitige Kopfschmerzen; im Liegen kein Schwindel. Befund: Beim Rechtsblick erschöpflicher Horizontalnystagmus; Linksblick besser möglich, aber in der Endstellung noch schmerzhaft; dabei unerschöpflicher Horizontalnystagmus. Die Intensität des Nystagmus nimmt im Sitzen zu. PSR. und ASR. nur schwach auszulösen, re. noch schwächer als li. Übriger neurologischer Befund unverändert. RR. 100/55. Psychisch ist K. wesentlich attenter, zeigt konventionellere Umgangsformen, äußert von sich aus Klagen. Fühlt sich heute selbst im Gegensatz zu gestern klar. Rechenaufgaben werden prompt gelöst und nach 3 Min. wiederholt. — 4. XII. 1938: Kopfschmerzen geringer, schläft viel, auch tagsüber. Befund: Unerschöpflicher Nystagmus beim Rechtsblick, Linksblick noch behindert. PSR. und ASR. lebhafter, aber re. noch schwächer als li. RR. 90/55. — 8. XII. 1938: Noch dumpfer Kopfschmerz. Befund: Linksblick wegen Schmerzen eingeschränkt, auf dringende Aufforderung aber ungestört. Kein Nystagmus. PSR. und ASR. seitengleich, gut auszulösen. RR. 95/55. — 12. XII. 1938: Steht seit gestern auf, kein Kopfschmerz oder Schwindel; nur beim Lesen noch dumpfer Druck in der Stirn. Befund: Beim Linksblick noch Schmerzen im li. äußeren Augenwinkel, Blickbewegungen aber nicht eingeschränkt. Einige Einstellzuckungen in allen Blickrichtungen, kein Nystagmus. Alle Reflexe gut und seitengleich auszulösen. RR. 100/55. — Am 15. XII. 1938 entlassen, klagt noch über geringe Kopfschmerzen. — 21. VII. 1939 Nachuntersuchung: War nach der Entlassung noch 14 Tage zu Hause, hat dann die alte Arbeit wieder aufgenommen. In den ersten Wochen traten dabei öfters Schwindelanfälle auf, besonders bei der Arbeit am laufenden Band. Dabei ist sie einige Male umgefallen. Später ließ der Schwindel nach. Jetzt klagt sie noch über dumpfen Druck im Kopf, der alle paar Tage auftritt und im Laufe des Tages zunimmt. Sie legt sich dann abends nach der Arbeit etwas, darauf lassen die Schmerzen nach. Bei langem Lesen oder Nähen flackert und tränt das li. Auge, so daß sie aufhören muß. Manchmal sieht sie beim Treppabwärtsgehen die Stufen für einen Augenblick mehrfach, so daß sie kurz stehen bleiben muß; dieser Zustand geht rasch vorbei. Befund: Guter AZ. Keine vegetative Labilität. Schädeldach nicht klopfempfindlich, Nervenaustrittstellen frei. Linksblick auch jetzt nur widerstrebend, aber nicht eingeschränkt; dabei ziehender Schmerz im li. Auge. Kein Nystagmus. Beim Romberg leichtes Schwanken, sonst neurologisch und psychisch o. B. RR. 115/65.

Bei den Schmerzen im li. äußeren Augenwinkel dürfte es sich um eine lokale Schädigung (Hämatom ?) am M. rectus ext. gehandelt haben. Sonst bestand eine einfache Commotio cerebri, die praktisch vollständig ausgeheilt ist. Ein Rentenantrag wurde nicht gestellt.

Fall 4. Erich K., geb. 30. XII. 1904, Transportarbeiter. Seit einem Unfall mit Trommelfellriß in der Kindheit li. schwerhörig. Am 14. I. 1939 um 8 Uhr von der Kurbel einer Winde am Kopf getroffen, verspürte einen Schlag, „sah Sterne", taumelte und konnte sich nicht mehr auf den Beinen halten. Wurde von einem Kameraden aufgefangen und zum Sanitäter geführt. Hier wurde die Wunde verbunden. Dann wollte er sich einen Krankenschein holen, mußte etwas warten, es wurde ihm schwarz vor den Augen und er wurde ohnmächtig (11 Uhr). Er wurde auf eine Bank gelegt, kam bald wieder zu sich, war noch benommen, wurde im Krankenwagen in die chirurg. Klinik eingeliefert. Hier wurde er wieder richtig klar, hat nicht erbrochen. Bei der Untersuchung war er zeitlich und örtlich orientiert. Puls unregelmäßig, 52—64 Min. Oberflächliche Epidermisdurchtrennung über der re. Augenbraue, röntgenologisch keine Fraktur. Am 15. I. 1939 klagt K. noch über Schmerzen an der Wunde, dumpfes Gefühl im Kopf, Flimmern vor dem re. Auge; kein Schwindel. Befund: Strabismus convergens, Amblyopie li. Augenbewegungen frei, beim Linksblick einige grobe Einstellungszuckungen. Tonus der Muskulatur durchgehend gering, Motilität ungestört. Eigenreflexe an den Armen und BDR. mittel, PSR. schwach, ASR. nur mit Jendrassik; alle Reflexe seitengleich. Sonst neurologisch o. B. RR. 120/70. Psychisch langsam, sonst unauffällig. — 16. I. 1939: Kopfschmerzen geringer, sonst beschwerdefrei. Befund: Augenbewegungen frei, kein Nystagmus. PSR. und ASR. mit Jendrassik +. RR. 105/65. Psychisch unauffällig. — 17. I. 1939: Nur noch geringe Kopfschmerzen, kein Schwindel. Befund: Einige grobe Einstellungszuckungen beim Rechtsblick. Eigenreflexe an den Armen sehr schwach, PSR. und ASR. nur mit Jendrassik sehr schwach, re. = li. RR. 105/60. — 19. I. 1939: Nur bei (verbotenem) Aufstehen Benommenheit im Kopf. Befund: Grober Nystagmus beim Rechtsblick. PSR. im Sitzen, ASR. im Knien sicher auszulösen. RR. 120/70. — 22. I. 1949: Wohlbefinden, auch beim Aufsitzen. Befund: unverändert, RR. 120/60. — 21. VII. 1939 Nachuntersuchung: Seit Anfang März die alte Arbeit als Transportarbeiter wieder aufgenommen. Anfangs erhebliche Kopfschmerzen, die nach 3 Wochen nachließen. Jetzt nur noch zeitweilig Schmerzen in der Narbengegend, besonders bei schwerer Arbeit, beim Bücken und bei heißer Witterung. Bei langem Bücken sieht er noch „Sterne vor den Augen", muß sich einen Moment festhalten bis es vorbei ist. Sonst beschwerdefrei. Vom Unfallhergang erinnert er sich nur noch an den Schlag gegen den Kopf, dann sei er bewußtlos geworden und erst bei der Untersuchung in der Klinik zu sich gekommen. Befund: Guter AZ., keine Zeichen vegetativer Labilität. Reizlose Narbe über der re. Augenbraue, Schädel nicht klopf- und druckempfindlich. Langsamer Nystagmus beim Rechtsblick. Mittelohrschwerhörigkeit li. Tonus der Muskulatur ungestört. Alle Reflexe sind nicht sehr lebhaft, aber durchgehend seitengleich auszulösen, ASR. nur mit Kunstgriffen. Sonst neurologisch o. B. RR. 120/70. Psychisch wenig differenziert, sonst unauffällig.

Unkomplizierte Commotio cerebri mit glatter Heilung. Kein Rentenantrag. Die Ohnmacht einige Stunden nach dem Trauma ist wohl durch einen Vasomotorenkollaps infolge des langen

Stehens bedingt. Bemerkenswert ist die Amnesie für die Zeit der Bewußtseinstrübung, die sich erst in einigem Abstand vom Trauma entwickelt, während zunächst noch eine fast vollständige Erinnerung besteht.

Fall 5. Heinz D., geb. 22. I. 1927, Schüler. Wurde am 22. III. 1939 abends auf dem Fahrrad vom Auto angefahren, kam in die Chirurgische Klinik. Hier fand sich ein dreimarkstückgroßes druckschmerzhaftes Hämatom über dem li. Hinterhaupt. Röntgenologisch keine Fraktur. Am 23. III. 1939 erinnert er sich an den Unfall überhaupt nicht, kam auf dem Transport in die Klinik zu sich, war noch 1 Stunde benommen. Hatte zunächst keine Beschwerden, heute klagt er über starke Kopfschmerzen. Befund: Wechselnder Nystagmus (fein- und grobschlägig) beim Rechtsblick; dabei „wackelt" der fixierte Finger. Sonst neurologisch völlig o. B. RR. 110/55. Psychisch klar, geordnet, attent. Merkfähigkeit ungestört. — 25. III. 1939: Beschwerdefrei, sehr munter. Befund: PSR. und ASR. etwas schwächer. RR. 120/60. Sonst unverändert. — 29. III. 1939: Steht seit heute auf, dabei beschwerdefrei. Befund: Nur noch geringer Nystagmus beim Rechtsblick. RR. 115/80. Sonst unverändert. — Am 31. III. 1939 beschwerdefrei entlassen. — 25. VII. 1939 Nachuntersuchung: Nach der Entlassung waren noch 14 Tage Schulferien, seither hat er die Schule regelmäßig besucht, hat nur beim Turnen schwere Geräteübungen nicht mitgemacht. Ist völlig beschwerdefrei. Vom Unfall weiß er noch, daß ein Auto „ein kleiner DKW", kam und gegen das Vorderrad seines Fahrrades fuhr. An den Anprall gegen das Fahrrad kann er sich noch erinnern, aber nicht mehr an den eigenen Sturz. Dann setzt die Erinnerung erst wieder am Abend ein, als er schon in der Klinik war. Die vorhergehenden Ereignisse sind „wie ein Traum". Befund: Nur bei extremem Seitwärtsblick manchmal einige Einstellungszuckungen, kein Nystagmus. Reflexe durchgehend lebhaft, sonst völlig o. B. RR. 120/70. Psychisch lebhaft, unauffällig.

Unkomplizierte Commotio cerebri; Einengung der retrograden Amnesie und Ausdehnung der anterograden Amnesie mit zunehmendem Abstand vom Trauma. Glatter Heilungsverlauf. Keine Entschädigungsansprüche.

Fall 6. Robert M., geb. 6. IX. 1886, Schlosser. Früher 2 leichte Unfälle ohne Beteiligung des ZNS., hat danach je 1 Woche krankgefeiert. 1916—1925 nervöses Magenleiden mit Erbrechen, sonst früher nie krank. Am 13. II. 1939 fiel er rückwärts von einem Hocker, auf dem er saß, und schlug mit dem Kopf auf einen Eisenteil. Wurde in die chirurgische Klinik eingeliefert. Hier fand sich eine Platzwunde über dem re. Scheitelbein, die nicht bis zum Periost reichte, und eine klaffende Wunde re. am Nacken. Röntgenologisch keine Fraktur. Am 15. II. 1939 gibt er an, sich an den Sturz noch erinnern zu können, er versuchte auch noch, sich festzuhalten. An den Aufprall auf den Boden erinnert er sich nicht mehr, war 3 bis 5 Minuten bewußtlos, kam zu sich, als er auf einer Bahre getragen wurde. Er war „schlapp in den Knochen", verspürte aber keine Übelkeit, rauchte eine Zigarre. Erinnert sich an alles Folgende klar. Allerdings schlief er in der Klinik den ganzen Tag, so daß er zum Essen geweckt werden mußte. Heute klagt er nur noch über Schmerzen in der Umgebung der Wunden, sonst ist er beschwerdefrei. Befund: Pupille li. etwas enger als re., beide leicht entrundet, reagieren aber prompt und ausreichend auf L und C. Saccardierte Augenbewegungen. Beim Seitwärtsblick treten bds. einige grobe Einstellungszuckungen auf, dann gleiten die Bulbi etwas aus der maximalen Endstellung zurück. Linke Extremitäten durchgehend etwas schwächer entwickelt als rechte (seit der Kindheit). Tonus der Muskulatur ziemlich gering, li. noch geringer als re. Motilität ungestört. Eigenreflexe durchgehend schwach, besonders PSR. BDR. lebhafter, keine Seitendifferenzen. Keine pathologischen Reflexe. Sonst körperlicher Befund o. B. RR. 135/80. Psychisch klar, attent, unauffällig. — 16. II. 1939: Noch Schmerzen in den Wunden. Setzt sich zum Wasserlassen auf, dabei Schwindelgefühl. Schläft viel. Liest wenig, hat dazu „noch keine rechte Lust". Befund: Beim Seitwärtsblick wird die Endstellung jetzt besser gehalten, dabei sehr lebhafter, grober Nystagmus, nach re. mehr als nach li. Sonst Befund unverändert. RR. 125/65. Psychisch unauffällig. — 23. II. 1939: Zustand wesentlich gebessert. Im Bett beschwerdefrei. Steht seit gestern auf, aber nur kurze Zeit; dabei bekommt er bald Kopfdruck und Schwindel. Befund: Mehrere Einstellungszuckungen beim Seitwärtsblick bds., kein Nystagmus mehr. Die Eigenreflexe, auch PSR. und ASR., sind jetzt gut auszulösen, li. etwas schwächer als re. RR. 115/70. — 2. III. 1939: Steht jetzt längere Zeit ohne Beschwerden auf, klagt nur hin und wieder über Kopfschmerzen, selten Schwindel. Befund: Pupillenbefund unverändert. 1—2 Einstellungszuckungen beim Seitwärtsblick, kein Nystagmus. Reflexbefund unverändert. RR. 115/70. — Am 4. III. 1939 wird M. mit nur seltenen Klagen über Kopfschmerzen entlassen. — 18. VII. 1939 Nachuntersuchung: Hat am 20. III. 1939 seine alte Arbeit wieder aufgenommen. Klagte 3 Wochen lang über erheblich vermehrte Beschwerden, dann ließen diese wieder nach. Arbeitete damals nur 8 Stunden, jetzt wieder wie betriebsüblich 10. Klagt jetzt noch zweitweilig über dumpfen Druck im Kopf, der nur selten bei großer Hitze heftiger wird. Nach langem Bücken flimmert es noch vor den Augen. Er fühlt sich im ganzen noch etwas schlapp, vergißt öfters noch Kleinigkeiten. Befund: Dürftiger EZ. Keine besondere vegetative Labilität. Narben reizlos. Schädel nicht klopfempfindlich. Pupillen mittelweit, leicht entrundet, reagieren prompt auf L. und C. Fundus o. B. Augenbewegungen frei, kein Nystagmus. Atrophie am li. Arm und Bein unverändert, Tonus hier etwas geringer als re. Motilität o. B. Eigenreflexe gut auszulösen, durchgehend li. wenig schwächer als re. Keine pathologischen Reflexe. Beim Romberg geringes Schwanken. RR. 130/80, Psychisch unauffällig.

Die linksseitige Muskelatrophie und Reflexabschwächung sind unfallfremd, ebenso wohl auch die leichte Entrundung der Pupillen. Sonst hat es sich um eine unkomplizierte Commotio cerebri mit glatter Heilung gehandelt. Ein Rentenantrag wurde nicht gestellt.

Fall 7. Ernst K., geb. 7. XII. 1869, Arbeiter. Früher nie ernstlich krank, bezieht seit 1934 Altersrente, hat aber seither immer noch leichtere Fabrikarbeiten ausgeführt. Am 19. XII. 1938 fiel er vormittags 2 m hoch von der Leiter, wurde in die chirurgische Klinik eingeliefert. Hier betand eine Platzwunde in der li. Augenbraue, die genäht wurde; bei der Wundrevision und röntgenologisch kein Anhalt für Schädelfraktur; Brillenhämatom; Fraktur der 5. und 6. Rippe li. Nach seinen Angaben ist er bei dem Fall sofort bewußtlos geworden, erinnert sich undeutlich an das Rattern des Krankenwagens, kam erst bei der Naht der Kopfwunde wieder richtig zu Bewußtsein. Um 16 Uhr klagt er noch über linksseitige Kopfschmerzen; im Liegen kein Schwindel. Befund: Re. Auge durch Prothese ersetzt (1898 wegen Star entfernt). Li. ophthalmologisch Glaukom, starkes Lidhämatom, Augenbewegungen li. frei, beim Seitwärtsblick tritt Horizontalnystagmus auf, nach li. lebhafter als nach re. Reflexe eher lebhaft, sonst neurologisch o. B. Herz nach li. verbreitert; Töne laut, dumpf; RR. 150/95. Sonst intern o. B. Psychisch stumpf, langsam, antriebsarm. Zeitlich und örtlich orientiert. Löst nur einfachste Rechenaufgaben, bei schwierigeren (7×8, 24+17) rechnet er umständlich, kommt nicht zum Ziel. Aufgaben nach 1 Minute vergessen. — 20. XII. 1938: Schmerzen in der Kopfwunde, kein Schwindel. Befund: Deutlicher Nystagmus beim Linksblick, weniger beim Rechtsblick. RR. 120/90. Psychisch heute wesentlich lebhafter, fühlt sich heute klar, während er dies gestern wohl nicht ganz gewesen sei. Erkennt den Arzt zunächst nicht, erst später fällt ihm ein, daß er gestern schon rechnen mußte. Rechenleistungen unverändert. 21. XII. 1938: Klagen und Befund unverändert. RR. 125/90. Psychisch klar, lebhaft. 28. XII. 1938: Wohlbefinden. Nur selten Kopfdruck, beim Aufstehen „Benommenheit". Befund: Stirnwunde verheilt, Lidhämatom zurückgegangen. Augenbewegungen frei, kein Nystagmus mehr. Bei der Sensibilitätsprüfung werden im Gebiet des li. Supraorbitalis Parästhesien und hyperpathische Schmerzempfindungen angegeben, keine Qualitätenausfälle. Sonst unverändert. RR. 125/80. — 3. I. 1939: Nur geringer Kopfschmerz, im Liegen kein Schwindel; Wohlbefinden. Befund unverändert, RR. 115/80. — Vom 6. I. 1939 ab steht K. auf und wird am 14. I. 1939 beschwerdefrei entlassen. — 14. VII. 1939 Nachuntersuchung: Klagt beim Bücken noch über Schwindel, sonst keine Beschwerden seitens des Kopfes. Hat seit dem Unfall nicht mehr gearbeitet. Befund: Mäßiger AZ., wirkt gealtert und verbraucht, wird bei geringer körperlicher Anstrengung stark dyspnoisch. Narbe in der li. Augenbraue noch etwas druckempfindlich; Schädel nicht klopfschmerzhaft. Augenbewegungen li. frei, kein Nystagmus. Sensibilität des Gesichts ungestört, keine Parästhesien mehr. Sonst neurologisch o. B. Herzbefund unverändert. RR. 130/80. Psychisch ist K. von einer geschwätzigen Klagsamkeit, weinerlich; wirkt deutlich abgebaut, emotionell inkontinent; sonst nicht auffällig; Rechenleistungen, Gedächtnis, Merkfähigkeit nicht gestört.

Unkomplizierte Commotio cerebri, die trotz des Alters und der bestehenden Kreislaufveränderungen gut abklingt. Es bleibt ein mäßiger cerebraler Abbau zurück, der aber durch das Alter und eine cerebrale Sklerose bedingt ist. Eine Verschlimmerung dieser Beschwerden durch das Trauma ist nicht eindeutig festzustellen.

Fall 8. Heinz K., geb. 5. VIII. 1912, Arbeiter. Wurde am 2. III. 1939 zwischen 9 und 10 Uhr von einer zerspringenden Schmirgelscheibe am Kopf getroffen, kam in die Chirurgische Klinik. Hier fand sich eine klaffende Wunde in Stirnmitte, das li. Oberlid war stark blutunterlaufen, es bestand Nasenbluten und wiederholtes Erbrechen. Beim Anfertigen der Röntgenaufnahmen war K. kurze Zeit nicht ansprechbar, während er vorher und nachher klare Antworten gab. Der Puls schwankte zwischen 60 und 72 pro Minute. Die Untersuchung des Augenhintergrundes ergab etwas gestaute Venen, keinen Venenpuls, sonst Fundus o. B. Bei der sofortigen Operation fand sich eine gezackte Fraktur im Bereich des oberen Stirnbeinrandes und beider Scheitelbeine. 2 größere Knochensplitter wurden gehoben, einige kleinere entfernt, so daß 2 fingernagelgroße Knochendefekte blieben. Die unverletzte Dura wurde nicht eröffnet. Um 16 Uhr klagt K. noch über Schmerzen in der li. Kopfseite, er muß sich noch anstrengen, wenn er die Gedanken zusammenbringen will. Beim Unfall verspürte er keinen Schmerz, fiel sofort besinnungslos um, kann sich erst wieder „brockenweise" erinnern, daß er in eine Taxe stieg und in die Klinik fuhr. Nach der Operation hat er noch gebrochen und viel geschlafen. Befund: Brillenhämatom am li. Auge. Geführte Augenbewegungen erfolgen nicht ganz bis in die Endstellung, kein Nystagmus. Reflexe ziemlich lebhaft, BDR. re. etwas schwächer, ASR. etwas lebhafter als li., keine spastischen Reflexe. Sonst neurologisch und intern o. B. RR. 130/85. Psychisch ist K. einsilbig, stumpf, antriebslos. Er ist richtig orientiert, aber in allen psychischen Abläufen deutlich verlangsamt. Rechenaufgaben werden ziemlich prompt und richtig gelöst, nach 1 Minute nur teilweise wiederholt. — 3. III. 1939: Noch linksseitige Kopfschmerzen, sonst beschwerdefrei. Befund: Augenbewegungen immer noch nicht ganz bis zur Endstellung, kein Nystagmus. Keine sichere Reflexdifferenz. RR. 130/55. Psychisch unverändert stumpf; richtig orientiert. Erkennt den Untersucher, weiß aber nicht, wann er ihn gesehen hat („heute morgen"). Hat an den gestrigen Tag nur eine summarische Erinnerung. — 6. III. 1939: Der Kopf „brummt" noch, sonst beschwerdefrei. Befund: Beim Seitwärtsblick wird jetzt die Endstellung erreicht, dabei rascher, feinschlägiger Nystagmus, nach re. lebhafter als nach li. Alle Eigen- und Fremdreflexe seitengleich auszulösen, keine pathologischen Reflexe. RR. 135/75. Psychisch lebhafter, attent, unauffällig. Die Wunde heilte glatt. — Ab 17. III. 1939 konnte K. beschwerdefrei aufstehen, am 25. III. 1939 wurde er beschwerdefrei entlassen. Eine erneute Röntgenaufnahme ergab in der Mitte des Stirnbeins eine 8×2 cm große Knochenlücke, in der 2 größere dreieckige Fragmente liegen. — 14. VII. 1939 Nachuntersuchung: Hat am 20. VI. 1939 seine Arbeit als Maschinenarbeiter wieder aufgenommen. Zu klagen hat er „eigentlich gar nichts; evtl. bei Witterungsumschlag Druck im Kopf". Kein Schwindel. Befund: Guter AZ. Keine vegetative Labilität. Reizlose Narbe in Stirnmitte, darunter Knochendefekt, der an einer Stelle leicht pulsiert. Schädeldach nicht klopfempfindlich. Pupillen, Fundus regelrecht. Augenbewegungen nicht eingeschränkt. Gelegentlich, aber nicht konstant, tritt beim Seitwärtsblick ein sehr schneller Horizontalnystagmus auf, der nach re. fein und regelmäßig, nach li. gröber und ungleichmäßig schlägt. Sonst kein krankhafter Befund, Reflexe regelrecht. RR. 120/70. Psychisch ist K. durchaus unauffällig. Er ist attent, lebhaft, gut gelaunt, aber mit adäquaten Affekten. Urteil nicht gestört.

Es handelt sich um eine schwerere Commotio cerebri. Ein sicherer Anhaltspunkt für eine darüber hinausgehende cerebrale Schädigung ist aber nicht gegeben. Die anfängliche geringe Reflexdifferenz, die auf eine rechtsseitige spastische Hemiparese verdächtig war, ließ sich nicht bestätigen. Die Heilung verlief glatt. Ein Rentenantrag wurde nicht gestellt.

Fall 9. Willi W., geb. 2. IV. 1926, Schüler. Fiel am 19. XII. 1938 im Garten 4 m hoch von der Leiter. Erinnert sich noch, daß er von der Leiter steigen wollte und mit dem li. Fuß vorbeigetreten ist. Dann setzt die Erinnerung aus. Er muß „auf allen Vieren" ins Haus gekrochen sein, wo er von der Mutter mit verschmutzten Kleidern auf einem Stuhl sitzend gefunden wurde. Auf diesem Stuhl setzt auch seine eigene Erinnerung wieder ein. Er klagte über Übelkeit und Brechreiz, hat aber nicht erbrochen. Kommt am 19. XII. 1938 mit dem Auto in die Chirurgische Klinik, wo eine Fraktur der re. Clavicula festgestellt wird. Nachmittags hat er außer von der Clavicularfraktur keine Beschwerden. Befund: Geringes Hämatom in der linken Parietalgegend. Schädel nicht klopfempfindlich. Augenbewegungen nicht eingeschränkt, beim Seitwärtsblick unerschöpflicher Nystagmus, nach li. lebhafter als nach re. Sonst neurologisch und intern o. B. RR. 115/60. Psychisch unauffällig, attent. — 21. XII. 1938: Wohlbefinden, keine Beschwerden. Befund: Unverändert, auch Nystagmus. RR. 115/60. — 29. XII. 1938: Völliges Wohlbefinden, steht seit gestern auf. Befund: Beim Blick nach re. vielleicht noch einige Einstellungszuckungen, sonst kein Nystagmus mehr. Übriger Befund regelrecht; Romberg θ. Am 30. XII. 1938 trat eine interkurrente fieberhafte Angina auf, die am 3. I. 1939 wieder abgeklungen war. Am 6. I. 1939 wurde W. beschwerdefrei entlassen. — 14. VIII. 1939 Nachuntersuchung: Hat nach der Entlassung sofort wieder die Schule besucht und von Anfang an mitgeturnt. Hatte im Januar gelegentlich noch Kopfschmerzen, seither ist er ganz beschwerdefrei. Lag vom 10. VI. bis 20. VII. 1939 wegen eines Scharlachs im Krankenhaus. Fühlte sich danach schlapp, hatte aber keine Kopfschmerzen. Befund: Guter AZ. Hände feucht, sonst keine Zeichen vegetativer Labilität. Gelegentlich einige Einstellungszuckungen beim Rechtsblick, kein Nystagmus. Sonst o. B. RR. 100/50.

Unkomplizierte Commotio cerebri mit glatter Heilung.

Fall 10. Martha B., geb. 6. IX. 1903, Ehefrau. Wurde am 8. IV. 1938 von einem Auto gestreift und zu Boden geschleudert. Soll mit dem Hinterkopf auf den Boden aufgeschlagen und bewußtlos geworden sein. Hatte Übelkeit und Erbrechen und wurde ins Krankenhaus eingeliefert. Bei der Aufnahme scheint sie bei Bewußtsein gewesen zu sein, konnte sich aber an den Unfall nicht erinnern. Außer einem mäßigen Hämatom am Hinterhaupt und li. Scheitelbein und einer Tachykardie von 120 pro Minute bestand hier kein krankhafter Befund. Die Pulsbeschleunigung ging rasch zurück, Erbrechen trat im Krankenhaus nicht mehr auf. Vom 28. IV. 1938 ab konnte B. aufstehen, am 5. V. 1938 wurde sie beschwerdefrei unter der Diagnose Commotio cerebri entlassen. Bei mehreren Nachuntersuchungen klagte sie über Kopfschmerzen und Schwindel, ein krankhafter Befund wurde nie erhoben.

Am 11. VIII. 1938 wurde sie bei uns ambulant untersucht. Sie hat an den Unfall keine eigene Erinnerung, nicht einmal an das herankommende Auto. Sie kam erst im Krankenhaus wieder zu sich, war aber in den ersten Tagen noch benommen, „konnte nicht klar denken". Nach der Entlassung aus dem Krankenhaus am 5. V. 1938 traten in vermehrtem Maße Schwindel, Kopfschmerzen und auch seelische Veränderungen auf, so daß sie ihre Tätigkeit als Hauswartsfrau nur in beschränktem Umfange wieder aufnehmen konnte und seit 3 Wochen wieder ganz eingestellt hat. Nach ihren eigenen Angaben, die durch Zeugenaussagen gestützt werden, war sie früher heiter, lebenslustig und immer arbeitsam. Jetzt ist sie dagegen apathisch, wortkarg, grüblerisch und verstimmt geworden. Die Stimmung ist niedergeschlagen, sie kann sich nicht mehr so freuen wie früher, es kommen ihr gegen ihren Willen alle möglichen Befürchtungen wegen ihrer Krankheit. Nachts schläft sie unruhig, grübelt viel. Sie klagt noch über Druck in der li. Kopfseite, der bei Anstrengung und Hitze zunimmt, und über leichten Schwindel bei schnellen Bewegungen und beim Bücken. Befund: Guter AZ. Alle Bewegungen sind etwas langsam, müde. Neurologischer und interner Befund völlig o. B. Psychisch fällt zunächst eine erhebliche Verlangsamung auf. K. ist in ihren Antworten gehemmt, zögernd und einsilbig, antwortet erst auf eindringliches Befragen. Anfangs wirkt sie stumpf, später kommen aber, besonders bei diesbezüglichen Suggestivfragen, sehr starke traurige und ängstliche Affekte durch, sie weint ohne ersichtlichen Grund, ist nur schwer zu beruhigen. Bei der Unterhaltung über ihre depressive Verstimmung wird sie noch gehemmter und zurückhaltender. Nach diesen Befunden wurde in erster Linie an eine endogene Depression gedacht, Da aber das Unfallkrankenblatt noch nicht vorlag, hielten wir zum sicheren Ausschluß einer atypischen posttraumatischen Psychose eine stationäre Beobachtung für angebracht. Diese wurde vom 13. IX. 1938 ab in einem Nervensanatorium durchgeführt. Hier schienen PSR. und ASR. re. etwas lebhafter als li., sonst wurde kein krankhafter organischer Befund erhoben. Psychisch bestand ein Depressionszustand, der sich zunächst etwas besserte, bis am 8. X. 1938 ein akuter Verwirrtheitszustand mit starker motorischer Unruhe eintrat. Die psychomotorische Unruhe steigerte sich in den nächsten Tagen. B. war nicht mehr ansprechbar, mußte künstlich ernährt werden. Zuletzt trat eine Kreislaufverschlechterung ein, die am 16. X. 1938 zum Exitus führte. Die Sektion[1] ergab am Gehirn makroskopisch und mikroskopisch keinen krankhaften Befund. Insbesondere war der sehr eingehend erhobene histologische Befund in allen Teilen des Hirnstammes regelrecht, abgesehen von einer starken Blutfülle der Gefäße in der Vierhügelgegend. Eine Todesursache konnte autoptisch nicht eruiert werden.

Martha B. hat bei dem Unfall eine sichere, aber nach allen darüber vorhandenen Unterlagen unkomplizierte Commotio cerebri erlitten. Die Rekonvaleszenz verlief zunächst regelrecht, wurde dann aber durch eine endogene Depression kompliziert, die wir in keinen Zusammenhang mit dem Trauma bringen möchten. Im Verlauf der Depression trat ein akuter psychomotorischer Erregungszustand mit einem schweren allgemeinen Verfall auf, der zum Tode führte. Die genauestens durchgeführte Autopsie ergab 6 Monate nach der Gehirnerschütterung makroskopisch und histologisch keinerlei anatomische Veränderungen im Gehirn.

2. Compressio cerebri.

Fall 11. Johannes G., geb. 15. III. 1890. Zimmermann. Wurde am 24..VI. 1933 von einem herabfallenden Sparren auf den Kopf getroffen. War zunächst vollkommen bei Besinnung, ging nach dem Unfall nach Hause. Nach einiger Zeit wurde er bewußtlos, es stellte sich eine rechtsseitige Lähmung ein, er kam am Abend des Unfalltages ins Krankenhaus, war bei der Aufnahme völlig bewußtlos. Es fand sich ein Hämatom über der li. Kopfseite und eine rechtsseitige Hemiplegie. Bei der Operation wurde ein großes extradurales Hämatom ausgelöffelt und der vordere Ast der A. meningea media, der zerrissen war, unterbunden. Die Erscheinungen gingen zurück, am 18. X. 1933 fand sich außer der reizlosen Operationsnarbe noch eine minimale rechtsseitige Hemiparese bei regelrechter Reflexerregbarkeit. Die EM. wurde mit Rücksicht auf die Schwere der Verletzung noch auf 75% geschätzt. Bei einer Nachuntersuchung am 25. VII. 1934 klagte G. erstmalig über „Schwindelanfälle mit Bewußtlosigkeit". Befund unverändert, Neigung zu Aggravation, EM. 75%. Am 6. V. 1935 war die Kraft re. noch stark herabgesetzt, beim Romberg fiel G. sofort um. Urteil: psychogene Überlagerung, EM. 70%.

1. Beobachtung vom 12. bis 16. V. 1936: War im Weltkrieg 4 Jahre an der Front, sonst von der Lehrzeit bis zum Unfall 21 Jahre lang als Zimmermann bei der gleichen Firma. Früher nie krank. An den Unfall keine eigene Erinnerung, kam erst nach einigen Tagen im Krankenhaus zu sich. Konnte anfangs nicht sprechen, war re. gelähmt. Sprachstörung und Lähmung besserten sich wieder, re. ist aber die Kraft immer noch geringer als li. Außerdem klagt G. über linksseitige Kopfschmerzen, besonders bei schlechtem Wetter. Nach der Entlassung aus dem Krankenhaus sind Schwindelanfälle aufgetreten. Dabei hat er $1/4$ Stunde lang Übelkeit und Brechreiz ohne Erbrechen, dann fällt er besinnungslos nach hinten um, liegt ganz ruhig und kommt langsam wieder zu sich, fühlt sich noch $1/2$ Stunde schlapp. Er hat sich beim Umfallen schon Beulen an Kopf und Schultern zugezogen,

---

[1] Die Sektion wurde im Pathologischen Institut der Universität Göttingen (Prof. *Gruber*) durchgeführt.

hat im Anfall geringe Mengen Urin verloren, keine Zungenbisse oder nächtlichen Anfälle. Anfälle anfangs häufiger, jetzt alle 3—5 Wochen. Die Stimmung ist schlecht, er weint leicht, ist leicht erregbar und vergeßlich geworden. Vegetative Funktionen ungestört. Die Ehefrau bestätigt diese Angaben.

Befund: Zustand nach Trepanation in der li. Scheitelgegend, kein offener Knochendefekt. Klopf- und Druckschmerz im Bereich der Narbe mit demonstrativen Abwehrreaktionen. Geringe mimische Facialisparese re., sonst Hirnnerven o. B. Re. Arm durchgehend 1 cm dünner, sonst nirgends Atrophien. Anfangs grobe funktionelle Parese im re. Arm und Bein; später Kraftleistung nicht mehr different, nur noch leichte Verlangsamung der Fingerbewegungen re. Reflexbefund regelrecht, keine Differenzen. Zeigeversuche re. grob funktionell gestört, starke psychogene Unruhe beim Romberg. Das re. Bein wird beim Gehen steif gehalten, keine organische Gangstörung. Am re. Arm und Bein werden alle sensiblen Reize als schwächer angegeben, keine Qualitätenausfälle, auch Stereognose o. B. Intern o. B. RR. 160/90. Psychisch deutliche Überwertung der Beschwerden, die klagsam und demonstrativ vorgebracht werden.

Nach diesen Befunden wurde das Bestehen organischer Dauerfolgen abgelehnt und eine psychogene Fixierung angenommen. EM. 30%. Am 3. III. 1937 stürzte G. bei einem Schwindelanfall auf dem Felde, wurde hier bewußtlos mit blau verfärbtem Gesicht aufgefunden, kam nach 10 Minuten zu sich. Der Arzt stellte eine bläuliche Verfärbung des re. Unterarmes mit erheblicher Herabsetzung von Kraft und Sensibilität fest. In den nächsten Wochen trat eine langsame Besserung ein.

2. Beobachtung vom 30. VIII. bis 4. IX. 1937: Die rechtsseitigen Lähmungserscheinungen sind seit dem schweren Anfall im März etwas schlechter, die Häufigkeit der Anfälle hat nachgelassen, sie treten nur noch alle 6—8 Wochen auf. G. bekommt jetzt unmittelbar vor dem Anfall ein Angstgefühl, so daß er sich rechtzeitig in Sicherheit bringen kann und nicht mehr umfällt. Sonst sind die Anfälle unverändert, ebenso die Kopfschmerzen. Die geistigen Leistungen haben erheblich nachgelassen, das Denken ist verlangsamt, er faßt nicht mehr so rasch auf, ist vergeßlich geworden. Die Stimmung ist meist gedrückt, er ist am liebsten für sich allein, geht nicht mehr gerne in Gesellschaft und ist deshalb schon aus allen Vereinen ausgetreten, denen er angehört hat. Schlaf schlecht, nur 2—3 Stunden. Die Libido hat erheblich nachgelassen, er hat nur noch alle 3—4 Wochen Verkehr. Die Ehefrau bestätigt die Wesensveränderung. G. sei, besonders seit dem schweren Anfall im Frühjahr, stumpf und interesselos geworden, kümmere sich um nichts mehr, sitze teilnahmslos herum, weshalb sie schon versuche, ihn zu beschäftigen. Er sei auch leicht aufbrausend, reizbar und häufig ungerecht, dulde dann keinen Widerspruch. Hinterher bedauere er sein Verhalten.

Befund: Deutliche spastische Parese im re. Arm mit Steigerung der Eigenreflexe; Trömner +, Léri, Mayer schwächer als li. Geringe spastische Parese im re. Bein; hier außer einem Fehlen des Plantarreflexes keine Reflexdifferenzen. Der jetzt eindeutig vorhandene organische Kern ist wieder stark funktionell überlagert. Grobe psychogene Sensibilitätsstörung re., ein anscheinend auch hier vorhandener organischer Kern ist nicht abzugrenzen. RR. 150/80. Psychisch ist G. verlangsamt und umständlich, muß beim Sprechen ständig ermuntert werden. Er führt die Unterhaltung von sich aus kaum weiter, bringt seine Klagen ziemlich diffus vor, ist kaum zu konkreten Angaben zu bewegen. Er macht sie aber ruhig, sachlich und im Gegensatz zu den plumpen psychogenen Symptomen bei einigen Untersuchungen ohne Übertreibungstendenz. Bei der psychologischen Prüfung ist G. ebenfalls stark verlangsamt, sonst sind seine Leistungen einschließlich der Merkfähigkeit nicht grob gestört. Auf Station ist er antriebslos, sitzt meist untätig

herum und beschäftigt sich kaum. In seinem Verhalten ist er ruhig, höflich, affektiv
eher stumpf. Im Liquor kein krankhafter Befund. An den Röntgenaufnahmen des
Schädels außer den Trepanationsfolgen nichts Pathologisches. Die Encephalographie ergibt einen symmetrischen Hydrocephalus int.

Es handelt sich um ein epidurales Hämatom mit sekundärer
Hirnschädigung ohne sicheren Anhalt für eine unmittelbare Gehirnverletzung. In der Folgezeit hat sich trotz frühzeitiger Operation
ein traumatischer Hirnschaden mit einer rechtsseitigen Hemiparese,
einer hirntraumatischen Wesensveränderung und einer traumatischen Epilepsie entwickelt, dessen Erscheinungen eine gewisse
Progredienz zeigen. Die erste offensichtlich falsche Beurteilung
kam zustande auf Grund der plumpen psychogenen Symptome
bei normalem Reflexbefund. Es hätten aber berücksichtigt
werden müssen die doch recht schweren cerebralen Ausfälle im
Frühstadium, die geringen organisch-neurologischen Ausfälle bei
der Untersuchung (Facialisparese), die Art der Anfälle (Umfallen
nach hinten, Beulen beim Fall, Einnässen) und vor allen die von
jeglichen psychopathischen Zügen freie Biographie, die durch den
Unfall einen erheblichen Knick erfuhr. EM. jetzt 50%.

Fall 12. August Sch., geb. 13. IV. 1885, Landwirt. Stürzte am 18. I. 1908
während der aktiven Dienstzeit rückwärts vom Reck, schlug mit dem Hinterkopf
auf den Zementboden auf. War gleich benommen, erbrach, wurde ins Lazarett
geschafft. Hier reagierte er zunächst noch auf Anruf, die Bewußtseinstrübung
vertiefte sich aber in den nächsten Stunden zunehmend, es trat vorübergehend
eine Facialisparese li. und eine spastische Extremitätenlähmung re. mit Jackson-
Anfällen auf. Dann stellte sich unter Erlöschen der Pupillenreaktion und aller
Reflexe ein tiefes Koma ein, in dem 6 Stunden nach dem Unfall eine Trepanation
vorgenommen wurde. Dabei wurden in der li. Occipitalgegend 2 imprimierte
Knochenstücke entfernt und nach Ausräumung eines epiduralen Hämatoms ein
blutender Ast der A. meningea post. unterbunden. Nach der Operation besserte
sich der Zustand, die Bewußtseinstrübung wurde flacher, und nach einem 3 tägigen
Unruhestadium trat eine zunehmende Aufhellung des Bewußtseins ein. Die rechtsseitige Hemiparese ging nach der Operation in einem Tage zurück, die Facialisparese li. und eine linksseitige Mydriasis und Pupillenstarre besserten sich in
wenigen Tagen. Bei der Entlassung am 13. VI. 1908 bestand noch ein pulsierender
Schädeldefekt. Sonst war ein krankhafter neurologischer Befund nicht zu erheben,
psychisch fiel nur noch eine abnorme Ermüdbarkeit bei geringer körperlicher und
geistiger Beanspruchung auf. Bei allen Nachuntersuchungen klagte Sch. immer
wieder über Kopfschmerzen, Schwindel und rasche Ermüdbarkeit. Ein krankhafter organischer Befund wurde nie erhoben, doch stellten sich allmählich ein
zunehmendes Schwanken beim Romberg mit einer schließlich deutlichen demonstrativen Note, gelegentlich auch noch andere psychogene Symptome ein. Sch.
erhielt eine Rente, die anfangs 100%, von 1911 ab 70% und seit 1922 50% betrug.
Er wurde in die Klinik eingewiesen, weil seine Kopfschmerzen in letzter Zeit
erheblich zugenommen hatten.

Beobachtung vom 13. bis 20. VI. 1938: Für die Zeit des Unfalls besteht
eine vollständige Amnesie, die 2 Stunden vor diesem beginnt und sich über 3 Wochen

erstreckt. Er hatte anfangs Doppeltsehen und eine leichte Lähmung der li. (?) Seite, re. seien aber die Kniereflexe noch lebhafter gewesen. Lähmung und Doppeltsehen besserten sich allmählich, es stellten sich aber Kopfschmerzen ein. Die Kopfschmerzen und Schwindelanfälle beim Bücken blieben seit dem Unfall die ganzen Jahre über bestehen; er konnte deshalb in der kleinen Landwirtschaft, die er betreibt, keine schweren Arbeiten verrichten. Besonders war er bei der Feldarbeit in der Sommerhitze sehr behindert und mußte wegen der Kopfschmerzen immer mal 1—2 Tage im Bett liegen. Die Kopfschmerzen, die seit Anfang 1938 häufiger und heftiger geworden sind, werden als „Stiche wie mit dem Messer" von wechselnder Lokalisation geschildert. Außerdem bestehen noch Schwindelanfälle beim Bücken und bei Lagewechsel ohne Bewußtseinsstörungen oder Erbrechen. Anfallsweise treten seit einer Reihe von Jahren Zustände von Kopfschmerzen, Schweißausbruch und Zittern auf, die nach der Schilderung ein demonstratives Gepräge tragen. Sonstige Klagen werden nicht vorgebracht.

Befund: Kräftig gebauter Pykniker, Aussehen dem Alter entsprechend. Reizlose Narbe über dem li. Ohr, darunter tiefe Knochendellen, keine Pulsation. Kein Klopfschmerz. Benennung von Riechproben ziemlich schlecht, beiderseits werden aber aromatische Stoffe sicher differenziert. Geringe mimische Facialisparese rechts. Motilität regelrecht, weder organische noch psychogene Störungen. Eigenreflexe am re. Arm leicht gesteigert; Knipsreflex, Trömner re. +, li. θ. BDR. re. leicht abgeschwächt; an den Beinen keine Reflexdifferenzen. Beim Romberg läßt sich Sch. prompt und ohne Gegenregulation nach hinten fallen, wird dabei sehr erregt mit der Bemerkung: „Das ist schon immer so". Sonst sind die Gleichgewichtsprüfungen völlig ungestört. Sensibilität intakt. Intern außer einer Blutdrucksteigerung von 155/90 kein krankhafter Befund. Das psychische Verhalten ist situationsgerecht. Anfangs bringt er seine Beschwerden ziemlich wortreich, klagsam und mit einer demonstrativen Note in etwas gereiztem Tone vor. Nach den ersten Tagen wird er aber ruhiger und zugänglicher, macht seine Angaben dann ganz sachlich, nur das Verhalten beim Romberg bleibt unverändert. Er macht einen wenig differenzierten, rustikan schwerfälligen Eindruck, ist aber nicht verlangsamt, geht bei der Unterhaltung ausreichend mit, verhält sich auch auf Station unauffällig. Ist im allgemeinen freundlich und leicht lenkbar, nur wenn er über stärkere Kopfschmerzen klagt, zieht er sich ins Bett zurück, ist im Gegensatz zu seinem sonstigen Verhalten mürrisch und wenig zu Unterhaltungen geneigt. Die Leistungen bei der psychologischen Prüfung sind seinem Bildungsgrad entsprechend, es bestehen keine Gedächtnis- und Merkfähigkeitsstörungen, es fällt nur eine abnorme Ermüdbarkeit auf, wobei dann die Leistungen deutlich nachlassen. Im Liquor kein krankhafter Befund. Die Röntgenaufnahmen des Schädels ergeben außer dem Knochendefekt im li. Parietale nichts Pathologisches. Bei der Encephalographie werden 60 ccm Liquor entleert; im Encephalogramm ist das li. Hinterhorn deutlich erweitert, nach lateral verlagert und an der Spitze nach dem Knochendefekt zu ausgezogen, li. Vorderhorn nur gering erweitert (Abb. 4 und 5).

Im Anschluß an ein operativ beseitigtes epidurales Hämatom hat sich ein traumatischer Hirnschaden mit nicht sehr erheblichen neurologischen und psychischen Störungen entwickelt, der über Jahrzehnte ziemlich konstant geblieben ist. Die jetzige Verschlimmerung ist möglicherweise auf physiologische Altersveränderungen (Blutdruck) zurückzuführen. Die Beurteilung der EM. erscheint mit 50% angemessen.

Fall 13. Rudolf P., geb. 22. V. 1905, Arzt. Kam am 2. VIII. 1938 beim Tragen einer Tischlampe in den Stromkreis, konnte die Lampe nicht mehr loslassen, wurde sofort bewußtlos. Er schrie dabei auf und stürzte zu Boden. Die sofort dazukommende Ehefrau fand ihn bewußtlos am Boden liegend, die Hand noch um die Lampe verkrampft. Nach Ausschalten des Stroms löste sich der Krampf und P. kam zu sich. Er klagte über Kopfschmerzen, hatte nachts Erbrechen, innerhalb von 14 Tagen wurde er aber beschwerdefrei. Er hatte nur beim Unfall Geruch und Geschmack verloren, z. B. schmeckte er ein Hühnerei nicht mehr richtig. Im August setzte er mit der Arbeit aus, im September ging er auf Urlaub, fühlte sich hier ganz wohl. Ende September und Anfang Oktober trat je ein typischer Migräneanfall mit rechtsseitigen Kopfschmerzen, rechtsseitigem Gesichtsfeldskotom, Er-

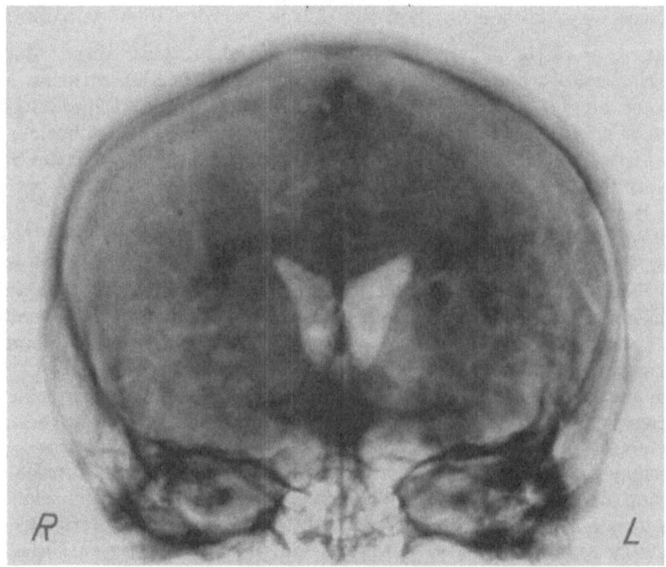

Abb. 4.   August Sch.   (Fall 12).

brechen, Licht- und Geräuschempfindlichkeit auf; früher hatte P. niemals an Migräne gelitten. Im Oktober nahm er seinen Dienst im Krankenhaus wieder auf, klagte aber seitdem ständig über rechtsseitige Kopfschmerzen und eine zunehmende Sehverschlechterung. Wurde am 17. X. 1938 in die Klinik aufgenommen.

Befund: Schädel äußerlich o. B. Aromatische Anosmie re. Doppelseitige frische Stauungspapille mit frischen Blutungen ohne Beeinträchtigung von Visus und Gesichtsfeld. Sonst kein krankhafter neurologischer Befund. Psychisch völlig klar und orientiert, unauffällig. Röntgenaufnahmen des Schädels o. B.

Zur weiteren Klärung sollte am 24. X. 1938 eine Ventriculographie vorgenommen werden. Bei der Schlitzung der Dura im re. Bohrloch ergießt sich altes, bräunlichschwarzes Blut. Nach Erweiterung des Bohrloch (Prof. *Tönnis*) findet sich, von einem Membransack umgeben, ein subdurales Hämatom in der re. Parietalgegend, das entleert und ausgespült wird. Nach der Operation klingen die Kopfschmerzen rasch ab, der neurologische Befund ist bis auf die rechtsseitige aromatische Anosmie stets regelrecht, die Stauungspapille beträgt am 7. XI. 1938 noch 3 Dioptrien, die Blutungen sind zurückgegangen. Am 9. XI. 1938 wird P. beschwerdefrei aus der Klinik entlassen.

Bei einer Nachuntersuchung am 23. I. 1939 ist P. völlig beschwerdefrei. Außer der unveränderten Anosmie re. besteht kein krankhafter neurologischer Befund. Die augenärztliche Kontrolle ergibt nur noch eine leichte Schwellung im nasalen Papillenabschnitt bei sonst regelrechtem Befund. Psychisch ist. P. geordnet und unauffällig, geistig voll leistungsfähig.

Im Anschluß an einem Fall auf den Hinterkopf trat ein Kommotionssyndrom auf, das bald wieder abklang. Knapp 2 Monate

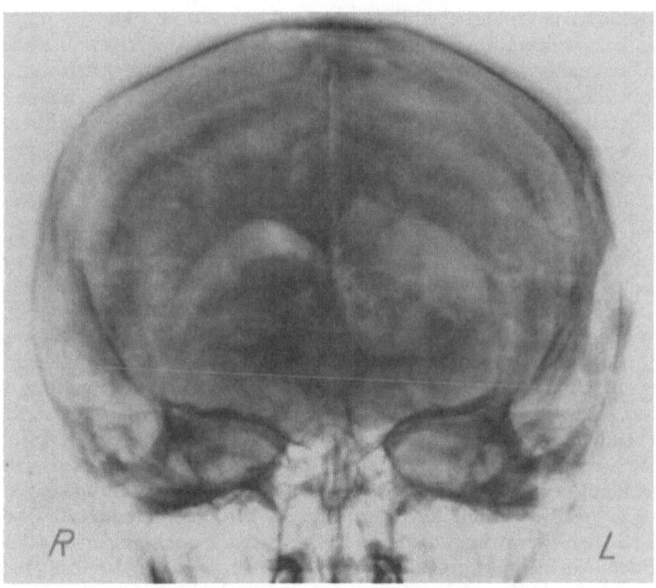

Abb. 5. August Sch. (Fall 12).

nach dem Unfall stellten sich aber erneut Beschwerden ein, die zunahmen und klinisch zu Hirndruckerscheinungen führten. Nach Entleerung eines subduralen Hämatoms verschwand dieser Symptomenkomplex und es blieb lediglich eine aromatische Anosmie zurück, die sicher mit dem Hämatom nicht in Zusammenhang steht, sondern durch eine direkte traumatische Olfactoriusschädigung entstanden ist. Für eine Orbitalhirnläsion, an die bei der Riechstörung zu denken ist, besteht zur Zeit kein weiterer Anhalt.

Fall 14. Paul P., geb. 24. II. 1881, Fabrikarbeiter. Am 30. I. 1917 Granatsplitterverletzung am Kopf. Nach der Verwundung bestanden einige Stunden lang Lähmungserscheinungen auf der re. Seite, am nächsten Tage bei der Lazarettaufnahme fand sich nur noch geringes Schwäche- und Taubheitsgefühl re. Bei der Revision einer Wunde in Scheitelhöhe wurde ein imprimiertes Knochenstück entfernt. Darunter war die Dura verletzt und es fand sich ein stark blutendes subdurales Hämatom, keine sichtbare Gehirnverletzung. Die infizierte Wunde heilte nur langsam, außer einer geringfügigen Schwäche re. und einer Abschwächung der rechtsseitigen BDR. wurde aber nie ein krankhafter neurologischer Befund erhoben; psychisch fiel eine Langsamkeit, Ratlosigkeit und Stumpfheit auf. Am 23. VI. 1917 wurde er aus dem Lazarett entlassen, machte bis zum Kriegsende Garnisondienst, klagte aber immer über Kopfschmerzen und leichte Ermüdbarkeit. Er erhielt zunächst eine 25proz. Rente wegen einer „Narbe mit Verletzung der harten Hirnhaut ohne sichtbare Gehirnverletzung", wurde 1923 abgefunden. 1928 stellte er einen Verschlimmerungsantrag, klagte über Kopfschmerzen, Schwindel und nervöse Beschwerden. Außer einer rechtsseitigen Facialisschwäche bestand kein krankhafter neurologischer Befund, psychisch war er „deutlich eingeschränkt" und erhielt, vorwiegend im Hinblick auf die Schwere der Verwundung, eine 30proz. Rente. Verschiedene Verschlimmerungsansträge wurden in den folgenden Jahren bei gleichbleibendem Befund abgelehnt, bis 1938 ein Gutachter außer der rechtsseitigen Facialisschwäche noch eine Erschwerung der rechtsseitigen Fingerbewegungen, auf psychischem Gebiet eine Schwerfälligkeit und encephalographisch eine leichte Vergrößerung der Ventrikel fand und hieraus erstmalig auf eine Hirnverletzung schloß. Daraufhin wurde eine Kontrolluntersuchung in unserer Klinik veranlaßt.

Beobachtung vom 31. X. bis 5. XI. 1938: Früher nie ernstlich krank, seit 1909 Arbeiter in einer Hutfabrik. Die Verwundung erhielt er im Stehen. Er verspürte einen Schlag auf den Kopf, dann sank er zusammen, war kurze Zeit bewußtlos, kann sich an die folgenden Wochen nur undeutlich erinnern, konnte anfangs nicht selbst essen. Nach der Entlassung aus dem Lazarett hatte er leichten Dienst, später in der Hutfabrik leichte Arbeit. Er klagt seit der Verwundung über Kopfschmerzen, Schwindel, Gedächtnisschwäche und Reißen im re. Arm. Die Beschwerden haben ganz allmählich an Intensität zugenommen, seit 1 Jahr klagt er auch noch über Atemnot beim Treppensteigen und abendliches Anschwellen der Füße. Er klagt jetzt ständig über dumpfen Druck im Kopf, der nie ganz verschwindet, bei Witterungswechsel, Anstrengung und Aufregung zunimmt. Der Schwindel tritt bei raschen Bewegungen, beim Bücken und manchmal beim Gehen auf der Straße für 5—10 Minuten auf. Es wird dabei schwarz vor den Augen, er taumelt und muß sich festhalten, fällt nicht um. Das Gedächtnis ist schlecht. Er verliert oft den Faden im Gespräch oder vergißt Besorgungen. Er ist leicht reizbar und aufbrausend, ist am liebsten für sich allein, geht nicht mehr in Gesellschaft. Auch Kartenspiel oder Kinobesuch vermeidet er, weil es ihn zu sehr aufregt. Im re. Arm hat er manchmal reißende Schmerzen, außerdem wird der Arm leichter müde, so daß er ihn nach der Arbeit kaum mehr hochheben kann.

Befund: P. macht einen etwas zittrigen Eindruck, ist in seinen Bewegungen langsam, sonst aber unauffällig. Sternförmige Narbe in der li. Parietalgegend neben der Scheitelhöhe, darunter tiefe Knochendelle ohne Pulsation. Schädeldach nicht klopfempfindlich. Aromatische Riechstoffe werden schlecht benannt aber bds. sicher differenziert. Der re. Mundwinkel steht etwas tiefer als der li., konstante Innervationsdifferenzen bestehen aber nicht. In der Motilität der Arme bestehen keine Seitendifferenzen, differenzierte Fingerbewegungen werden bds. langsam, aber gleich ausgeführt; keine Differenzen der Armreflexe. BDR. konstant re. schwächer und rascher erschöpflich. An den Beinen keine Motilitätsstörungen oder Reflexdifferenzen. Beim Romberg leichtes unsystematisches Schwanken. Geringe Herabsetzung der Berührungs- und Schmerzempfindung am re. Arm ohne Qualitätenausfälle. Intern kein krankhafter Befund, RR. 120/65. Psychisch wirkt P. anfangs ausgesprochen hilflos und verschüchtert. Es gelingt ihm erst nach einigen Tagen, sich in die neue Situation einzupassen, dann wird er etwas freier, ist aber jetzt ausgesprochen schwerfällig und stumpf. Er bringt keinerlei Wünsche vor, sitzt ständig allein in seinem Zimmer, unterhält sich nicht mit anderen Kranken, interessiert sich weder für die Dauer seines Aufenthaltes noch für seine bevorstehende Entlassung, läßt nicht einmal der Frau die deswegen erforderliche Benachrichtigung zukommen. Er spricht von sich aus fast gar nicht, antwortet nur auf Fragen und auch dies oft erst nach wiederholtem Drängen. Affektiv ist er stumpf, seine Klagen bringt er ziemlich monoton vor. Auf intellektuellem Gebiet sind keine Ausfälle festzustellen. Röntgenaufnahmen des Schädels ergeben außer dem Knochendefekt nichts Pathologisches.

Paul P. hat eine Verwundung erlitten mit einer Knochenimpression, Duraverletzung und subduralem Hämatom in der li. Parietalgegend. Es bestand eine nicht sofort mit dem Trauma einsetzende Bewußtseinstrübung und eine leichte Halbseitenlähmung re. Später entwickelte sich ein traumatischer Hirnschaden mit geringen, etwas wechselnden neurologischen Ausfällen im Sinne einer rechtsseitigen Halbseitenstörung und deutlichen, früher nicht richtig gewürdigten psychischen Störungen, sowie einem geringen Hydrocephalus int. Das Leiden zeigt eine sehr geringe Progredienz. P. ist Hirnverletzter, EM. 50 %.

3. Contusio cerebri.

Fall 15. Alfred K., geb. 10. VI. 1904, Zugführer. Stieß am 8. VIII. 1938 auf dem Motorrad mit einem Lastwagen zusammen. Fiel mit der li. Kopfseite gegen die Hinterachse des Wagens, verspürte einen dumpfen Schlag, war aber nicht bewußtlos, wollte sofort wieder aufstehen, merkte, daß der li. Arm gebrochen war und an der li. Stirnseite eine stark blutende Wunde bestand. Er wurde ins Krankenhaus transportiert. Hier fand sich außer einem linksseitigen Oberarmbruch eine offene Impressionsfraktur an der li. Stirnseite, darunter eine Dura- und Hirnverletzung. Neurologische Ausfälle bestanden nicht. Beim Aufstehen nach 14 Tagen klagte K. über Kopfschmerzen und Schwindelanfälle, nach Abheilen der Oberarmfraktur wurde er aus dem Krankenhaus entlassen.

Beobachtung vom 19. XI. bis 6. XII. 1938: An den Unfallvorgang und an die folgende Zeit hat er eine klare, lückenlose Erinnerung. Er war zu keiner Zeit bewußtlos, hatte keine Übelkeit. Erst nach dem Aufstehen im Krankenhaus stellten sich Kopfschmerzen und Schwindel ein. Die Schmerzen treten beim Gehen infolge der Erschütterung ein, aber auch unabhängig davon, besonders bei schlechter Witterung. Beim Bücken wird ihm schwindlig und er fängt an zu schwanken, beim Aufrichten aus dem Liegen wackeln für kurze Zeit die Gegenstände vor den Augen und er bekommt ein „unangenehmes Gefühl" im Kopf. Er ist seit dem Unfall ziemlich vergeßlich geworden, besonders hat er seine technischen Kenntnisse nicht mehr so zur Hand, muß „sie erst mühsam zusammenkramen im Verstandeskasten". Er ermüdet leichter und kann z. B. bei Vorträgen nicht mehr gut folgen. Die Stimmung ist gut, er ist aber noch empfindlich gegen Lärm. Nach Geschlechtsverkehr hatte er seit dem Unfall noch kein Verlangen.

Befund: Guter AZ. Ist sehr gesprächig, aber in den Bewegungen langsam und vorsichtig, insbesondere beim Aufrichten aus dem Liegen. Auf der li. Stirnseite reizlose Narbe, in deren Mitte pflaumenkerngroßer, lebhaft pulsierender Knochendefekt. Geringe Klopfempfindlichkeit in der Umgebung des Defektes. Riechvermögen ungestört. Beim Seitwärtsblick bds. einige Einstellungszuckungen, sonst Augenbewegungen ungestört. Geringe mimische Facialisparese re. Peripher bedingte Plexuslähmung am li. Arm. Sonst neurologisch kein krankhafter Befund. Intern o. B. RR. 105/70. Psychisch ist K. klar und orientiert. Er ist flach euphorisch verstimmt, zeigt einen erheblichen Rededrang, erzählt mit ziemlich geschmacklosem Humor von der Schwere seiner Verletzung („Das Gehirn hat wie Rührei ausgesehen") und von der Möglichkeit des Todes („Dann benachrichtigen Sie den Feuerbestattungsverein, da bin ich Mitglied". Will dem Arzt „die Birne vermachen … wenn Sie die gebrauchen können"). Weiter betont er ständig sein völliges Wohlbefinden, ergeht sich in langatmigen Lobpreisungen über die ärztliche Behandlung. Dabei wirkt er flach, die Redewendungen wiederholen sich stereotyp. Auf Station lebt er sich gut ein, ist ziemlich geschäftig, sehr höflich und leicht zu lenken. Intellektuelle Ausfälle bestehen nicht. Liquor o. B. Die Schädelaufnahmen zeigen den Knochendefekt im li. Frontale. Im Encephalogramm sind die Seitenventrikel symmetrisch erweitert, das li. Temporalhorn verläuft höher als das re., sonst regelrechter Befund. Nach der Encephalographie, bei der 75 ccm Liquor suboccipital entleert wurden, klagte K. einige Tage lang über erhebliche Kopfschmerzen, dabei wölbte sich an dem sonst eingesunkenen Defekt deutlich gespannter Schädelinhalt vor. Die Beschwerden gingen rasch zurück, K. gab an, nach der Encephalographie freier im Kopf zu sein. In seinem Wesen machte sich jetzt eine zunehmende Antriebslosigkeit und Stumpfheit bemerkbar, die Euphorie mit vermehrtem Rededrang kam nur noch zeitweilig durch.

Am 20. VIII. 1939 teilte K., der zu einer Nachuntersuchung nicht erschienen war, brieflich mit, daß er bei schlechter Witterung über gedrückte Stimmung zu klagen habe. Er hat selten Kopfschmerzen. Bei schwerem Heben, Bücken und längerem Aufenthalt in der Sonne bekommt er Schwindel. Rechnen fällt ihm schwer, Ärger und Aufregungen geht er aus dem Wege, da ihm „dieser Kram nicht bekommt". Er kann im Gegensatz zu früher keinen Sport mehr treiben, trinkt keinen Alkohol und keinen Bohnenkaffee. Arbeitet jetzt im Büro, da er im Fahrdienst nicht mehr verwendet wird. Macht anscheinend vollen Dienst, ist aber „abends heilfroh, wenn er unbehelligt nach Hause gehen kann".

Alfred K. hat eine sichere Stirnhirnzertrümmerung erlitten, ohne daß es bei dem Unfall zu einem Kommotionssyndrom gekommen wäre. Es entwickelte sich ohne sichere neurologische Ausfälle (Facialisparese ?) eine Euphorie, die aber einige Monate nach dem Unfall wieder abklingt und dem typischen Bild des traumatischen Hirnschadens Platz macht.

Fall 16. Ernst V., geb. 8. VIII. 1888, Schneidermeister. Der damalige Unteroffizier V. erhielt am 16. IX. 1915 einen Tangentialquerschuß durch die hinteren Ränder beider Scheitelbeine. Lazarettkrankenblätter liegen erst vom 13. X. 1915 ab vor. Damals war die Kopfwunde durch Granulationen geschlossen und es bestand eine spastische Lähmung beider Beine. Nach Abheilung der Wunde blieb ein pulsierender Knochendefekt und eine Lähmung im li. Bein; im Februar 1916 wurde V. dienstunfähig aus dem Lazarett entlassen und erhielt eine 80proz. Rente. Mit einem Stützapparat am li. Unterschenkel konnte er ganz gut gehen, so daß die Rente allmählich auf 50% herabgesetzt wurde. V. arbeitete nach dem Kriege selbständig als Schneider. 1934 stellte er einen Verschlimmerungsantrag und klagte bei der Nachuntersuchung außer den Gehörstörungen über Konzentrationsschwäche, Vergeßlichkeit und tagelang anhaltende Erregungs- und Verstimmungszustände. Bei der Untersuchung bestanden die Lähmung des li. Beines und doppelseitige spastische Zeichen sowie sensible Ausfälle, psychisch fiel ein erregtes Verhalten auf. Es wurde das Bestehen epileptischer Verstimmungszustände angenommen und die Rente auf 80% festgesetzt. Von 1935 ab traten häufiger epileptische Absenzen auf, in denen V. unter anderem auch Fehler beim Zuschneiden machte und er wurde zunehmend vergeßlich, so daß er 1936 seine Arbeit aufgab und nur noch in Begleitung auf die Straße ging.

Beobachtung vom 21. bis 26. VI. 1938: Die Verwundung erhielt er in gebückter Stellung. Dabei sackten ihm plötzlich die Beine weg, er hatte das Gefühl, als seien sie ihm abgerissen. Im Kopf verspürte er nur ein Brummen. Er kann sich an die Situation genau erinnern; der Hauptmann sagte ihm, daß die Beine gelähmt seien. Bewußtlos war er nach der Verwundung überhaupt nicht, hat aber bis zur Operation, die 12 Stunden später stattfand, stark gebrochen. Anfangs bestand eine Lähmung beider Beine, die aber re. fast vollständig verschwand. Das Wasserlassen war nicht gestört. Links kann er den Fuß nicht bewegen, trägt deswegen einen Stützapparat. Die Lähmung blieb seit Kriegsende ziemlich unverändert, er ist aber vergeßlich geworden, kann sich schlecht konzentrieren und ist leicht zu Tränen gerührt. Die Ehefrau berichtet noch, daß bei V. in größeren Abständen nachts im Schlafe große epileptische Krampfanfälle auftreten, von denen er selbst nichts weiß. Am Tage kommen solche Anfälle nicht, dagegen kurzdauernde Zustände von Geistesabwesenheit, bei denen er plötzlich aufhört zu sprechen, vor sich hinstarrt, gelegentlich auch von etwas anderem spricht oder beim Gehen gegen Hindernisse anläuft. Außerdem bestätigt die Ehefrau, daß V. sehr vergeßlich, langsam und umständlich geworden ist, gelegentlich ist er für $^1/_2$ Tag schwer verstimmt und reizbar. Er ist immer müde und schläft sehr viel, beschäftigt sich in den letzten Jahren gar nicht mehr, geht nur etwas in stillen Straßen spazieren, sonst liegt er untätig im Hause herum.

Befund: Guter AZ. In Scheitelmitte, überwiegend nach li. gelegen, reizlose Narbe, darunter pulsierender Knochendefekt. Schädel nicht klopfempfindlich. Hirnnerven und Arme o. B. BDR. re. schwächer als li. Im re. Fuß und im ganzen li. Bein wird anfangs eine grob funktionelle Parese gebildet, die in deutlichem Gegensatz zu den sonstigen motorischen Leistungen steht. Nach einigen Tagen verschwindet diese Ausgestaltung völlig; dann sind am re. Bein nur die Zehenbewegungen etwas ungeschickt, während li. eine deutliche Parese der Fuß- und Zehenbewegungen besteht. Beim Gehen hängt die li. Fußspitze und wird circumduziert. PSR. und ASR. bds. gesteigert, Rossolimo und Mendel-Bechterew bds. +, Plantarreflex li. wesentlich schwächer als re. Bei der Sensibilitätsprüfung besteht zunächst eine völlige psychogene Anästhesie und Analgesie unterhalb des li. Knies, später zeigt sich nur noch eine leichte und distal zunehmende Herabsetzung der Berührungsempfindung am li. Unterschenkel. Intern o. B. RR. 130/90. Psychisch fällt lediglich eine abnorme Ermüdbarkeit und eine gedrückte Stimmung auf. Sonst zeigen sich keine auffälligen Veränderungen. Im Liquor normale Verhältnisse. Im Encephalogramm ist der li. Seitenventrikel erweitert und nach dem Knochendefekt zu ausgezogen.

Ernst V. hat ohne begleitende Bewußtlosigkeit eine Mantelkantenverletzung erlitten, von der jetzt noch spastische Erscheinungen an beiden Beinen und leichte sensible Ausfälle nachzuweisen sind. Daneben besteht eine geringe hirntraumatische

Wesensveränderung und eine traumatische Epilepsie, die sich in nächtlichen Anfällen, ärztlich schon beobachteten Absenzen und Verstimmungszuständen äußert. EM. von 80 % wohlwollend.

Fall 17. Willy Ma., geb. 25. XI. 1895, Maler. Am 5. VII. 1916 Kopfschuß re. neben der Scheitellinie. Hier waren 2 Schußöffnungen im Abstand von 5 cm sichtbar, der Schädelknochen war im ganzen Schußverlauf zertrümmert, aus den Wunden entleerten sich große Stücke Cerebrum. Es bestand eine komplette linksseitige Lähmung, Babinski bds. +. Am 11. VII. und 2. XI. 1916 wurde versucht, den Knochendefekt durch einen Span aus dem Schienbein zu decken. Die Lähmung im li. Bein ging etwas zurück. Ma. wurde anfangs 1917 aus dem Heeresdienst entlassen und nahm 1919 seinen Malerberuf wieder auf. Er erhielt eine 40proz. Rente, die 1924 auf 50% erhöht wurde. 1921 klagte Ma. erstmalig bei einer Nachuntersuchung über Zucken im li. Arm. In späteren Jahren traten verschiedentlich Krampfanfälle mit Bewußtseinsstörungen auf. 1935 gab er seine Berufsarbeit endgültig auf und stellte 1937 einen Verschlimmerungsantrag.

Beobachtung vom 2. bis 17. II. 1938: Die Verwundung erhielt er im Stehen, er stürzte zu Boden und war linksseitig gelähmt, so daß er die Verwundung zunächst an der li. Brustseite suchte und erst durch die starke Blutung auf die Kopfwunde aufmerksam wurde. Er war nach der Verwundung nicht bewußtlos, hat aber an die folgenden Wochen, in denen er in verschiedenen Lazaretten war, nur eine geringe Erinnerung. Die Lähmung besserte sich in verhältnismäßig kurzer Zeit; zuerst wurde der schiefe Mund wieder gerade, denn besserte sich die Gehfähigkeit so weit, daß er kaum mehr eine Behinderung merkte, nur der Arm blieb praktisch gebrauchsunfähig, insbesondere waren feine Fingerbewegungen unmöglich. 1919 nahm er seinen Malerberuf wieder auf, die Lähmung blieb seither unverändert. Sonst haben aber die Beschwerden allmählich zugenommen. Sie bestehen in rechtsseitigen Kopfschmerzen, Störungen von Gedächtnis und Konzentrationsfähigkeit und außerdem in Krampfanfällen. Krampfzustände im li. Arm sind schon vor der 2. Operation im November 1916 aufgetreten und kommen seither in Abständen von Wochen oder Monaten. Sie beginnen mit einer Beklemmung der li. Brustseite, dann treten — in der Hand beginnend — aufsteigende Zuckungen im li. Arm ein, der Kopf wird nach re. verzogen. Dauer bis 15 Minuten. Bewußtsein dabei ungestört. Dann treten für Sekunden Zustände auf, in denen alles vor den Augen verschwimmt und kleiner erscheint und Gesprochenes nur unklar ans Ohr dringt. Endlich sind im ganzen 3 große Krampfanfälle aufgetreten (1921, 1927, 1937), vielleicht auch dazwischen noch einige nächtliche Anfälle.

Befund: Guter AZ. Reizlose Narbe am Kopf, re. neben der Mittellinie verlaufend. Der darunter liegende Knochen ist uneben und teilweise eingedellt, keine Pulsation. Klopfempfindlichkeit der rechten Kopfseite. Durchgehende spastische Hemiparese li., die am stärksten den Arm, weniger Facialis und Bein betrifft. Eigenreflexe li. durchgehend gesteigert mit erschöpflichem Fußklonus. Knipsreflex, Trömner li. +, bei Bestreichen der li. Fußsohle Spreizphänomen. Gang li. hinkend, Romberg +. Sensibilität auf der ganzen li. Körperhälfte, nach den Extremitätenenden zunehmend, gestört. Besonders schwer sind Zahlenlesen und Stereognose an der li. Hand gestört. Sehr lebhafter Dermographismus, starkes Schwitzen, Erythema fugax. Sonst kein krankhafter neurologischer Befund. RR. 105/65. Psychisch fällt eine abnorme Erregbarkeit auf, die bei den geringsten Anlässen einsetzt, mit starken vasomotorischen Störungen einhergeht und in einem deutlichen Gegensatz steht zu der Indolenz, die Ma. gegenüber seinem Leiden zeigt. Abgesehen von einer Neigung zu Pedanterie und zum Bilden von geschraubten

Sätzen und ungewöhnlichen Ausdrücken, ist er sonst nicht auffällig, nicht verlangsamt; ordnet sich gut in das Stationsleben ein. Im Liquor kein krankhafter Befund. Die Röntgenaufnahmen des Schädels zeigen einen Knochendefekt im re. Parietale, der transplantierte Knochen ist bis auf seinen hinteren Anteil in Resorption übergegangen. Im Encephalogramm ist der re. Seitenventrikel etwas weiter als der li. und in seinem Zentralteil nach dem Defekt zu ausgezogen (Abb. 6).

Schußverletzung der re. Parietalregion mit schwerer Gehirnzertrümmerung ohne Bewußtlosigkeit. Linksseitige Halbseitenlähmung, traumatische Epilepsie mit Jackson-Anfällen, nur geringe psychische Veränderungen. EM. 70 %.

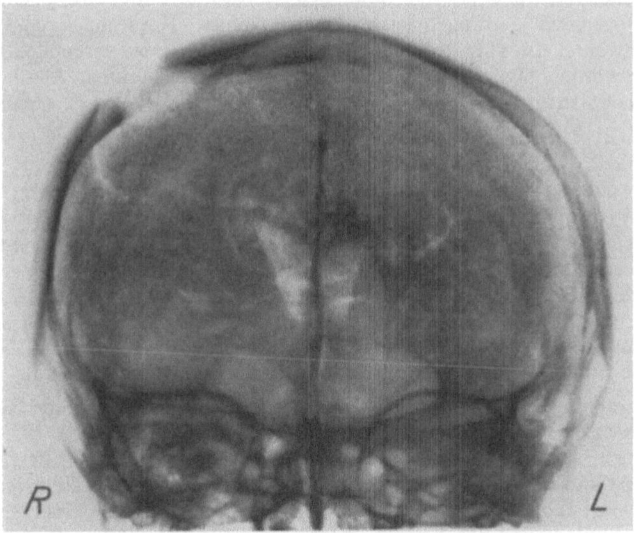

Abb. 6.   Willi Ma.   (Fall 17).

Fall 18. Walter W., geb. 13. III. 1912, Arbeiter. Wurde am 25. VII. 1929 von einem herabstürzenden Balken auf den Kopf getroffen. Kam sofort ins Krankenhaus. War bei der Aufnahme tief bewußtlos, Puls 50 pro Minute, Hämatom in der rechten Scheitelgegend, röntgenologisch Schädelfraktur. Weitere Berichte aus dem Krankenhaus, in dem W. bis zum 20. IX. 1929 war, liegen nicht vor. Bei einer Untersuchung am 25. XI. 1929 klagt W. über eine leichte Sprachstörung, Unsicherheitsgefühl und Schläfrigkeit. Bei der Untersuchung konnte er Testworte nicht richtig nachsprechen, außerdem war die li. Großzehe in der Beugung behindert, die PSR. waren gesteigert. W. erhielt eine 40proz. Rente. Am 22. VII. 1930 klagte W. noch über Störungen beim Sprechen, Kopfschmerzen, rasche Ermüdbarkeit und Gangstörung. Es fand sich noch eine geringe Sprachstörung und eine Steigerung des li. PSR., die li. Großzehe war verdickt, die Zehen gebeugt, konnten aber bewegt werden. Die Verdickung der Großzehe wurde nicht als *Unfallfolge angesehen und die Rente auf 20% herabgesetzt.* Am 20. II. 1931 waren Klagen und Befund unverändert, lediglich die Reflexdifferenz wurde nicht mehr festgestellt. Die Rente blieb unverändert, kam aber Ende August 1932 infolge Notverordnung in Wegfall. Im März 1935 stellte W. einen Verschlimmerungsantrag wegen Gedächtnisschwäche und Verkrüppelung des li. Fußes.

Beobachtung vom 23. bis 27. IV. 1935: An den Unfall hat er keine eigene Erinnerung, er war dabei bewußtlos und kam erst nach 11 Tagen im Krankenhaus wieder zu sich. Er hatte zuerst eine Sprachstörung, konnte nicht sprechen, aber auch die Anderen nicht verstehen. Diese Sprachstörung bildete sich allmählich zurück, zeigte sich aber noch lange Zeit darin, daß er einzelne Worte nicht fand oder entstellt aussprach. Sonst hatte er zunächst keine Beschwerden, als er aber wieder aufstehen konnte, merkte er, daß er beim Gehen rasch ermüdete. Auch dies besserte sich. er kann aber seit dem Unfall am li. Fuß keine Pantoffel mehr tragen, weil er sie immer verliert. $^{1}/_{2}$ Jahr nach dem Unfall nahm er die Arbeit wieder auf. Seit Weihnachten 1934 ist die Beweglichkeit des li. Fußes noch schlechter als früher, er ermüdet jetzt auch leichter beim Gehen. Kopfschmerzen treten sehr selten, Schwindel nie auf. Sprache jetzt ungestört. Er ist vergeßlich und interesseloser geworden. Potenz ungestört, hat sich 1934 verheiratet. Alkohol verträgt er nicht mehr so gut wie früher.

Befund: Guter AZ. Schädel äußerlich o. B. Horizontalnystagmus beim Seitwärtsblick, nach re. lebhafter als nach li. Sonst Hirnnerven o. B. Keinerlei aphasische oder artikulatorische Störungen. Motorik und Reflexerregbarkeit an Armen und Rumpf ungestört. Leichte spastische Parese im li. Bein mit erheblicher Erschwerung der Zehenbewegung und hinkendem Gang. PSR. und ASR. li. gesteigert, unerschöpflicher Fußklonus, Babinski, Oppenheim li. +, re. Reflexe regelrecht. Leichte Hypästhesie an der Unterfläche der li. Zehen. Sonst neurologisch o. B. RR. 130/70. Psychisch ist E. geordnet und unauffällig, er paßt sich gut in das Stationsleben ein, ist höflich und willig. Stimmung ausgeglichen. Keine Störungen der intellektuellen Leistungen. Schädel röntgenologisch o. B.

Es wurde die Diagnose auf eine cerebrale Monoplegie gestellt und die EM. auf 30% geschätzt. Bei stationären Nachuntersuchungen 1936 und 1938 war der organisch-neurologische Befund auch in Einzelheiten unverändert. Im Zusammenhang mit Arbeitsschwierigkeiten (W. konnte in seinem kleinen Heimatdorf keine leichte Arbeit bekommen) trat aber eine erhebliche psychogene Überlagerung mit deutlichen Rentenwünschen hervor. Anzeichen einer organischen Wesensveränderung fehlten nach wie vor.

Walter W. hat zweifellos ein schweres Trauma erlitten mit langdauernder initialer Bewußtlosigkeit und vorübergehender Sprachstörung, deren Natur allerdings aus den dürftigen Unterlagen nicht zu entnehmen ist. Außerdem aber besteht seit dem Unfall eine eindeutige cerebrale Monoplegie des li. Fußes, deren Zusammenhang mit dem Unfall zweifelsfrei ist. Auf psychischem Gebiet bestehen keine bei der Untersuchung faßbaren Ausfälle, lediglich die Klagen über Vergeßlichkeit und Interesselosigkeit weisen auf solche hin. Die psychogene Überlagerung, die erst nach unserer ersten Untersuchung im Zusammenhang mit beruflichen Schwierigkeiten einsetzte, kann nicht als Ausdruck einer organischen Wesensveränderung aufgefaßt werden. Die Berentung mit 30% erscheint, da W. Hirnverletzter ist, vielleicht etwas niedrig. Andererseits sind die neurologischen Ausfälle recht gering und die psychogene Überlagerung macht eine Rentenerhöhung unerwünscht.

Fall 19. Hermann S., geb. 7. III. 1897, Schmied. Am 9. VI. 1918 durch Granatsplitter auf der Scheitelhöhe verwundet, die Wunde reichte bis auf den Knochen, der aber nicht durchschlagen war. Es bestand eine rechtsseitige Facialisparese und Lähmung beider Beine; außerdem konnte S. nach der Verwundung das Wasser nicht recht halten und mußte häufig urinieren. Die Lähmungen gingen allmählich zurück, am 9. XI. 1918 wurde S. aus dem Lazarett und im Mai 1919 aus dem Heeresdienst entlassen. Damals fand sich noch eine leichte rechtsseitige Facialis- und Hypoglossuslähmung, an den Beinen wurden keine motorischen Ausfälle festgestellt, er klagte aber noch über Kopfschmerzen, Schmerzen im li. Bein bei Beanspruchung und darüber, daß er in der Kälte das Wasser schlecht halten konnte. Er erhielt eine 25 proz. Rente, die 1922 auf der Basis von 15 % abgefunden wurde. 1926 stellte er einen erneuten Rentenantrag, klagte dabei über Kopfschmerzen, Erschwerung des Denkens, Vergeßlichkeit, leichte Reizbarkeit, Müdigkeit in beiden Beinen, häufiges Erschlaffen des li. Armes und unfreiwilligen Urinabgang bei Erkältungen. Die Untersuchung ergab lediglich eine Reflexsteigerung am li. Arm. Die EM. wurde ohne Annahme einer Verschlimmerung auf 30 % geschätzt und S. bezog eine entsprechende Rente. 1933 stellte er einen Antrag auf Rentenerhöhung, gestützt auf ein Attest, in dem erstmalig eine Mantelkantenverletzung festgestellt wurde. Im Verlauf des sich nun entwickelnden Rechtsstreites wurde S. in unserer Klinik begutachtet.

Beobachtung vom 5. bis 10. IV. 1937: Von der Verwundung kann er sich noch dunkel an die Detonation der Granate erinnern, dann wurde er bewußtlos und kam erst am nächsten Tage im Lazarett wieder zu sich. Er war in den ersten Wochen noch stark benommen und kann sich an diese Zeit nur sehr summarisch erinnern. Er konnte anfangs die Beine nicht bewegen, machte das Bett naß und ließ auch einige Male Stuhl unter sich, wurde deshalb von den Schwestern gerügt. Bei der Entlassung aus dem Lazarett klagte er noch über Schmerzen im Kopf und im li. Bein, hatte ein taubes Gefühl in beiden Fußsohlen. Im Herbst 1919 nahm er seine Arbeit als Schmied wieder auf, war ihr aber nicht mehr gewachsen und wurde bald entlassen. Er machte zunächst noch leichtere Arbeiten, seit 1927 betreibt er mit seiner Frau einen kleinen Textilwarenladen. Seine Beschwerden haben im Laufe der Jahre allmählich zugenommen. Er klagt über Kältegefühl und Taubheit in beiden Füßen, ziehende Schmerzen und rasche Ermüdbarkeit im linken Bein. Bei Aufregungen bekommt er plötzlichen Harndrang, muß dann aber lange pressen, ehe der Urin kommt. Sonst ist das Wasserlassen ungestört. Im Kopf hat er ein ständiges, sehr quälendes Druckgefühl, das nur einmal vor 2 Jahren für eine Nacht verschwunden war. In seinem Wesen ist er langsamer geworden, er braucht zu allen Verrichtungen (Anziehen, Essen usw.) viel längere Zeit als früher. Auch das Sprechen und Denken ist langsamer geworden. Er ist vergeßlicher geworden, besonders vergißt er Namen und Zahlen. Schwierigeren geistigen Arbeiten ist er überhaupt nicht gewachsen, so kann er die Steuersachen seines kleinen Geschäfts nicht mehr selbst machen. In der Hauptsache führt überhaupt seine Frau das Geschäft, „die ist da besser bewandert". Er ist leichter reizbar als früher, regt sich momentan sehr rasch auf, doch verfliegt die Erregung auch schnell wieder. Er hat wegen seiner Grobheit öfters Differenzen mit der Kundschaft. Die Potenz hat nachgelassen, er ist seit 1922 verheiratet, hat keine Kinder.

Befund: In der Parietalgegend findet sich eine in der Mittellinie verlaufende 4 cm lange, $^1/_2$ cm tiefe Knochenrinne, darüber eine reizlose Narbe. Keine Pulsa-

tion. Umgebung der Narbe etwas klopfempfindlich. Auf dem re. Nasenloch werden
aromatische Riechstoffe wahrgenommen, aber nicht differenziert, sie riechen nur
„stärker“, „strenger“, „schwächer“. Chloroform und Trigeminusreizstoffe werden
richtig erkannt; li. ist das Riechvermögen ungestört. Geringe mimische Facialisparese, leichtes Abweichen der Zunge nach re. Leichte Ungeschicklichkeit in der
li. Hand, die über das normale Maß beim Rechtshänder hinausgeht, Radius-Periostreflex li. eine Spur lebhafter, sonst Befund an Armen und Rumpf regelrecht. Grobe
Kraftleistung in den Beinen ungestört, Zehenbewegungen bds. sehr ungeschickt,
nur im Rahmen von Massenbewegungen möglich; PSR. und ASR. bds. lebhaft,
erschöpflicher Fußklonus. Bds. positiver Strümpell, sonst keine spastischen

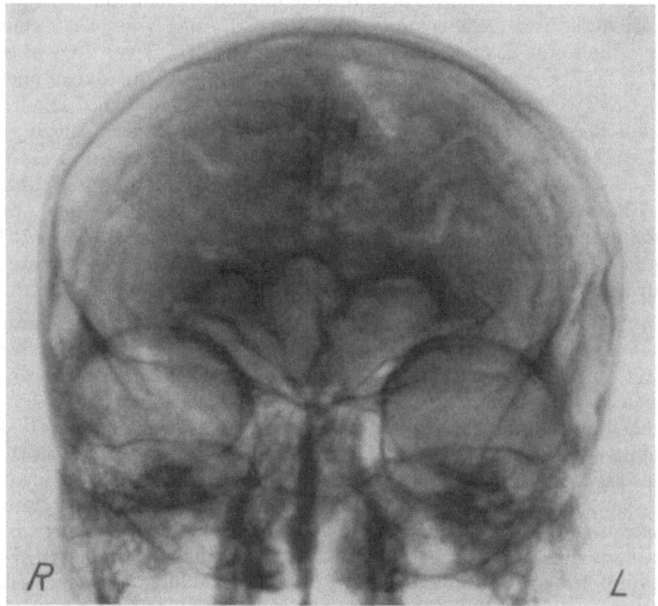

Abb. 7. Hermann S. (Fall 19).

Zehenzeichen. Gang etwas unsicher, tastend, aber nicht grob ataktisch; Romberg
stark +. KHV. bds. etwas unsicher. Von der Mitte des li. Oberschenkels abwärts
wird nach distal zunehmend eine Hypästhesie angegeben ohne gröbere Ausfälle.
An beiden Füßen bestehen schwerere sensible Ausfälle. Hier werden feine Berührungen nicht wahrgenommen, wohl aber Druck und bewegte Reize; Temperatur-
und Schmerzempfindung herabgesetzt. Am stärksten sind die epikritischen Funktionen gestört, bei rascher Ermüdbarkeit des Sinnesfeldes treten Funktionswandel
und Reizverschmelzung auf; Lagesinn in beiden Großzehen erheblich gestört,
die Ausfälle sind am re. Fuß etwas schwerer als li. Sonst Sensibilität völlig ungestört. Intern o. B. RR. 120/80. Psychisch fällt eine deutliche Verlangsamung auf.
S. spricht nur zögernd, nach längerem Überlegen, bemüht sich dabei pedantisch
um einen klaren Ausdruck, verbessert sich immer wieder, auch in Kleinigkeiten.
Er beteiligt sich gut an der Unterhaltung, führt aber das Gespräch von sich aus
nicht weiter, sondern bemüht sich nur, das bereits besprochene Thema immer von

neuem zu wiederholen. Bei Themawechsel benötigt er längere Zeit zur Umstellung. Seine Beschwerden usw. schildert er im allgemeinen auffallend sachlich und unpersönlich, gelegentlich wird er unmotiviert gerührt, die Emotion klingt aber bald wieder ab. Dabei, wie bei wiederholter Erzählungen gleicher Dinge, fällt eine gewisse Stereotypie auf. Einfachere intellektuelle Leistungen werden in abnorm langer Zeit, aber sonst richtig, ausgeführt, bei schwierigeren wird er unsicher, überblickt sie ungenügend und schwankt in seinen Entschlüssen. In seinem Verhalten auf Station ist er stets ruhig, freundlich, leicht lenkbar, zieht sich aber sehr zurück, auch vom Verkehr mit anderen Kranken. Im Liquor kein krankhafter Befund. Auf der a. p.-Aufnahme des Schädels findet sich links von der Mittellinie eine geradlinige Aufhellung, die der tastbaren Knochenrinne entspricht. Die Encephalographie, bei der suboccipital 50 ccm Liquor glatt entleert werden, ergibt keine Luftfüllung der Ventrikel, dagegen eine umschriebene Luftansammlung unter dem Knochendefekt (Abb. 7). Nach der Encephalographie, die sonst glatt überstanden wird, kann S. 12 Stunden lang keinen Urin lassen, erst abends, nachdem er aufgestanden ist, erfolgt nach längerem Pressen eine Urinentleerung.

Nach einem Streifschuß in Scheitelmitte ist bei Hermann S. ein Mantelkantensyndrom mit motorischen und sensiblen Ausfällen in beiden Beinen, Blasen- und Mastdarmstörungen aufgetreten, das trotz typischer Ausprägung lange Zeit nicht erkannt wurde. Außerdem besteht eine hirntraumatische Wesensveränderung, die langsam zunimmt. Auffällig ist bei der Encephalographie die Nichterfüllung des Ventrikelsystems trotz einwandfreier Technik. Hermann S. ist Hirnverletzter, EM. 70%.

Fall 20. Willi P., geb. 31. VIII. 1898, Bürgermeister. Wurde am 31. III. 1938 bei einem Zusammenstoß aus dem Auto geschleudert. Wurde bewußtlos weggetragen, war sehr unruhig, schlug um sich und schrie unverständliche Worte. Mußte auf dem Transport zum Krankenhaus von 2 Personen festgehalten werden. Hier war er bei der Aufnahme bewußtlos, reagierte nur auf starke Schmerzreize, ließ unter sich. Er hatte mehrere Kopfwunden, ein Hämatom um das rechte Auge und eine linksseitige Unterschenkelfraktur. Er lag 10 Tage bei voller Bewußtlosigkeit, war dabei zeitweilig so unruhig, daß er kaum im Bett gehalten werden konnte und dauernd Morphium bekam. Allmählich besserte sich der Zustand, er schlug die Augen auf, gab durch Handbewegungen Willensäußerungen kund. Sprechen konnte er anfangs überhaupt nicht, dann kamen nur unverständliche Laute und erst später lernte er einzelne Worte richtig sprechen. Die Unruhe ließ allmählich nach, die Morphiummenge wurde nach 10 Tagen herabgesetzt, nach 18 Tagen ganz gestrichen. Es trat eine täglich zunehmende Besserung ein, mitunter gab er auf Fragen Antwort, aber bald „redete er wieder alles durcheinander". Er war zeitlich und örtlich nie voll orientiert, kannte Arzt und Pflegepersonal nicht genau. Später weinte er öfters. Am 5. V. 1938 wurde er zur Weiterbehandlung in unsere Klinik verlegt.

Beobachtung: Bei der Aufnahme ist P. sehr unruhig, läßt sich kaum auf die Untersuchung fixieren. Fünfmarkstückgroße Knochenimpression in der re. Schläfengegend, Gipsverband am li. Bein. Außer einem positiven Oppenheim re., ist, soweit eine Untersuchung möglich, kein krankhafter neurologischer Befund zu erheben. Keine Stauungspapille. Intern o. B. RR. 95/60. Es besteht eine amnestische Aphasie. Das Sprachverständnis ist nicht gestört. Gegenstände werden richtig erkannt und benützt, oft aber nicht benannt. Beim Sprechen massenhaft verbale Paraphasien. P. ist sehr lebhaft, zeigt einen erheblichen Rededrang, erzählt unzusammenhängende Dinge, meist aus seiner Freikorpszeit nach dem Kriege, mischt dabei seinen damaligen Aufenthalt in Schlesien, Orte seiner jetzigen Umgebung in Pommern, Freikorpskämpfe, SA.-Aufmärsche und Dinge aus seinem jetzigen Aufgabenkreis wirr durcheinander. Vielfach sind seine Äußerungen wegen der aphasischen Störungen ganz unverständlich. Er läßt sich bei der Unterhaltung und Untersuchung kaum fixieren, schweift sofort wieder zu seinen endlosen Expektorationen ab. Zeitlich und örtlich ist er völlig desorientiert; zeitliche Angaben macht er überhaupt nicht, als Ort nennt er wahllos irgendwelche Städte seiner Heimat. Arzt und Schwestern erkennt er richtig als solche, begrüßt sie aber als alte Bekannte. Er ist meist freundlich, in den Umgangsformen von übertriebener, geschraubter Höflichkeit, lädt den Arzt zum Essen ein usw. Nur bei Beanspruchung wird er unwillig und ausfallend, vergißt dies aber sofort wieder.

Der Zustand bleibt zunächst unverändert. Abends wird P. öfters unruhig, gereizt, schimpft über irgendwelche Kränkungen, die er erfahren haben will. Es ist dann kaum Kontakt mit ihm zu bekommen, er reißt die Verbände ab, verweigert das Essen. Gelegentlich zeigen die Erregungszustände auch mehr triebhaft-ängstliche Färbung. Er braucht deswegen hin und wieder Scopolamin. Ende Mai tritt eine deutliche Verschlechterung ein. Er schläft sehr viel, ist kaum erweckbar, läßt selten Urin, muß gelegentlich kathetrisiert werden. Auch die Sprache wird schlechter, kaum mehr verständlich. Einmal wird ein großer epileptischer Anfall beobachtet. Keine Stauungspapille. Nach einigen Tagen bessert sich der Zustand wieder und Anfang Juni tritt eine fortschreitende Besserung ein. P. wird zunehmend klarer, er wird sich öfters seiner Krankheit und auch seiner psychischen Defekte bewußt; die Konfabulationen dienen jetzt häufig der Erklärung dieser Defekte. Mitte Juni erfaßt er die Situation richtig, ist aber zeitlich und örtlich desorientiert, glaubt, seit 8 Tagen in einem Krankenhaus seiner Heimat zu sein, erteilt Aufträge, die sich auf seine Amtstätigkeit beziehen. Den Arzt redet er gelegentlich spontan mit Namen an, auf Befragen weiß er diesen aber nicht. Die Sprachstörung ist ebenfalls gebessert, es treten noch reichlich Paraphasien auf, die Wortfindung ist aber kaum mehr gestört.

Ende Juni klagt P. bei weiter zunehmender Besserung des psychischen Befundes gelegentlich über ein taubes Gefühl in der li. Hand. Neurologisch findet sich jetzt eine minimale mimische Facialisparese li., Steigerung der Eigenreflexe am li. Arm mit spastischen Fingerreflexen; geringe Hypästhesie im linken Arm und Bein. Das li. Bein ist infolge der Fraktur um 2 cm verkürzt, diese Verkürzung behindert P. beim Gehen ungewöhnlich stark. Psychisch ist er jetzt klar, zeitlich und örtlich richtig orientiert. Für die Zeit des Unfalls besteht eine völlige Amnesie, die 3 Tage vor dem Unfall beginnt und sich über einen großen Teil seines Aufenthaltes in unserer Klinik erstreckt. Sonst ist das Gedächtnis nicht gestört, dagegen ist die Merkfähigkeit noch erheblich herabgesetzt. So behält er z. B. den Namen des Arztes nicht, obwohl er sich täglich vor der Visite danach erkundigt. Die Sprachstörung ist bis auf seltene Paraphasien und mangelhafte Erinnerung an Eigen- und Ortsnamen verschwunden. Allmählich bilden sich auch diese Reste zurück, P. verfolgt mit steigendem Interesse die Tagesereignisse, kennt das Pflegepersonal mit Namen. Es fällt nur noch ein gewisser Rededrang auf.

Am 9. VIII. 1938 wird eine Encephalographie vorgenommen, die P. gut verträgt. Im suboccipital entnommenen Liquor finden sich 21 mg% Eiweiß, keine Zellen, Kolloidkurven normal. Das Encephalogramm ergibt eine kleine, spitze Ausziehung im parietalen Anteil des li. Seitenventrikels nach außen und oben, sonst normale Verhältnisse (Abb. 8). Am 9. IX. 1938 wird das imprimierte Knochenstück operativ entfernt (Prof. *Tönnis*). Dabei zeigt sich, daß die Impression wesentlich stärker ist, als nach dem Röntgenbild anzunehmen war. Ein Knochenvorsprung des Fragments hat die Dura angespießt, die Dura ist an mehreren Stellen narbig verändert und durchlöchert; darunter zeigt sich narbig verändertes Hirngewebe. Der Eingriff wird gut vertragen.

Anfang Oktober hat P. keine Beschwerden mehr. Die Operationsnarbe ist gut verheilt, der handtellergroße Knochendefekt pulsiert. Neurologisch besteht noch eine leicht mimische Facialisparese li., geringe Steigerung des li. Bicepsreflexes ohne motorische Ausfälle, leichte Schwierigkeit im Erkennen runder Zahlen an der li. Hand. Psychisch besteht noch eine geringe Störung der Merkfähigkeit, vorgesprochene Worte werden nach 2 Minuten nur ungenau wiederholt.

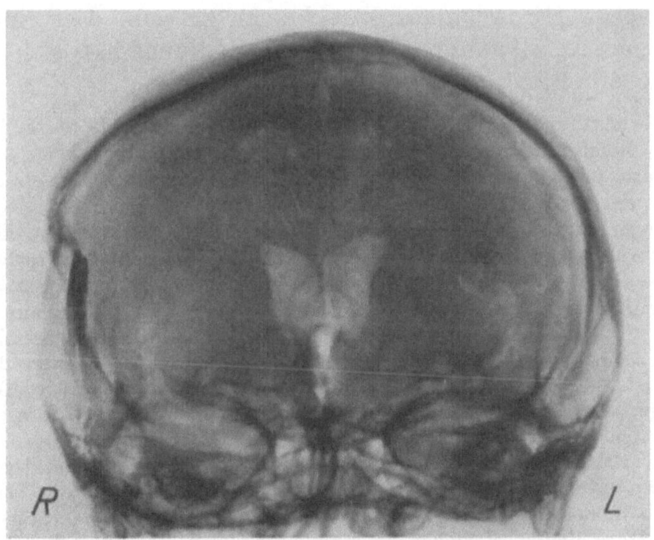

Abb. 8. Willi P. (Fall 20).

Sprache, abgesehen von seltenen, nur im Affekt auftretenden Paraphasien, ungestört.

Am 6. X. 1938 wird P. entlassen, stellt sich nach einem Erholungsurlaub am 1. XI. 1938 wieder vor. Er hat sich gut erholt, machte allmählich auch größere Fußmärsche, ging aber nicht gern in große Städte, weil da „zu viel los ist". Das Gedächtnis ist nicht mehr gestört. Stimmung gut, geht gerne in Gesellschaft, trinkt auch mit Appetit ein Glas Bier, vermeidet aber größere Alkoholmengen absichtlich. Die Libido ist seit dem Unfall erloschen. Neurologisch bestehen nur noch positiver Knipsreflex und Trömner an der li. Hand, auf psychischem Gebiet bietet P. überhaupt keine Auffälligkeiten mehr. Die retrograde Amnesie beschränkt sich jetzt auf den Unfalltag.

Am 5. I. 1939 teilt P. brieflich mit, daß er seine Tätigkeit als Bürgermeister am 15. XII. 1938 in vollem Umfange wieder aufgenommen hat und auch wie früher Parteidienst macht. Er hält sich nur von öffentlichen Reden noch zurück und ist *abends nicht* mehr so aufnahmefähig wie morgens. Sonst berichtet er von keinen Beschwerden.

Willi P. hat bei dem Unfall ein schweres Hirntrauma erlitten, bei dem es nach dem klinischen und röntgenologischen Befund sicher zu multiplen Kontusionen gekommen ist (amnestische Aphasie — linksseitige spastische Parese, Ventrikelausziehung li. — Impressionsfraktur re.). Es entwickelte sich eine ziemlich langdauernde traumatische Psychose, bei der die ungewöhnlich reichen Konfabulationen auffielen, die vielleicht auf den aphasischen Rededrang zurückzuführen sind. Sonst bot die Psychose in ihrem Ablauf das typische Bild. Soweit nach dem bisherigen Verlauf zu beurteilen, scheint die Hirnschädigung ohne Hinterlassung eines traumatischen Hirnschadens abgeklungen zu sein. Der einmalige epileptische Anfall während des Frühstadiums hat sich bisher nicht wiederholt.

Fall 21. Arthur T., geb. 27. XI. 1893, Mechaniker. Wurde am 8. XI. 1933 von einem herabstürzenden Balken getroffen und ins Krankenhaus geschafft. Hier reagierte er auf Anruf, sprach unzusammenhängende, schwer verständliche Worte. Unter einer Wunde an der li. Stirnseite fand sich ein imprimiertes Knochenstück, das operativ entfernt wurde. Darunter war durch einen Durariß ein pflaumengroßer Zertrümmerungsherd an der Konvexität des Stirnhirns zu tasten. Ein krankhafter neurologischer Befund bestand nicht. Die Sprache war anfangs zögernd und stockend, später wurde sie fließender, bei der Entlassung am 30. XII. 1933 klagte T. über keine Beschwerden mehr, die Wunde war gut verheilt. Eine nervenärztliche Untersuchung am 7. II. 1934 ergab eine rechtsseitige Facialisschwäche, leichte Schwäche und Ataxie im li. Arm und Bein, linksseitigen Babinski. Die Sprache war etwas stockend, nach Worten tastend. Am 2. III. 1934 nahm T. die Arbeit wieder auf, war mit Prüfarbeiten beschäftigt, erhielt eine 40proz. Rente. Im Januar 1935 stellte der behandelnde Nervenarzt eine Verschlechterung der Sprache fest, die er als funktionell auffaßte. Eine Nachuntersuchung im September 1935 ergab immer noch eine Facialisschwäche re. und die Sprachstörung, die psychogen stark überlagert schien. Dagegen wurde im September 1936 kein krankhafter organischer Befund am Nervensystem erhoben, die Sprachstörung wurde als rein hysterisch gedeutet, T. als Rentenneurotiker bezeichnet und die Rente auf 20% herabgesetzt. Hiergegen legte T. Berufung ein. Im Streitverfahren wurde er von verschiedenen Untersuchern begutachtet, die erhobenen Befunde decken sich völlig mit unserem, die Deutungen des Bildes gingen aber stark auseinander, es wurde teils als rein hysterisch, teils als organisch mit psychogenen Zügen aufgefaßt. Letztlich wurde die EM. auf 50% geschätzt, T. erhielt aber nur seine 40proz. Rente weiter, da er keine weitergehenden Anträge gestellt hatte. In unsere Klinik kam er zur üblichen Nachuntersuchung.

Beobachtung vom 29. VIII. bis 6. IX. 1938: Von T. sind wegen der Sprachstörung kaum Angaben zu erlangen. Er sei jetzt zufrieden, „Essen schmeckt", besondere Klagen äußert er spontan nicht. Auf Befragen gibt er an, nur wenig Kopfschmerzen zu haben, wenn er aufgeregt sei. Die Stimmung sei „freundlich". Früher sei er viel gelaufen, jetzt könne er das nicht mehr so. Die Braut berichtet dazu, daß T. bis zum Unfall sehr aufgeweckt und lebenslustig war. Nach dem Unfall war er 3—4 Tage bewußtlos, wurde dann klarer, war aber anfangs sehr unruhig, soll im Krankenhaus nachts geschrien haben, hat auch viel geweint. Unmittelbar nach dem Unfall war die Sprache sehr schlecht, besserte sich dann langsam, doch

konnte T. nie mehr fließend sprechen. Im April 1934 nahm er die Arbeit wieder
auf, seither ist eine ganz allmähliche Verschlechterung des Zustandes eingetreten.
Vor 2 Jahren hatte T. ein halbes Jahr lang „Ischias", lag 2 Monate fest. Nähere
Angaben hierüber sind nicht zu erlangen. Seither hat sich der Gang wesentlich
verschlechtert. T. klagt öfters über Kopfschmerzen. Der Schlaf war früher sehr
schlecht, während er jetzt immer müde ist, sehr viel und auch tief schläft, so daß er
kaum geweckt werden kann. Neuerdings soll er auch schon bei der Arbeit einge-
schlafen sein. In letzter Zeit ist er sehr erregbar geworden, braust leicht auf,
schimpft unverständlich, nimmt eine drohende Haltung ein, wird aber nicht tätlich.
Alkohol verträgt er seit dem Unfall nicht mehr. Abgesehen von der Ischiaserkran-
kung, hat er seit dem Unfall immer bei seiner alten Firma gearbeitet.

Befund: T. macht einen zittrigen, hinfälligen Eindruck, geht stets am Stock,
ist ohne diesen ängstlich, sucht überall nach Halt. Er ist bei allen Hantierungen
zittrig und ungeschickt, aber nicht apraktisch, braucht zu allen Handlungen abnorm
lange Zeit. Narbe an der li. Stirnseite, darunter pulsierender Knochendefekt. Grob
demonstrative Abwehrreaktionen beim Berühren des Schädels. Doppelseitige
aromatische Anosmie, geringe mimische Facialisparese re., sonst Hirnnerven o. B.
Bei der Motilitätsprüfung werden durchgehend ganz plumpe, primitiv-theatralische
psychogene Symptome gebildet, die eine geordnete Untersuchung unmöglich machen.
Abgesehen von einer auffälligen Bevorzugung der li. Hand bei allen Hantierungen,
besteht aber kein Anhalt für organische Ausfälle. Reflexerregbarkeit regelrecht.
Sensibilitätsprüfung ebenfalls kaum möglich, keine organischen Ausfälle. Intern
o. B. RR. 125/80. Als cerebrales Herdsymptom besteht eine erhebliche Sprachstörung. Bei den einzelnen Worten setzt T. mehrmals an, formt die einzelnen Laute
unbeholfen und unter übertriebener Innervation der Lippenmuskulatur. Bei
jedem längeren Wort treten massenhaft literale Paraphasien auf, die er bei Wieder-
holungen zu verbessern sucht. T. spricht spontan nur ungern, nie in zusammen-
hängenden Sätzen, sondern in ausgesprochenem Telegrammstil und versucht,
das Sprechen durch lebhafte Mimik und Gestik zu ersetzen oder wenigstens zu
unterstützen. Das Sprachverständnis scheint erschwert, seltenere Worte versteht
er nicht, öfters scheint er auch Aufforderungen und Fragen nicht zu erfassen. Die
Wortfindung ist erschwert, beim Sprechen treten verbale Paraphasien auf. Gegenstände und Abbildungen erkennt er sofort richtig, wie sich aus seinen Gesten eindeutig ergibt. Dagegen macht ihre Benennung Schwierigkeiten (Halskette) „um . . .
um . . . (zeigt auf den Hals) . . . Umkett". (Schubkarre) „Rad (zeigt dieses) . . .
Schieb . . . Schieb . . . Männer schieben". (Gießkanne) „Grab . . . .Grab . . . spreng
. . . Grabspreng". Im Affekt verschlechtert sich die Sprache wesentlich, es kommt
dann überhaupt zu keinen sprachlichen Äußerungen oder zu unartikulierten
Lauten, allenfalls zu einem unverständlichen paraphasischen Kauderwelsch. Außerdem besteht eine Rechts-Linksstörung und eine deutliche Erschwerung des Finger-
erkennens, die im Gegensatz steht zur prompten Bezeichnung sonstiger Körperteile.
Am besten wird noch der Daumen erkannt. Durch die hochgradige Erschwerung
der Verständigung wird die Beurteilung der psychischen Leistungen sehr erschwert.
Über seine persönlichen Verhältnisse ist T. richtig orientiert. Er weiß, wie lange er
in der Klinik ist, rechnet danach den Wochentag richtig aus. Sonst ist er zeitlich
schlecht orientiert: (Monat?) „Sommer" (?) „Sommerurlaub schon fort". Sucht
dann den Monat im Kalender unter Abzählen an den Fingern richtig aus. Jahreszahl
kann er nicht angeben. Örtlich ist er ungefähr orientiert, weiß, in welchem Stadt-
teil die Klinik liegt. (Hauptstadt von Deutschland?) „Unser . . ." (zeigt auf den
Boden). (— von Frankreich?) „nicht gewesen". Rechenaufgaben werden sehr
langsam unter Zuhilfenahme der Finger richtig gelöst, aber nur teilweise behalten.

Die Bobertag-Geschichte vom brennenden Weihnachtsbaum liest er sehr langsam, überlegt sich jedes einzelne Wort, wiederholt nachher nur den Inhalt des letzten Teiles. An Hand der Vorlage reproduziert er den ganzen Inhalt richtig. Auf die Zwischenfrage, wann Weihnachten ist, sucht er in dem Kalender, den er schon vorher benützt hat, „muß drin stehen". Er sieht sämtliche Sonntage am Jahresende durch, stutzt bei der Aufschrift „Wintersanfang", zeigt dann aber den 25. XII. Einfache Sätze („ein guter Hund verteidigt seinen Herrn") setzt er aus einzelnen Worten mit geringer Nachhilfe richtig zusammen. Farben erkennt er richtig, bezeichnet sie aber mit konkreten Beispielen: (blau) „Blaustift", (grün) „Blattfarbe", (rot) „Rotstift". Die Lückenbilder nach *Binet-Simon* bezeichnet er als „Fotofie .. Strich . . . Strichzeichnung". (Was fehlt?) „gut" (?) „Hut" (am Gesicht?) zeigt auf die fehlende Nase. Mit ähnlicher Nachhilfe erkennt er auch die anderen Fehler. Dabei vergleicht er die Bilder ständig mit einem an der Wand hängenden Portrait. Die hübschen und häßlichen Gesichter unterscheidet er ebenfalls richtig, bei einem Frauenbild mit krummer Nase gerät er in heftigen Affekt: „Judennase". Tut seine Abneigung gegen die Juden in heftigen Gesten kund. Unterschiedsfragen werden richtig beantwortet. Binet-Bilder: (Schneeballbild) „Fenster kaputt . . . großer Mann schlägt Jungen . . . nicht gut". Gerät darüber in heftige Erregung, wirft das Bild verächtlich weg, weigert sich, es weiter anzusehen, schimpft immer von neuem. Beim Bild „Fensterpromenade" beschreibt er die einzelnen Personen, demonstriert das Grüßen. (Wer hat das Kind umgeworfen) „hab ich nicht fallen gesehen". (Blindekuhspiel) „Spielen . . . wie KdF." . . . „Plautz" (zeigt dabei auf das fallende Geschirr). Bei der Unterhaltung beschäftigt er sich dauernd mit seinen Händen, macht sich stereotyp die Nägel sauber, spielt hastig und fahrig mit den Fingern oder mit irgendwelchen erreichbaren Gegenständen. Während der Beobachtung ist T. in den ersten Tagen stets ängstlich erregt, zittert bei jeder Untersuchung und Unterhaltung, bietet ganz plumpe funktionelle Symptome, so daß eine geordnete Untersuchung überhaupt nicht möglich ist. Auch die Sprachstörung ist so hochgradig, daß man sich kaum mit ihm verständigen kann. Erst nach mehreren Tagen wird er ruhiger, lebt sich langsam in die Klinik ein. Er ist dann wesentlich zugänglicher, anhänglich, freundlich dankbar, ist aber immer noch ängstlich, fürchtet, daß man ihm wehtun könnte. Die psychogenen Symptome lassen jetzt etwas nach, er beteiligt sich aber immer noch sehr wenig an der Unterhaltung. Sich selbst überlassen, sitzt T. meist stumpf und antriebslos im Zimmer, geht auch in den Tagesraum, beteiligt sich aber nicht an der allgemeinen Unterhaltung. Er äußert nie Wünsche, findet sich im Hause zuerst gar nicht, später nur mangelhaft zurecht. Er ist im allgemeinen sehr ruhig und freundlich, leicht lenkbar, gerät aber aus den nichtigsten Anlässen ganz plötzlich in heftige Erregung, springt auf, schlägt mit den Fäusten auf den Tisch, schneidet drohende Grimassen, wird aber nie tätlich. Auf beruhigendes Zureden klingt der Affekt sehr rasch ab. Die Röntgenaufnahmen des Schädels zeigen einen pfennigstückgroßen Defekt im li. Frontale. Der darunter liegende Knochen zeigt eine deutliche Impressionsfraktur. Der ganze Bezirk erstreckt sich auf ein Gebiet von Fünfmarkstückgröße. Die Frakturlinie läßt sich bis in die Stirnhöhle verfolgen. Eine Liquoruntersuchung wird abgelehnt.

Arthur T. hat bei dem Unfall eine sichere und schwere Hirnverletzung erlitten. Als deren Folgen bestehen noch eine motorische und sensorische Aphasie, eine Rechts-Linksstörung und eine Fingeragnosie. Bei allen diesen Ausfällen handelt es sich um rein organisch bedingte cerebrale Herdstörungen. Daneben besteht auf neurologischem Gebiet eine aromatische Anosmie und eine rechtsseitige Facialisparese, vielleicht darüber hinausgehend noch eine latente Hemiparese re. (Bevorzugung der li. Hand) und auf psychischem Gebiet eine erhebliche organische Wesensveränderung, die sich in einer Verlangsamung, primitiver Reizgebundenheit der Denkinhalte und einer über die Aphasie hinausgehenden Merkschwäche äußert. Dieser Wesensveränderung sind auch die auffällig plumpen psychogenen Symptome zur Last zu legen, die zu den früheren falschen Beurteilungen des Krankheitsbildes geführt haben und im Gegensatz stehen zu dem ganz unneurotischen Verhalten des T., z. B. bei der psychologischen Prüfung, zu den wenigen von ihm vorgebrachten Klagen und vor allem zu seiner Arbeitswilligkeit und zu seiner Gleichgültigkeit gegenüber dem Entschädigungsverfahren. Er hat nur einmal Einspruch erhoben, als seine ohnehin zu niedrige Rente von 40 auf 20% herabgesetzt werden sollte. Diese Herabsetzung war schon im Hinblick auf den pulsierenden Schädeldefekt und die gesicherte Hirnverletzung falsch! Unter Berücksichtigung des Umstandes, daß T. ständig arbeitet, ist die EM. auf mindestens 50% zu schätzen.

Fall 22. Vera Sch., 30 Jahre alt. Schauspielerin. Hatte am 19. VIII. 1938 einen schweren Autounfall, wurde sofort ins Krankenhaus eingeliefert, hatte eine große Wunde am li. Vorderhaupt, war völlig bewußtlos; li. Pupille weit, reaktionslos, linksseitige Augenmuskellähmungen und Facialisparese; li. Arm und Bein gelähmt bei erhaltenen Reflexen, Babinski bds. +; Fundus o. B. Liquor stark blutig. Es entwickelte sich eine starke motorische Unruhe, besonders nachts, so daß Sch. kaum im Bett zu halten war und ständig Scopolamin brauchte. Am 21. VIII. war sie ansprechbar, zeigte auf Aufforderung die Zunge, am 23. VIII. reagierte sie auf einfache Fragen, war aber völlig desorientiert, hatte keinerlei Erinnerung an den Unfall, verfiel nach der Unterhaltung sofort wieder in die unruhige Benommenheit. Das li. Bein wurde jetzt auch etwas bewegt, der Liquor war noch blutig. Das Bewußtsein hellte sich allmählich auf, bis zum 29. VIII. ging auch die motorische Unruhe zurück. Anfang September war sie klar, es bestand eine gewisse Euphorie, einfache Fragen wurden beantwortet, Finger gezählt und deren Zahl etwa 2 Minuten behalten. Die Orientierung war nur sehr oberflächlich. Die Amnesie reichte retrograd weit über den Unfall zurück. Neurologisch bestand li. eine totale Ophthalmoplegie mit Beteiligung von Trochlearis und Abducens und eine linksseitige spastische Hemiparese, die im Arm wesentlich stärker war als im Bein; keine sensiblen Ausfälle. Bei der Entlassung am 29. IX. 1938 war der neurologische Befund unverändert, psychisch bestand noch eine deutliche Merkschwäche und eine erhebliche amnestische Lücke, die durch Konfabulationen ausgefüllt wurde. Röntgenologisch war keine Schädelfraktur nachzuweisen, faßbare Hirndruckerscheinungen hatten nie bestanden.

Untersuchung am 9. XI. 1938: Keine Erinnerung an den Unfall, kann sich an die ganze vorhergehende, mehrstündige Autofahrt nicht erinnern. Die Erinnerung setzt erst nach mehreren Wochen im Krankenhaus wieder ein. Nach der Entlassung besserte sich die linksseitige Extremitätenlähmung und zuletzt auch

die Lähmung der Augenmuskeln. Dagegen fiel ihr auf, daß sie den Geruch von
Speisen nicht mehr wahrnimmt. Sie klagt jetzt noch über zeitweilige Kopfschmerzen
und Schwindelanfälle, die erhebliche Störung des Riechvermögens, Doppelbilder
und eine Schwäche im li. Arm und Bein mit erheblicher Behinderung beim Gehen.

Befund: Verheilte Skalpierungsverletzung der Kopfhaut. Doppelseitige
aromatische Anosmie. Li. Pupille weiter als re., Lichtreaktion li. erloschen, Konvergenzverengerung träge. Re. Pupillenreaktion ungestört. Ptose des li. Oberlids,
Zurückbleiben des li. Bulbus in allen Blickrichtungen mit Doppelbildern. Geringe
mimische Facialisparese li. Linksseitige spastische Hemiplegie mit Parese und
koordinatorischem Ungeschick im Arm und weniger auch im Bein. Eigenreflexe
li. gesteigert mit Fußklonus, BDR. abgeschwächt, keine spastischen Zehenzeichen.
Deutliche ataktische Unsicherheit im li. Arm und Bein, typischer Hemiplegiker-
gang. Psychisch ist Sch. verlangsamt, die Merkfähigkeit ist noch leicht gestört.
Sonst keine Auffälligkeiten.

Nachuntersuchung am 23. II. 1939: Seit der letzten Untersuchung ist
eine deutliche Besserung eingetreten, leidet aber nach dem Bericht des begleitenden
Ehemanns an stunden- bis tagelang anhaltenden Depressionszuständen.

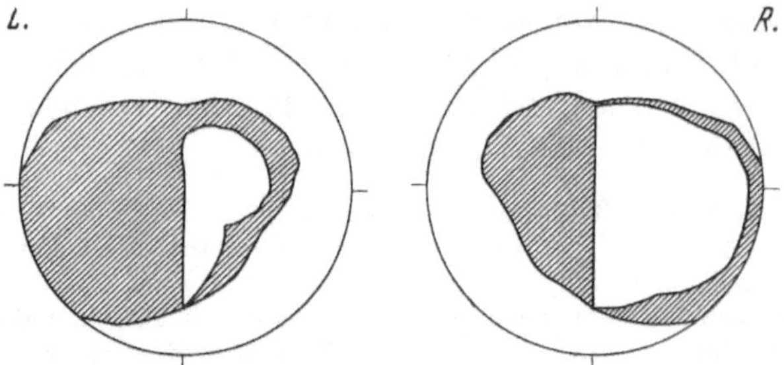

Abb. 9.   Hemianopischer Gesichtsfeldausfall bei Vera Sch.

Befund: Aromatische Riechstörung unverändert. Li. Pupille mittelweit,
verengert sich nicht auf L., dagegen ausreichend aber träge auf C. Es besteht eine
komplette homonyme Hemianopsie nach li. (Abb. 9). Die Lähmung der äußeren
Augenmuskeln li. ist wesentlich zurückgegangen, es besteht nur noch eine erheb-
lichere Parese des Rectus sup. und eine geringere der Rectus inf. Facialis symmetrisch innerviert. Die linksseitige Hemiparese ist wesentlich zurückgegangen,
es besteht nur noch eine Neigung zu Massenbewegungen des Armes, Eigenreflexe
li. noch gesteigert, BDR. abgeschwächt, Babinski angedeutet. Keine sensiblen
Ausfälle. Psychisch besteht noch eine Verlangsamung, mäßige Merkschwäche und
emotionelle Inkontinenz.

Nachuntersuchung am 24. VI. 1939: Kommt erstmalig allein zur Klinik,
weitere Besserung der linksseitigen Hemiplegie, sonst Zustand unverändert.

Vera Sch. hat bei dem Unfall eine schwere Hirnschädigung mit
multiplen cerebralen Herden (linksseitige Symptomatologie, Riechstörung) und einer Subarachnoidalblutung erlitten, in deren Verlauf es zu einer ausgeprägten traumatischen Psychose kam. Die
Hemianopsie besteht zweifellos schon seit dem Unfall, sie entging

nur wegen des schlechteren Allgemeinzustandes den früheren Untersuchungen. EM. 50 %.

Fall 23. Karl D., geb. 21. IV. 1924, Schüler[1] Wurde am 30. XI. 1937 mit einem Florett in den re. inneren Augenwinkel gestochen. Er stürzte zu Boden, wurde zunehmend benommen, erbrach einmal. Die schwere Benommenheit dauerte 2—3 Tage, ging in eine 5 tägige pathologische Schlafsucht über, die nach einem kurzen euphorischen Stadium einer normalen Bewußtseinslage Platz machte. Neurologisch bestand eine rechtsseitige Lähmung von Occulomotorius, Trochlearis und Abducens und eine linksseitige spastische Hemiplegie, die sich etwas zurückbildete.

Beobachtung vom 15. bis 29. V. 1939: An den Unfall hat er klare Erinnerungen. Er fühlte den Stich und sah dabei Sterne vor den Augen. Später ist die Erinnerung nur noch summarisch, bis er aus dem pathologischen Schlafzustand erwachte. Er klagt jetzt noch über Doppelbilder in allen Blickrichtungen, die linksseitige Hemiplegie, seltene Kopfschmerzen und gelegentlichen Schwindel.

Befund: Re. Pupille weit, Lichtreaktion nur spurweise, Konvergenzverengerung gering. Li. Pupille, Visus, Fundus bds. o. B. Bei allen Blickbewegungen bleibt der re. Bulbus stets zurück; die Abduktion des Bulbus ist etwas besser möglich als alle übrigen Augenbewegungen, dabei tritt aber am re. Auge ein ziemlich grobschlägiger blickparetischer Nystagmus auf. Mäßige linksseitige Facialisparese vom zentralen Typ. Hörvermögen bds. normal. Zeitweise besteht ein Spontannystagmus nach re., sonst finden sich keine spontanen Vestibularissymptome; bei der Drehprüfung tritt nach Rechtsdrehung ein Nystagmus von 26 Sekunden Dauer, bei der Linksdrehung ein solcher von 60 Sekunden Dauer auf. Li. besteht eine durchgehende spastische Hemiparese, im Arm wesentlich stärker als im Bein, mit Steigerung der Eigenreflexe und spatischen Reflexen. Geringe Sensibilitätsstörungen auf der li. Körperhälfte, nach den Extremitätenenden etwas zunehmend, aber ohne gröbere Ausfälle. Intern o. B. RR. 110/60. Psychisch unauffällig. Schädel röntgenologisch o. B.

Karl D. hat eine sehr eigentümliche Verletzung erlitten, bei der eine Florettspitze am re. inneren Augenwinkel eindrang und durch die Fissura orbitalis sup. bis in den re. Hirnschenkelfuß gelangte. Dabei kam es zu einer peripheren Läsion der motorischen Augennerven in der Fissura orbit. sup. und zu einer Schädigung der Leitungsbahnen im Hirnschenkelfuß. Eine Commotio cerebri trat dabei nicht auf, es stellten sich aber infolge reaktiver Veränderungen in der Umgebung der Hirnwunde (Schwellung?) gewissermaßen im Zeitlupentempo die einzelnen Kommotionssymptome ein.

Fall 24. Else S., geb. 9. X. 1896, Hebamme. Hatte am 23. IV. 1937 einen nicht ganz geklärten Straßenunfall, wurde bewußtlos ins Krankenhaus eingeliefert. Die schwere Bewußtlosigkeit dauerte einen Tag, dann wurde S. etwas klarer, gab auf einfache Fragen Antwort, war aber einige Tage sehr unruhig, so daß sie ein Bettgitter bekam. Sie ließ in dieser Zeit Urin und Stuhl unter sich. Neurologisch bestand eine unvollständige Lähmung im li. Facialis, Arm und Bein. Am 10. VI.

---

[1] Eine ausführliche Beschreibung und Analyse des Falles findet sich in der Dtsch. Z. Nervenheilk. **149**, 284 (1939).

1937 wurde sie aus dem Krankenhaus entlassen. Sie klagte in der Folgezeit über Kopfschmerzen, Schwäche im linken Arm und Bein, Unempfindlichkeit für Temperaturreize und unangenehm schmerzhafte Sensationen in der li. Körperhälfte. Bei verschiedenen Untersuchungen wurden keine klaren Befunde erhoben und der Verdacht auf Aggravation geäußert.

Beobachtung vom 19. bis 22. X. 1938: An den Unfall hat sie keine eigene Erinnerung, auch nicht an einen Wochenbesuch, den sie unmittelbar vorher machte. Sie kam erst nach 3 Wochen im Krankenhaus zu sich, glaubte zunächst, nur eine Nacht geschlafen zu haben und im Krankenhaus zu sein, weil sie ein Kind bekommen habe. Sie hatte anfangs starke Kopfschmerzen und war bei den ersten Gehversuchen sehr taumelig. Die li Körperhälfte kam ihr schwerer vor als die re., das li. Bein zog sie beim Gehen nach. 8 Wochen nach der Entlassung nahm sie ihre Tätigkeit als Hebamme in beschränktem Umfange wieder auf. Sie verspürt seit dem Unfall ein ständiges Kältegefühl in der li. Körperseite, fühlt hier keine Wärme, so daß sie oft mit dem li. Fuß in ein Bad steigt, das für den re. noch viel zu heiß ist. Wenn sie mit der Hand über die li. Schulter und Brust streicht, empfindet sie dabei unangenehme Schmerzen. An der li. Wade hat sie das Gefühl, als ob sie abgeschnürt sei, und an der li. Fußsohle das Gefühl, als ob sie auf Nadeln gehe. In der li. Hand kann sie nichts tragen. Bei Aufregung bekommt sie Kopfschmerzen, bei anstrengender Arbeit nehmen die Beschwerden zu. Der Urin ging nach dem Unfall unwillkürlich ab, jetzt kann sie ihn ebenso wie den Stuhl nur kurze Zeit halten. Das Gedächtnis hat stark nachgelassen, sie verlegt oft Gegenstände. Die Stimmung ist etwas gedrückt.

Befund: Guter AZ. Hyperpathie im li. Trigeminus, leichte Parese im li. Mundfacialis, sonst Hirnnerven o. B. Tonus der Muskulatur im li. Bein etwas erhöht. Im li. Arm und Bein grobe Kraftleistung etwas herabgesetzt, feine Beweglichkeit gestört. Eigenreflexe li. gesteigert, BDR. abgeschwächt; Knipsreflex und Trömner li. +, keine spastischen Zehenzeichen. FNV. und KHV. li. unsicher. Beim Gehen wird das li. Bein nachgezogen. Romberg +. Auf der ganzen li. Körperhälfte besteht eine Thermanästhesie, die etwa 3 cm über die Mittellinie reicht. Im gleichen, ebenfalls über die Mittellinie reichenden Bezirk besteht eine ausgesprochene Hyperpathie gegen Berührung und Schmerzreize, lediglich in einem manschettenförmigen Bezirk am li. Unterschenkel, der vom Knie bis zur Knöchelgegend reicht, besteht eine komplette Anästhesie und Analgesie. Intern o. B. RR. 140/90. Auf psychischem Gebiet besteht eine mäßige Merkstörung, sonst keine Auffälligkeiten.

Im Anschluß an ein schweres Trauma mit langdauernder Bewußtlosigkeit und motorischer Unruhe im akuten Stadium hat sich bei Else S. außer einer linksseitigen spastischen Hemiparese eine Sensibilitätsstörung mit Thermanästhesie, Analgesie und Hyperpathien entwickelt, die eindeutig thalamischen Ursprungs ist. Es dürfte sich somit um einen in der Gegend der inneren Kapsel gelegenen (Blutungs-)Herd handeln. Die eigenartige Symptomatologie der Thalamusläsion war zunächst Anlaß zu einer Verkennung des Bildes als psychogen, obwohl bei dem ganzen Zustand und dem Entschädigungsverfahren psychogene Momente gar keine Rolle spielen. Die EM. war daher mit 30% zu niedrig eingeschätzt, Else S. ist Hirnverletzte, EM. 50%.

Fall 25. Katharina M., geb. 7. III. 1909, Filialleiterin. Die früher gesunde
M. fiel am 12. VI. 1935 von einer kleinen Trittleiter. Sie sprang sofort wieder auf
und fiel nochmals mit dem Körper auf die Leiter. Wurde bei dem Unfall nicht
bewußtlos, aber benommen, hatte wiederholt Erbrechen und Nasenbluten. Sie
blieb noch einige Stunden im Geschäft, arbeitete aber nicht, sondern saß untätig
herum und fiel durch ihre Geistesabwesenheit auf. Dann ging sie weg und wurde
abends von einer in der Nähe wohnenden Bekannten in deren Bett gefunden.
Sie wirkte auch hier verstört, klagte über Kopfschmerzen, war zeitweilig bewußtlos.
Blieb die Nacht über, suchte am nächsten Morgen den Arzt auf, brach aber auf
dem Rückwege zusammen, wurde von Passanten nach Hause gebracht und kam
nach einigen Tagen ins Krankenhaus. Hier war sie in den ersten Tagen noch benommen, hatte starke Kopfschmerzen und Schwindel, sonst fiel nur ein Fehlen
der BDR. auf. Am 19. VII. 1935 wurde sie entlassen, ging in Erholungsurlaub
und nahm dann am 12. VIII. 1935 die Arbeit wieder auf. Sie mußte diese aber
bald wieder einstellen, da sie bei der Arbeit dauernd einschlief. Vom 20. VIII.
bis 23. XII. 1935 war sie in einer Nervenklinik. Hier fanden sich fehlende BDR.,
Überempfindlichkeit gegen Berührungen der re. Gesichtshälfte, steifer Gang,
stundenlang anhaltende Schlafzustände, anfallsweise auftretender Heißhunger
und rechtsseitige Kopfschmerzen. Der Blutzucker war anfangs erhöht, später
sank er zur Norm ab. Hieraus wurde auf eine Zwischenhirnschädigung geschlossen,
die beim Fehlen anderer ätiologischer Faktoren dem Unfall zur Last gelegt wurde.
Die EM. wurde auf 80% geschätzt. In der Folgezeit blieb der Zustand unverändert, auch bei einer längeren Sanatoriumsbehandlung.

Beobachtung vom 3. bis 22. IX. 1936: An den Unfall und die folgende
Zeit hat sie nur eine summarische, lückenhafte Erinnerung. Sie hatte anfangs
rasende Kopfschmerzen, die später nachließen. Dafür stellte sich aber allmählich
eine völlige Interesselosigkeit und starke Schlafsucht ein. Nach der Entlassung
aus dem Krankenhaus schlief sie fast ununterbrochen; selbst in der Unterhaltung,
beim Essen, Stehen usw., überfiel sie plötzlich eine unwiderstehliche Müdigkeit.
Dazwischen kamen Zustände von Heißhunger mit Schweißausbruch und Zittern
am ganzen Körper, die so stark waren, daß sie schon Passanten auf der Straße
um etwas zu essen bat, weil sie sich einfach nicht mehr beherrschen konnte. Die
Schlafsucht ging seither etwas zurück, so daß sie jetzt etwa 6 Stunden am Tage
wach ist, allerdings mit dazwischen liegenden Schlafperioden. Auch die Anfälle von
Heißhunger sind seltener geworden, der letzte war vor 4 Wochen. Sie hat aber
immer noch reichlichen Appetit. Ihr Gewicht nahm nach dem Unfall um 16 kg ab,
in letzter Zeit 3 kg zu. Das Gedächtnis hat seit dem Unfall nachgelassen, frühere
Dinge weiß sie gut, aber Neues kann sie sehr schlecht behalten. Sie kann auch nur
kurze Zeit mit Verständnis lesen, dann wird sie müde und schläft ein. Die Stimmung ist gegen früher viel gleichgültiger geworden, sie ist am liebsten für sich
allein. Anfallsweise muß sie allerdings ohne Grund ganz albern lachen und dann
kommen wieder Zeiten, in denen sie stundenlang weint. Eisenbahnfahrten verträgt sie nicht, dabei bekommt sie regelmäßig Kopfschmerzen und Übelkeit.

Befund: Gewicht 60 kg bei 165 cm Größe. Re. Schädelhälfte klopfempfindlich, geringe Hyperästhesie im I. und II. Trigeminusast re. Sonst Hirnnerven o. B.
Motilität, Tonus und Trophik der Muskulatur ungestört. Reflexerregbarkeit
regelrecht; es fällt lediglich eine leichte Amimie und fehlende Mitbewegung der Arme
beim Gehen auf. Sensibilität ungestört. Intern o. B. RR. 110/75. Auf psychischem
Gebiet fällt eine erhebliche Störung der Merkfähigkeit, rasche Ermüdbarkeit und
eine Erschwerung von Auffassung und Konzentration auf, sonst bestehen keine
Ausfälle. In Blut und Urin kein krankhafter Befund. Beim Wasserausscheidungs-

versuch erfolgt eine überschießende Ausscheidung mit verzögerter Konzentration des Urins. Blutzucker und Zuckerbelastungsprobe normal. Im Gasstoffwechsel fehlt bei normalem Ruhe-Nüchternwert die spezifisch-dynamische Eiweißwirkung vollständig. Schädel röntgenologisch o. B. Während der Beobachtungszeit schläft M. oft beim Essen oder in der Unterhaltung ein. Die Müdigkeit kommt sehr rasch, begleitet von rechtsseitigen Kopfschmerzen, die beim Versuch, den Schlaf gewaltsam zu unterdrücken, stark zunehmen. Sie kann das Schlafbedürfnis nur kurze Zeit unterdrücken, dann schläft sie mitten im Satz oder im Gehen ein, so daß sie dabei umfällt. Die Schlaftiefe ist vermehrt, mit einfachem Anruf ist M. nicht erweckbar, nur durch kräftiges Rütteln. Nach solchen Weckversuchen ist sie noch einige Sekunden desorientiert, ist zunächst sehr ungehalten, klagt längere Zeit über einen eingenommenen Kopf, während sie nach spontanem Erwachen sofort frisch und munter ist.

Bei Katharina M. hat sich an einen scheinbar leichten Unfall eine tagelange Bewußtseinstrübung ohne völlige Bewußtlosigkeit angeschlossen. Danach entwickelten sich Schlaf- und Stoffwechselstörungen zentralen Ursprungs, die eindeutig auf eine Zwischenhirnschädigung hinweisen. Daneben bestehen psychische Veränderungen, vorwiegend in Form einer schweren Merkschwäche und einer Störung von Auffassung und Konzentration. EM. 100 %.

Fall 26. Wilhelm Ra., geb. 29. V. 1907, Kohlenträger. Am 12. III. 1935 Sturz vom Fahrrad. Kam bewußtlos ins Krankenhaus, war unruhig, stöhnte laut. Pupillen weit, reaktionslos, am re. Auge leichter Exophthalmus und conjunctivale Blutungen. Puls 44 pro Minute, unregelmäßig, sonst kein krankhafter Befund. In den folgenden Tagen war Ra. teils soporös, teils motorisch sehr unruhig, mußte festgeschnallt werden und brauchte dauernd Aufsicht. Am 5. Tage reagierte er auf Anruf mit einem undeutlichen Gemurmel, der Puls wurde jetzt rascher, blieb aber unregelmäßig. Am 7. Tage gab er auf Fragen vereinzelt Antwort, klagte über Kopfschmerzen und Schwindel. Nach Wiederaufhellung des Bewußtseins fiel eine Lähmung der äußeren Augenmuskeln re. auf, die sich in den nächsten Tagen besserte, doch blieben Doppelbilder zurück, außerdem wurde eine Taubheit li. festgestellt. Bei der Entlassung am 11. V. 1935 klagte er noch über Vergeßlichkeit; späterhin fiel „eine geringe Regsamkeit und eine stark verzögerte Reaktion auf Fragen" auf, was als Ausdruck einer traumatischen Hirnschwäche angesehen wurde. Neurologisch bestand noch eine peripher (durch Schädelbasisbruch und retrobulbäres Hämatom) bedingte Parese der äußeren Augenmuskeln re. mit Doppelbildern und ein kompletter Ausfall des li. Innenohrs. Ra. erhielt eine 60proz. Rente, die bei späteren Nachuntersuchungen bei gleichbleibendem augen- und ohrenärztlichem Befund nicht geändert wurde. Zu einer weiteren Nachuntersuchung kam er in die Klinik.

Beobachtung vom 25. bis 29. IV. 1938: An den Unfall hat er keine Erinnerung. Er erinnert sich nur noch an die Radfahrt. Kam im Krankenhaus am 12. Tage zu sich. Er klagt noch unverändert über Doppelbilder, die außer beim Blick geradeaus ständig vorhanden sind, und über Taubheit li. Die Kopfschmerzen haben sich in der letzten Zeit etwas gebessert, sie bestehen aber noch ständig, gehen vom Hinterkopf bis zur re. Stirnseite. Bei Witterungsumschlag und großer Hitze nehmen sie zu. Bei starken Kopfschmerzen bekommt er auch Gleichgewichtsstörungen, es zieht ihn dann beim Gehen nach li.; wenn er diese Störungen ausgleichen will, torkelt er wie betrunken. Das Gedächtnis ist schlecht, allerdings war es in der ersten Zeit nach dem Unfall noch schlechter, „wie ausgebrannt". Er ist leicht erregbar, bekommt deshalb oft Streit mit den Arbeitskameraden. Er wird jetzt rasch müde, legt sich deshalb abends nach der Arbeit gleich ins Bett, während er früher bis 10 oder 11 Uhr aufgeblieben ist. Er schläft dann gut. Beim Geschlechtsverkehr bekommt er Kopfschmerzen, deshalb übt er ihn nur selten aus.

Befund: Geringer Klopfschmerz der re. Kopfseite. Re. Pupille etwas enger als li., reagiert schlechter auf L. und C. Visus, Fundus o. B. Der re. Bulbus bleibt beim Blick nach oben, außen und unten gegen li. zurück, dabei Angabe von Doppelbildern. Nach längerem Bücken kommt es beim Seitwärtsblick zu einigen nystaktischen Zuckungen, sonst kein Nystagmus. Taubheit li, sonst Hirnnerven o. B. Hypotonie der Muskulatur im li. Arm. Bei der Motilitätsprüfung sind Kraftleistung und feine Beweglichkeit überall ungestört, nur die Diadochokinese ist im li. Arm wesentlich schlechter als re. Bei den Armhalteversuchen sinkt der li. Arm etwas ab. Bei Imitationsversuchen wird er schlecht eingestellt, beim Rebound schießt er über. Die Eigenreflexe am li. Arm fehlen, sonst ist die Reflexerregbarkeit regelrecht. Beim Romberg unsystematisches Schwanken, sonst keine cerebellaren Störungen. Intern o. B. RR. 110/75. Psychisch ist Ra. anfangs gehemmt, unsicher, stottert bei der Unterhaltung. Nachdem er sich eingelebt hat, wird er freier und aufgeschlossener. Er fügt sich gut in den Klinikbetrieb ein, zeigt hier keine besondere Reizbarkeit. Bei der psychologischen Prüfung ist er langsam, aber nicht besonders ermüdbar. Er versagt bei Anforderungen an das abstrakte Denken oder behilft sich mit konkreten Beispielen: (Unterschied Kind/Zwerg) „Da ist kein Unterschied, die sind beide klein". (Was ist Treue?) „Wenn der Mann keine Seitensprünge macht". Außerdem besteht eine deutliche Merkschwäche, sonst keine Ausfälle. Röntgenologisch sind — auch auf den Stenversaufnahmen — keine Frakturen nachweisbar.

Nachuntersuchung am 10. VIII. 1938: Während der Hitze der letzten Wochen hat sich sein Zustand wesentlich verschlechtert, Kopfschmerzen und Schwindel haben zugenommen. Er hat deswegen 4 Wochen mit der Arbeit ausgesetzt, obwohl er kein Krankengeld bekam. In seinem Wesen ist er langsamer geworden, er ist auch gleichgültiger, seine früheren Interessen berühren ihn nicht mehr. Aus einem Turnverein, in dem er aktives Mitglied und Schriftführer war, ist er ausgetreten: „Die können jetzt machen, was sie wollen". Auch vom Verkehr mit der Familie zieht er sich völlig zurück, ist am liebsten allein zu Hause. Hier hat er Kakteen und Topfblumen, deren Besorgung er aber auch oft vergißt, so daß ihn seine Frau erst aufmerksam machen muß. Die Stimmung ist „runtergeschlagen", er ist leicht reizbar, ärgert sich über Kleinigkeiten, schimpft, wird auch gewalttätig gegen seine Frau. Früher hat er gerne und reichlich Bier getrunken, jetzt hat er „keinen Geschmack mehr daran". Er trinkt höchstens ein Glas Bier, wenn er eingeladen wird, aber das bekommt ihm auch schon nicht. Der Schlaf ist gut, er ist immer müde und schläft viel. Die Libido ist erloschen, er hat nur alle 3 bis 4 Wochen Geschlechtsverkehr, aber „mehr wegen der Frau".

Befund: Körperlich völlig unverändert, psychisch ist er erheblich verlangsamt, die Sprache ist hesitierend, manchmal stockend. Keine artikulatorische oder aphasische Störung. Im Verhalten wirkt Ra. stumpf und antriebslos. Seine Beschwerden bringt er indolent, erst auf ausdrückliches Befragen, vor. Spontan berichtet er nur von den Kopfschmerzen, von diesen eher etwas klagsam.

Wilhelm Ra. ist der einzige unserer Patienten, bei dem als Unfallfolge eine cerebellare Symptomatologie besteht. Auf die hintere Schädelgrube weist auch der vollständige Ausfall des li.

Innenohrs hin. Daneben bestehen noch periphere Hirnnervenläsionen am re. Auge und eine typische Wesensveränderung.
EM. von 60 % ist angemessen.

4. Frische Kontusionen.

Fall 27. Johanna M., geb. 19. VII. 1902, Küchenhilfe. Kam am 14. I. 1939 beim
Tragen von Platten auf einer Stufe zu Fall, fiel heftig auf das Gesäß, nicht auf den
Kopf. War sofort benommen, legte sich einige Minuten hin, fuhr dann mit einer
Taxe in die Chirurgische Klinik, wo sie aufgenommen wurde. Röntgenologisch fand
sich eine Fraktur des 1. Steißwirbels. Am 16. I. 1939 klagt sie noch über hämmernde
Kopfschmerzen und über Schwindel, besonders beim Seitwärtsblick. Die Gedanken kriege sie noch nicht recht zusammen, sei noch „wie blöd“, schlafe viel.
An den Unfall kann sie sich nicht erinnern, kam erst nach einigen Minuten zu sich,
als sie schon von der Unfallstelle weggebracht war, klagte über Kopfschmerzen
und Übelkeit, hat aber nicht erbrochen. Befund: Li. Pupille etwas enger als re.,
beide reagieren prompt und ausreichend. Beim Rechtsblick bleibt der re. Bulbus
zurück, dabei tritt bds. grober Nystagmus auf, der fixierte Gegenstand erscheint
verschwommen. Beim Linksblick feinschlägiger Nystagmus ohne Paresen. Mitarbeit bei der Motilitätsprüfung sehr gering, anscheinend bestehen aber keine
Paresen. ASR. bds. nicht sicher vorhanden, alle übrigen Reflexe schwach und
seitengleich auszulösen. Keine spastischen Zeichen. Sensibilität nicht einwandfrei
zu prüfen. RR. 95/65. Psychisch ist M. richtig orientiert. Sie ist erheblich verlangsamt, stumpf-klagsam, weinerlich. Einfache Rechenaufgaben werden langsam
aber richtig gelöst, sind nach 1 Minuten vergessen. — 17. I. 1939: Zustand gebessert,
Kopfschmerzen haben nachgelassen. Beim Aufrichten tritt Schwindel auf. Ist
noch „etwas blöde“. Befund: Abducensparese re. etwas geringer geworden.
PSR. und ASR. nicht sicher auszulösen, sonst neurologischer Befund unverändert.
RR. 80/60. Psychisch stumpf, langsam, etwas depressiv. Rechnet sehr langsam,
vergißt zum Teil die Aufgaben während der Lösung. Erheblich Merkstörung.
— 19. I. 1939: Weitere Besserung, nur beim Aufrichten noch Summen im Kopf
und Schweißausbruch. Fühlt sich seit heute klar im Kopf, während es vorher
„nebelhaft“ war. Befund: Abducensparese re. nicht mehr deutlich. Alle Eigenreflexe sind heute auszulösen, sie sind am re. Arm etwas lebhafter, keine spastischen
Zeichen; bei der Motilitätsprüfung läßt die Mitarbeit immer noch zu wünschen
übrig. Die Sensibilität ist auf der re. Körperseite herabgesetzt, eine genauere
Prüfung ist aber nicht möglich, da Pat. bei längerer Untersuchung unwillig wird
und die Mitarbeit ganz einstellt. RR. 100/60. Psychisch ist M. wesentlich lebhafter, freundlich und zutraulich, wird nur bei Beanspruchung unwillig. Ist richtig
orientiert, Rechenaufgaben werden prompt gelöst und behalten. — 21. I. 1939:
Weitere Besserung, nur noch beim Aufsetzen Schwindel. Keine Kopfschmerzen
mehr. Befund: Aromatische Riechstoffe werden re. schwächer wahrgenommen.
Geringe Doppelbilder beim Blick nach re., aber kein Zurückbleiben des Bulbus mehr.
Nur noch geringer Nystagmus beim Seitwärtsblick. Bei der heute erstmalig möglichen genaueren Untersuchung findet sich eine geringe Hemiparese re. mit Herabsetzung der groben Kraft, Störung der differenzierten Bewegungen, Steigerung der
Eigenreflexe, positivem Babinski und Oppenheim. Die Sensibilität ist auf der
ganzen re. Körperhälfte deutlich herabgesetzt, an der Hand werden nur eckige
Zahlen (4, 1) erkannt, im Gesicht und am Fuß gar keine. Li. Sensibilität ungestört.
RR. 100/60. Psychisch ist M. jetzt klar, orientiert und unauffällig. Sie wird nur
bei längerer Untersuchung noch ungeduldig und mürrisch, ist aber jetzt leicht zu

besänftigen, sieht die Notwendigkeit der Untersuchung ein. Auf Lärm reagiert sie mit Stöhnen und deutlichem Unwillen. — 31. I. 1939: Weitere Besserung. Schläft noch sehr viel, ermüdet beim Lesen rasch. Befund: neurologisch unverändert. RR. 95/70. Psychisch unauffällig, attent, freundlich.

Am 3. II. 1939 wird M. zur Weiterbehandlung in die neurologische Klinik verlegt. Klagt noch über Kopfschmerzen, die von der Stirn bis in den Nacken ziehen, Schwindel beim Aufrichten und in Seitenlage, verschwommenes Sehen, vermehrtes Schlafbedürfnis, taubes Gefühl im rechten Bein.

Befund: Rechte Kopfseite klopfempfindlich, Trigeminusaustrittstellen rechts druckschmerzhaft. Hyposmie re., geringe Abducensschwäche re., geringer Nystagmus beim Seitwärtsblick. Hypästhesie und Hypalgesie auf der re. Gesichtshälfte, Cornealreflex re. herabgesetzt. Geringe spastische Parese und Hypästhesie re. unverändert. Intern o. B. RR. 90/55. Psychisch unauffällig.

In der Folgezeit treten zeitweilig noch heftige Kopfschmerzen auf, die sich auf hypertonische Lösungen prompt bessern. Von 15. II. 1939 ab steht M. auf, klagt noch über Schwäche im re. Bein, Romberg stark +, sonst Befund unverändert. Bis zur Entlassung am 4. III. 1939 sind die rechtsseitigen Störungen von Motilität und Sensibilität etwas zurückgegangen, eine Reflexdifferenz besteht nicht mehr. Sonst ist der Befund unverändert. RR. 95/55.

Nachuntersuchung am 22. VI. 1939: War auf dem Lande zur Erholung, Beschwerden weiter gebessert. Klagt noch über Kopfschmerzen, die vom Nacken nach der re. Stirnseite ziehen und teilweise mit Erbrechen verbunden sind. Das re. Bein ist immer noch überempfindlich und schmerzt beim Gehen. Das Gedächtnis ist noch unzuverlässig. Sie ist jetzt oft reizbar.

Befund: Re. Kopfseite klopfschmerzhaft. Riechvermögen ungestört. Bei extremem Rechtsblick noch „unbehagliches Gefühl", keine Doppelbilder oder sichtbaren Paresen mehr. Geringer Nystagmus beim Seitwärtsblick, nach re. mehr als nach li. Sensibilität im Gesicht ungestört, Cornealreflex seitengleich. Differenzierte Fingerbewegungen re. noch ungeschickter als li., Kraftleistung im re. Bein wenig herabgesetzt. Sonst keine Motilitätsstörungen, keine Reflexdifferenzen mehr. Beim Gehen wird das re. Bein leicht geschont. Leichte Hypästhesie und Hypalgesie re. an Hand, Unterschenkel und Fuß; keine Qualitätenausfälle mehr. Psychisch klar und geordnet, die Klagen werden etwas demonstrativ vorgebracht, keine organischen Ausfälle auf psychischem Gebiet.

Bei Johanna M. ist im Anschluß an einen heftigen Fall auf das Gesäß ohne direkte Beteiligung des Kopfes ein Kommotionssyndrom aufgetreten ohne besonders bedrohliche Initialsymptome. Von der unkomplizierten Gehirnerschütterung unterscheidet sich das Bild aber durch längerdauernde Bewußtseinstrübung, eine anfängliche Pupillendifferenz, Abducenslähmung und leichte Halbseitensymptome. Es hat sich daher sicher um eine Kontusion gehandelt. Die neurologischen Ausfälle sind praktisch schon wieder abgeklungen, die subjektiven Beschwerden sind aber noch wesentlich stärker als bei reinen Kommotionsfällen. EM. 50%.

Fall 28. Auguste Sch., geb. 18. V. 1882. Maschinenarbeiterin. Stürzte am 20. I. 1939 im Betrieb infolge eines Fehltritts zu Boden, schlug mit der li. Stirnseite gegen eine Maschine. Sie wurde bewußtlos, wurde in die chirurgische Klinik eingeliefert, war bei der Aufnahme blaß, äußerlich bestand am Kopf kein krankhafter Befund, röntgenologisch war keine Fraktur nachzuweisen. Sie selbst gibt an, vom Anprall nichts gespürt zu haben, sei stark benommen gewesen. Klagt am Nachmittag des Unfalltages noch über Schwindel beim Aufrichten. Befund: Langsamer Nystagmus beim Seitwärtsblick, ASR. nur schwach auszulösen, sonst neurologisch o. B. RR. 115/75. Psychisch macht Sch. einen verlangsamten, verhangenen Eindruck. Alle Aufforderungen werden nur zögernd befolgt. Orientierung gut, Rechnen schlecht, vergißt zum Teil während der Lösung die Aufgaben. — 21. II. 1939: Klagt noch über Kopfdruck und Schwindel, ist aber klarer als gestern. Befund: Lebhafter Nystagmus beim Seitwärtsblick, sonst unverändert. RR. 110/60. Psychisch noch immer teilnahmslos, stumpf. Rechnen noch schlecht, Aufgaben nach 1 Minute vergessen. — 22. I. 1939: Äußert heute spontan, es gehe ihr besser, auch der Kopf scheine klarer zu werden. Nimmt jetzt auch an den Vorgängen in der Umgebung Anteil. Befund: Heute ist erstmalig eine eingehendere Untersuchung möglich. Nystagmus nur noch beim Rechtsblick. Händedruck re. schwächer, Eigenreflexe re. durchgehend etwas gesteigert, Oppenheim re. +. RR. 110/75. Psychisch lebhafter, stellt spontan Fragen, rechnet besser, wiederholt die Aufgaben nach 2 Minuten. — Am 18. II. 1939 wird Sch. aus der Klinik entlassen. Eine Riechprüfung ergibt noch eine aromatische Anosmie re.; Nystagmus und latente Hemiparese re. mit Ungeschicklichkeit der Finger- und Zehenbewegungen, Steigerung der Eigenreflexe und vereinzelt positive spastische Zehenzeichen bestehen unverändert. RR. 120/70. Psychisch etwas depressiv, aber klar.

In der Folgezeit stellte sich bei gleichbleibendem organisch-neurologischem Befund eine gewisse psychogene Überlagerung ein, deshalb wurde Sch. nochmals zur stationären Kontrolle in unsere Klinik eingewiesen.

Beobachtung vom 24. bis 27. VII. 1939: Klagt noch über häufige Kopfschmerzen und betrunkenes Gefühl im Kopf, Schwäche im re. Bein. Sie ist noch wenig leistungsfähig, da sie leicht müde wird. Stimmung leicht gedrückt, ist leicht erregbar und schwitzt leicht. Anfang Mai machte sie einen Arbeitsversuch. Bei dem vielen Bücken nahm aber der Schwindel so zu, daß sie nach 3 Tagen wieder aufhören mußte.

Befund: Diffuse Klopfempfindlichkeit des Schädeldaches. Erhebliche Hyposmie für aromatische Stoffe re. (nicht lokal bedingt). Geringe Innenohrschwerhörigkeit re.; Lagewechselnystagmus in re. und mehr in li. Seitenlage; experimentell ist der Nystagmus nach re. stets leichter und stärker auszulösen als nach li. Sonst Hirnnerven o. B. Bei der Motilitätsprüfung wird anfangs eine leichte rechtsseitige Parese gebildet, die später verschwindet. Dann besteht nur noch re. eine leichte Erschwerung der Finger- und Zehenbewegungen. ASR. re. gesteigert, Babinski, Oppenheim re. +, sonst Reflexe regelrecht. Romberg mit psychogener Ausgestaltung. Gang ungestört. Sichere sensible Ausfälle sind nicht festzustellen. Intern o. B. RR. 125/70. Psychisch leichte Herabsetzung der Merkfähigkeit und vielleicht geringe Verlangsamung. Sonst fällt nur eine gewisse Klagsamkeit auf. Eine Liquoruntersuchung wird abgelehnt.

Nachuntersuchung vom 28. VIII. bis 3. IX. 1940: Klagt noch über heftige Kopfschmerzen und seltene Schwindelanfälle, wobei sie gelegentlich fällt und sich leicht verletzt, aber nicht bewußtlos wird. Das Gedächtnis ist schlechter geworden, sie faßt auch nicht mehr so rasch auf.

Befund: Riechvermögen jetzt beiderseits ungestört. Nystagmus unverändert. Bei der Motilitätsprüfung deutlich psychogene Symptome ohne faßbare organische Ausfälle. ASR. rechts noch lebhafter als linsk, Babinski rechts schwach positiv, sonst keinerlei neurologische Ausfälle. Psychisch jetzt deutliche psychogene Ausgestaltung mit wortreichen Klagen und teilweise pseudodementem Verhalten, keine sicheren organischen Störungen. Im Liquor normale Verhältnisse. Encephalographisch keine Ventrikelfüllung nach suboccipitaler Entnahme von 60 ccm Liquor.

Nach einem scheinbar leichten Unfall tritt bei Auguste Sch. ein Kommotionssyndrom und darüber hinaus eine aromatische Anosmie und eine geringe spastische Halbseitenlähmung auf, so daß die Diagnose auf eine Contusio cerebri gestellt werden muß. Die an sich geringen Ausfälle neigen zum Abklingen, im Ganzen zeigen aber die Beschwerden nicht die rasche Rückbildung der einfachen Commotio. EM. noch 50%.

Fall 29. Wilhelm W., geb. 25. III. 1911, Elektromonteur. Wurde am 8. XII. 1938 von einem Auto angefahren und bewußtlos in die chirurgische Klinik eingeliefert. Außer einer Fraktur des re. Unterarms und des re. äußeren Knöchels bestanden ausgedehnte Hautabschürfungen am Kopf, ein Brillenhämatom und röntgenologisch Frakturen im re. Schläfen- und Felsenbein und im li. Schläfenbein. W. war stark somnolent, reagierte auf Schmerzreize, nicht auf Anruf. Am 10. XII. war er ansprechbar, aber völlig desorientiert, am 11. XII. gab er über sein Befinden Auskunft. — 12. XII. 1938: Weiß nur aus der Erzählung der Pfleger, daß er von einem Auto angefahren worden sei. Hat jetzt keine besonderen Beschwerden. Befund: Re. Arm und Bein in Schienenverbänden. Lidhämatom bds., subconjunctivales Hämatom re. Rechtsseitige Blindheit, Pupille maximal weit, starr. Li. Pupillenform und Reaktion regelrecht. Fundus li. o. B., re. einfache Atrophie der temporalen Papillenhälfte (?). Beweglichkeit des re. Bulbus nach außen eingeschränkt, li. Augenbewegungen frei. Grober Nystagmus beim Seitwärtsblick. Mimische Facialisparese re. Bei der Motilitätsprüfung werden Aufträge nur lässig ausgeführt, Kraftleistung dabei gering. Paresen und Reflexstörungen sind aber — soweit prüfbar — nicht festzustellen. Intern o. B. RR. 120/80. Psychisch stark verlangsamt im Denken und Sprechen, stumpf. Muß dauernd ermuntert werden. Reagiert zwar auf Fragen, zeigt aber keine spontanen Regungen. Zeitlich und örtlich ziemlich ungenau orientiert, Tageszeit kann er nicht angeben. Neigt zu Konfabulationen. Rechenaufgaben werden richtig gelöst, aber prompt vergessen. — 15. XII. 1938: Aromatische Anosmie re. Sonst Befund unverändert. RR. 120/70. Psychisch noch deutlich benommen, verlangsamt, nur gelegentlich zu flachen Witzen neigend: (Wo sind Sie hier?) „in guter Pflege". Ist in seinem Verhalten plump vertraulich, zu Konfabulationen anzuregen, will Ref. von früher her kennen. Orientierung ungenau. — 19. XII. 1938: Der Seitwärtsblick wird jetzt besser ausgeführt als in den letzten Tagen. Dabei tritt ein deutlicher träger Nystagmus auf. Psychisch lebhafter, sonst unverändert. — 20. XII. 1938: Lebhafter, distanzlos, erinnert sich jetzt, daß schon früher eine Riechprüfung vorgenommen wurde. Rechenaufgaben werden richtig gelöst und nach 1 Minuten wiederholt. — 21. XII. 1938: Heute deutlich klarer, weiß alle Einzelheiten der gestrigen Untersuchung einschließlich der Rechenaufgaben. Re. besteht eine sichere aromatische Anosmie, li. werden stärker riechende aromatische Stoffe unsicher wahrgenommen, aber nicht differenziert. Deutlicher Nystagmus beim Linksblick, übriger Befund unverändert. RR. 110/70. — In der Folgezeit bessert sich der Zustand ständig, vom 15. I. 1939 ab steht W. beschwerdefrei auf. Wird am 20. II. 1939 in die neurologische Klinik verlegt.

Beobachtung vom 20. bis 28. II. 1939: Hat an den Unfall und an die beiden vorhergehenden Tage keine Erinnerung: „Das ist es eben, worüber ich immer grüble und weiß es nicht".

Befund: Der re. Bulbus ist etwas zurückgesunken und die Lidspalte dadurch enger. Supra- und Infraorbitalisaustrittstellen re. druckschmerzhaft. Aromatische Anosmie re., li. Riechvermögen ungestört. Re. primäre Opticusatrophie mit Amaurose und amaurotischer Pupillenstarre. Li. Auge o. B. Augenbewegungen frei, erschöpflicher Nystagmus beim Linksblick. Scharf begrenzte Hypästhesie und Hypalgesie im I. und II. Trigeminusast re. Cornealreflex seitengleich. Geringe mimische Facialisschwäche re. Motilität ungestört. BDR. li. schwächer und rascher erschöpflich als re., sonst Reflexe regelrecht. Sensibilität ungestört. Intern o. B. RR. 120/70. Psychisch wirkt W. etwas stumpf und antriebsarm. Spontan beschäftigt er sich kaum, unterhält sich wenig mit anderen Kranken, äußert nie Wünsche. Auch affektiv wirkt er eher stumpf, wird durch die bestehenden körperlichen Ausfälle nicht beeindruckt, ist von einem stumpfen Optimismus, interessiert sich kaum für den Fortgang seines Entschädigungsverfahrens. Auf Fragen antwortet er ziemlich prompt und präzise, führt aber von sich aus die Unterhaltung nicht weiter. Bei der psychologischen Prüfung bestehen keine Ausfälle, auch die Merkfähigkeit ist nicht mehr gestört. Im Liquor normale Verhältnisse. Röntgenologisch finden sich am Schädel eine Fraktur im li. Temporale, eine weitere im re. Temporale, auf die Schädelbasis bis zur Mittellinie übergreifend, und endlich eine breite Fraktur des re. Orbitaldaches. Das Encephalogramm ergibt lediglich eine mäßige Erweiterung des ganzen Ventrikelsystems.

Nachuntersuchung am 28. VII. 1939: Klagt bei schlechtem Wetter noch über dumpfe Schmerzen in der re. Kopfseite. Ein leichtes Ziehen besteht hier immer, „das gehört schon zum Kopf mit dazu". Manchmal wird es ihm ohne äußeren Anlaß ganz plötzlich für wenige Sekunden schwarz vor den Augen. Er muß sich dann festhalten, fällt aber nicht um. Er ist seit dem Unfall vergeßlicher geworden, insbesondere vergißt er Kleinigkeiten leicht, während er Wichtiges besser behalten kann. Er ist jetzt ausgesprochen interesselos, besuchte früher häufig Theater, Kinos und regelmäßig sonntags sportliche Veranstaltungen. Jetzt geht er da nicht mehr hin, weil ihm das Interesse fehlt und er auch die Ereignisse, z. B. bei einem Fußballspiel, nicht mehr so schnell fassen kann. Er geht jetzt viel allein im Park spazieren. Die Stimmung ist „direkt gleichgültig". Die Arbeit hat er noch nicht wieder aufgenommen, weil er den re. Arm infolge der Fraktur noch nicht recht gebrauchen kann. Er findet sich aber auch geistig bei der Arbeit (Antennenbau) noch nicht richtig zurecht, hat nicht mehr den raschen Überblick wie früher. Die Libido ist seit dem Unfall erloschen.

Befund: Nystagmus und rechtsseitige Facialisparese sind verschwunden, sonst ist der neurologische Befund völlig unverändert. RR. 90/65. Psychisch ist W. stark verlangsamt, stumpf, schwerbeweglich. Er verweigert zunächst eine körperliche Untersuchung, weil er nicht gebadet hatte, geht trotz vielen Zuredens erst nach Hause, um zu baden. Intellektuelle Ausfälle bestehen nicht. Auch die Merkfähigkeit ist bei der üblichen Prüfung nicht gestört.

Wilhelm W. hat einen schweren Unfall mit langdauernder Störung des Bewußtseins und einer leichten traumatischen Psychose erlitten. Neurologisch finden sich Hirnnervensymptome, die den Schädelbrüchen zur Last zu legen sind, und eine aromatische Riechstörung. Psychisch entwickelt sich ein deutlicher Defektzustand.

Fall 30. Oskar K., geb. 20. XII. 1899, Büroangestellter. Stürzt am 18. III.
1939 vom Oberstock eines Autobus auf die Straße, wird bewußtlos in die chirurgische
Klinik eingeliefert. Er ist hier nicht ansprechbar, blutet aus beiden Ohren und
der Nase, hat öfters Aufstoßen. Er ist unruhig, versucht in Zeitabständen sich
aufzurichten, fällt aber immer wieder nach hinten über. Puls wechselnd zwischen
72 und 116 pro Minute. Röntgenologisch keine Schädelfraktur. — 20. III. 1939:
Schläft, ist aber leicht erweckbar, antwortet dann ziemlich prompt auf Fragen.
Ist nicht richtig orientiert, nennt prompt und sicher ein falsches Datum und falsches
Krankenhaus. Weiß nichts vom Unfall, kann den Zweck seines Krankenhausaufenthaltes nicht angeben, gibt dabei dummwitzige Antworten: (Wo fehlt's?)
„An Geld“. (Was machen Sie hier?) „Langweile mich“. Begleitet die körperliche
Untersuchung ständig mit Bemerkungen, z. B. bei der Reflexprüfung: „Bin stark
nervös ... von der Mutter her“. Schimpft über jede Beanspruchung, z. B. über
die Untersuchung oder über eine Injektion, läßt sich aber alles gefallen und macht
auch bei der Untersuchung leidlich mit. Ist in der Stimmung flach euphorisch,
im Verhalten poltrig jovial. Rechenaufgaben löst er richtig, hat sie nach 1 Minute
vergessen, füllt die Lücke durch prompte Konfabulationen. Unmittelbar nach der
Untersuchung schläft er schnarchend ein. Neurologische Untersuchung nur oberflächlich möglich. Dabei findet sich ein feiner Nystagmus beim Seitwärtsblick,
Hypalgesie der li. Gesichtshälfte, mimische Facialisparese li., leichte Reflexsteigerung am li. Arm mit positivem Knipsreflex und Trömner. Sonst ist kein
krankhafter Befund zu erheben. Intern o. B. RR. 125/80. — 23. III. 1939:
„Noch etwas Kopfschmerzen ... aber vielleicht bilde ich mir das auch bloß ein“.
Befund: Der Rechtsblick erfolgt nur auf dringende Aufforderung bis in die Endstellung, dabei tritt ein grober blickparetischer Nystagmus auf. Mimische Facialisparese li. Motilität ungestört, keine sichere Differenz der Eigenreflexe mehr.
RR. 110/75. Psychisch besteht eine ausgesprochene flache Euphorie, K. ist gesprächig, distanzlos und etwas poltrig, aber leicht zu lenken. Zeitlich, örtlich und
über die Tagesereignisse ist er jetzt richtig orientiert. Zeigt keinerlei Krankheitseinsicht, ist leicht zu Konfabulationen anzuregen. Rechenaufgaben werden richtig
gelöst und 2 Minuten behalten. — In den nächsten Tagen geht auch die linksseitige
Facialisparese zurück. Die Euphorie, die bei völlig fehlender Krankheitseinsicht
leicht expansive Züge zeigt (will mit dem „Stubenmeister“ boxen), klingt langsam
ab. Am 29. IV. 1939 wird K. entlassen.

Nachuntersuchung am 4. VIII. 1939: Weiß vom Unfall noch, daß er im
Omnibus vor der Haltestelle die Treppe heruntergehen wollte. Dann setzt die
Erinnerung aus und beginnt erst wieder nach 5 Tagen in der Klinik. Seit 2. VI. 1939
hat er seine Tätigkeit wieder aufgenommen. Kopfschmerzen hat er nicht, beim
Bücken, Blick nach oben und seitwärts tritt Drehschwindel auf, er kann deshalb
noch keine Akten aus den Schränken suchen. Wenn er eine Zeit lang in der Sonne
war, geht er unsicher wie ein Betrunkener. Die Stimmung ist schlecht, er ist gleichgültiger und abgestumpft geworden, während er früher sehr lebhaft war. Er ist
jetzt nach der Arbeit sehr müde, geht im Gegensatz zu früher nicht mehr aus und
macht auch keinen SA.-Dienst mehr, an dem er sehr hängt. Die Arbeit fällt ihm
noch schwer, geht nicht mehr so flott von der Hand wie früher: „Früher war es
mit einem Blick erledigt, heute muß ich sehr nachdenken“. Der Schlaf war bis
vor 3 Wochen sehr gut, seither ist er etwas unruhiger. Die Libido hat erheblich
nachgelassen, „kein Interesse mehr“. Bei dem seltenen Geschlechtsverkehr ist
aber die Potenz ungestört.

Befund: Schädeldach nicht klopfempfindlich. Beim Seitwärtsblick wechselnder, ziemlich grober Nystagmus, nach li. mehr als nach re. Experimentelle Vestibu-

lariserregbarkeit regelrecht. Der Radius-Periostreflex erscheint auch heute li. etwas lebhafter als re. Sonst ist der neurologische Befund regelrecht. RR. 120/85. Psychisch ist K. noch leicht euphorisch, zu flachen Witzen geneigt. Dabei ist er aber deutlich verlangsamt, in seinen Interessen stark eingeengt. Er klebt stark an den einmal vorhandenen Vorstellungsinhalten, bringt diese immer wieder vor. Merkfähigkeit leicht herabgesetzt, Rechenaufgaben werden nach 2 Minuten nur teilweise wiederholt. Sonst intellektuelle Leistungen nicht gestört.

Bei Oskar K. entwickelte sich im Anschluß an einen schweren Unfall mit mehrtägiger Bewußtlosigkeit eine traumatische Psychose mit deutlich euphorischer Verstimmung und ausgesprochenem Korsakow. Die Euphorie überdauerte das abklingende amnestische Syndrom wesentlich, klingt jetzt aber ebenfalls ab und es entwickelt sich dafür zunehmend das typische Bild des traumatischen Hirnschadens. Auf neurologischem Gebiet bestand lediglich eine sehr flüchtige linksseitige Hemiparese.

5. Traumatische Psychose.

Fall 31. Hans W., geb. 28. VIII. 1895, Kraftfahrer. Stürzte am 25. VI. 1937 mit dem Motorrad. Kam ins Krankenhaus, war mehrere Tage bewußtlos, danach entwickelte sich eine traumatische Psychose, so daß er am 13. VII. 1937 auf eine psychiatrische Abteilung verlegt werden mußte. Hier war er verwirrt, desorientiert, motorisch stark unruhig, hatte eine motorische Aphasie und eine Wortfindungsstörung; neurologisch war kein krankhafter Befund zu erheben. Der Zustand besserte sich allmählich, bei der Entlassung am 14. VIII. 1937 bestand nur noch eine leichte Wortfindungsstörung und eine Verlangsamung im Denken. 2 Tage nach der Entlassung suchte er seinen Arbeitgeber auf und stellte die baldige Wiederaufnahme der Arbeit in Aussicht, worauf sich dieser an den Versicherungsträger wandte, weil W. „noch sehr weit davon entfernt ist, im Vollbesitz seiner normalen geistigen Fähigkeiten zu sein". Auch von den W. ambulant behandelnden Ärzten wurde das Bestehen psychischer Störungen betont und Pat. daher in die Klinik eingewiesen.

Beobachtung vom 20. bis 25. IX. 1937: An den Unfall, der durch das Platzen eines Reifens am Motorrad verursacht wurde, hat er keine Erinnerung. Diese setzt bei der Fahrt, etwa 100 m vor der Unfallstelle, aus und beginnt erst wieder nach 4 Wochen in der psychiatrischen Krankenabteilung. Nach der Wiederkehr des Bewußtseins besserte sich der Zustand rasch, er klagte anfangs noch über Kopfschmerzen und Drehschwindel, jetzt besteht nur noch ein unbedeutender Druck im Hinterkopf, sonst fühlt er sich gesund und voll leistungsfähig. Die Potenz ist seit dem Unfall erloschen. Er berichtet noch, daß er die rumänische Sprache, die er fließend spricht, nach dem Unfall völlig verlernt hatte; jetzt beherrscht er sie wieder wie früher.

Befund: W. wirkt etwas vorzeitig gealtert, sonst ist er äußerlich unauffällig. Doppelseitige aromatische Anosmie, sonst Hirnnerven o. B. Abgesehen von einer geringfügigen Steigerung der Eigenreflexe am re. Arm ist auch der übrige neurologische Befund regelrecht. Intern o. B. RR. 100/60. Psychisch besteht eine flach euphorische Stimmungslage mit einer kaum hemmbaren Geschwätzigkeit. Seine endlosen, in kindlich-läppischer Weise vorgebrachten Reden, drehen sich immer wieder um seinen jetzigen vorzüglichen Gesundheitszustand und um seine Leistungsfähigkeit, die er mit seinen früheren Leistungen belegen will. Dabei schweift er mit endlosen Erzählungen von früheren Erlebnissen vom Thema ab, schwelgt in flachen Affekten rührseliger Färbung oder kindlicher Freude über seine „wunderbare Wiederherstellung" usw. Diese Affekte laufen ziemlich stereotyp ab, ebenso wie seine übertriebenen Höflichkeits- und Dankbarkeitsbezeugungen. Das ganze Verhalten läßt einen über die vollständig fehlende Krankheitseinsicht hinausgehenden Mangel an Selbstkritik und eine erhebliche Urteilsschwäche erkennen. In seinem äußeren Verhalten auf Station ist er unauffällig, paßt sich gut in das Stationsleben ein, sorgt hier für „Stimmung", ohne aber lästig zu fallen. Bei der psychologischen Leistungsprüfung löst er die Aufgaben rasch und glatt, es besteht lediglich eine deutliche Merkschwäche: die fließend gelösten Rechenaufgaben vergißt er sofort wieder, sucht diesen Defekt mit allerlei Ausflüchten zu verdecken. Außerdem fällt noch eine erschwerte Wortfindung auf, bei weniger geläufigen Worten kommen gelegentlich auch verbale Paraphasien vor: (Fingerhut) „Nähring". (Berufsgenossenschaft) „Beamtenberungs ... Berufsbeamtenschaft ... Berufungsgenossenschaft". Sonst bestehen keine aphasischen Störungen.

Die EM. wurde auf 50% geschätzt, zum Kraftfahrer schien W. nicht geeignet.

Nachuntersuchung am 17. VIII. 1938: Im November 1937 fing er bei seiner alten Firma wieder an, machte leichte Arbeit, wurde aber wegen Mangels an solcher an Weihnachten wieder entlassen. Er war dann 2mal zur Nachuntersuchung, wurde aber zum Kraftwagenfahren nicht zugelassen. Daraufhin fuhr er „aus Trotz 2 Tage lang Motorrad wie ein wilder Ochse" und machte anschließend 2 Tage lang Rekordfahrten auf dem Fahrrad. Dann ging er zur BG. und bat, „man solle ihn von der Rente befreien". Daraufhin wurde ihm nach einer Prüfung durch einen Fahrlehrer und nach einer erneuten ärztlichen Untersuchung die Rente entzogen. Von Mai bis Ende Juni fuhr er wieder einen Kraftwagen ohne Zwischenfall, dann war diese Saisonarbeit zu Ende. Er wurde dann vom Arbeitsamt als Schlosser vermittelt, wurde aber bereits 2mal als ungeeignet wieder entlassen, da er mit der Arbeit, besonders mit den Zeichnungen, nicht zurechtkommen konnte. Er klagt noch gelegentlich über den dumpfen Druck im Hinterkopf, besonders bei Hitze und bei geistiger Anstrengung. Beim Hinlegen und beim Hochsehen (Rasieren) tritt für Sekunden Schwindel auf. Die Stimmung ist wechselnd, es kommen ihm leicht die Tränen. Er lebt jetzt zurückgezogener als früher, geht nicht mehr in Gesellschaft und zu Vereinen, denen er angehört. Er hat nur noch Interesse für seinen Garten und sein Motorrad. Potenz immer noch erloschen.

Befund: W. wirkt noch mehr gealtert, hat fast weißes Haar. Sonst ist er äußerlich unauffällig. Außer der doppelseitigen aromatischen Anosmie ist kein krankhafter Befund mehr zu erheben, es bestehen auch keinerlei aphasische Störungen mehr. Psychisch ist er noch immer sehr geschwätzig, erzählt in kindlich naiver flacher Weise, kommt dabei nicht von der Beteuerung seiner völligen Wiederherstellung los. Sein Geschwätz ist auch jetzt kritiklos, die Euphorie ist aber erheblich geringer. Er ist deutlich stumpfer geworden, ist dabei rührselig und emotionell inkontinent. Der Antrieb ist nicht deutlich gestört. Über Tagesereignisse ist er ganz gut orientiert, referiert sie aber mit Kommentaren, die er ersichtlich ohne eigene Stellungnahme aus der Zeitung übernimmt. Es besteht noch eine deutliche Merkstörung. Sonst ergibt die psychologische Prüfung keine Defekte.

Hans W. hat im Anschluß an einen schweren Unfall eine typische traumatische Psychose durchgemacht. Nach Abklingen der übrigen Ausfälle blieb noch eine erhebliche affektive Störung im Sinne einer ausgesprochenen Euphorie mit fehlender Krankheitseinsicht bestehen. Diese Euphorie klingt aber 1 Jahr nach dem Unfall ebenfalls deutlich ab und macht einem normalen Verhalten oder einem traumatischen Hirnschaden (Stumpfheit, Merkschwäche) Platz. Die Euphorie war ein Symptom der Psychose. Die Verkennung ihres Krankheitswertes hätte hier zu unangenehmen Folgen führen können. Die letzten Endes doch erfolgte Rentenentziehung und Erteilung der Fahrerlaubnis war sicher nicht berechtigt. Als neurologische Unfallfolgen bestanden nur eine sehr flüchtige, bei unserer Untersuchung amnestische, Aphasie und eine doppelseitige aromatische Anosmie.

Fall 32. Erwin Z., geb. 29. VI. 1903, Rohrleger. Wurde am 4. VI. 1938 von einem Motorrad angefahren, war bewußtlos, hat viel erbrochen, kam ins Krankenhaus. Schon auf der Fahrt dorthin war er sehr unruhig, später entwickelte sich eine schwere motorische Unruhe, so daß er am 15. VI. 1938 in eine geschlossene Anstalt verlegt werden mußte. Hier bestand Nackensteifigkeit und positiver Kernig, Z. war erregt, schlecht fixierbar, örtlich und zeitlich schlecht orientiert. Er verkannte die Situation, drängte nach Hause, war unruhig, schrie und brüllte. Ende Juni wurde er etwas ruhiger, war aber immer noch sehr uneinsichtig, drängte nach Hause, wollte arbeiten. Später fiel ein Nystagmus beim Seitwärtsblick auf, Z. war noch affektlabil, wirkte depressiv, aber eher stumpf und antriebsarm. Am 21. VII. 1938 wurde er entlassen.

Beobachtung vom 28. XI. bis 2. XII. 1938: An den Unfall selbst kann er sich nicht erinnern, die Erinnerung setzt unmittelbar vorher aus und beginnt erst wieder bei einer Röntgenuntersuchung am 14. VI. im Krankenhaus. Er klagt jetzt noch über öfters auftretende stechende Kopfschmerzen und Schwarzwerden vor den Augen beim Bücken, raschem Aufstehen und beim Blick nach oben. Geruch und Geschmack sind seit dem Unfall verschwunden, darüber ist er sehr beunruhigt. Die Stimmung hat sich schon gebessert. Er ist immer noch leicht erregbar und aufbrausend, aber lange nicht mehr so wie in der ersten Zeit nach dem Unfall. Er ist jetzt gegen früher gleichgültiger geworden, hat nicht mehr die früheren Interessen. Sein Motorrad, mit dem er sich ständig beschäftigt hatte, hat er jetzt verkauft. Er geht auch nicht mehr ins Kino, sitzt meist zu Hause herum, spielt mit den Kindern oder beschäftigt sich gar nicht. Einen Arbeitsversuch hat er noch nicht unternommen, auch nicht zu Hause. Das Gedächtnis ist schlechter geworden. er vergißt oft Gehörtes, weil er „keine richtige Obacht darauf gibt". Die Libido hat stark nachgelassen. Er hat nur noch sehr selten Verkehr, dann aber ungestört.

Befund: Z. macht einen mürrisch ablehnenden, leicht gereizten Eindruck, kommt allen Anforderungen nur widerwillig, aber richtig, nach. Doppelseitige aromatische Riechstörung (nicht lokal bedingt). Zeitweilig Spontannystagmus nach re., sonst keine spontanen Labyrinthsymptome. Bei der experimentellen Vestibularisprüfung ist der Nystagmus nach re. bei allen Versuchen leichter auszulösen als nach li. Bei der Geschmacksprüfung wird mit demonstrativer Betonung eine Ageusie angegeben. Sonst sind keinerlei neurologische Befunde zu erheben. RR. 90/50. Psychisch ist Z. klar und orientiert. Er ist zunächst ständig in einer mürrisch gereizten Stimmung, ist ablehnend und verdrossen, gibt nur widerwillig und gereizt Antwort, wird beim geringsten Anlaß polternd und ausfallend, allerdings nie tätlich. Auch seine Beschwerden schildert er zunächst demonstrativ und gereizt. Bei der Schilderung des Unfalles gerät er jedesmal in heftigste Erregung über den schuldigen Motorradfahrer. Der Affekt steigert sich immer mehr, Z. schlägt dann mit der Faust auf den Tisch, ergeht sich in den wildesten Verwünschungen und Drohungen. Diese Affektausbrüche laufen aber ganz stereotyp ab, auch seine Erzählungen wiederholen sich täglich fast wortgetreu. Er kommt sehr häufig mit kleinen Anliegen, Beschwerden usw., die er in gereiztem Tone vorbringt, ist aber dann sehr leicht zu beruhigen. Nach einigen Tagen wird er wesentlich ruhiger, aufgeschlossener, ausgesprochen zutraulich. Auch seine Beschwerden schildert er jetzt sehr ruhig und sachlich, eher stumpf. Zuletzt kommen seine Affektausbrüche nur noch bei der Erinnerung an den Unfall, hier allerdings stets in stereotyper Weise. Sonst macht sich zunehmend eine Stumpfheit und Antriebslosigkeit bemerkbar. Bei der psychologischen Prüfung fallen außer einer gewissen Verlangsamung keine Besonderheiten auf. Am Schädel röntgenologisch vermehrte Impressiones digitatae, sonst nichts Pathologisches.

Auf Grund dieser Befunde wurde die Diagnose auf eine abklingende traumatische Psychose und eine beginnende traumatische Hirnschwäche gestellt und wegen der psychotisch bedingten affektiven Störungen Z. noch als arbeitsunfähig angesehen.

Nachuntersuchung am 23. VI. 1939: Klagt noch über zeitweilige Schmerzen im Hinterkopf, die gewöhnlich $^1/_2$ Stunde anhalten. Nach langem Bücken tritt noch Schwindel auf. Der Geruch fehlt noch immer. Die Stimmung hat sich gebessert. Er ist noch leichter reizbar als vor dem Unfall, doch hat die Reizbarkeit schon wesentlich nachgelassen. Die Gleichgültigkeit und Interesselosigkeit besteht noch immer. Er hat noch nicht wieder gearbeitet, ist zu Hause, spielt mit dem Kinde, sonst beschäftigt er sich kaum, liest auch wenig Zeitung, „nur Mordsachen und so", anderes interessiert ihn nicht. Die Libido ist noch sehr gering.

Befund: Riechstörung unverändert, sonst kein krankhafter körperlicher Befund. RR. 100/60. Psychisch ist die Reizbarkeit weitgehend zurückgegangen. Z. kommt nur noch zu einem lahmen, stereotypen Affektausbruch, wenn er sich an den Unfall erinnert. Sonst wirkt er ausgesprochen stumpf und antriebslos. Bei der psychologischen Leistungsprüfung bestehen außer der Verlangsamung keine Ausfälle.

Erwin Z. hat einen schweren Unfall mit einer ausgesprochenen traumatischen Psychose erlitten. Als Resterscheinung dieser Psychose blieb lange Zeit nur noch eine pathologische Reizbarkeit bestehen, die aber nach Monaten ebenfalls abklingt. Bei der ersten Untersuchung bestanden neben dem psychotischen Symptom der Reizbarkeit auch schon Züge des traumatischen Hirnschadens, die jetzt das Bild beherrschen. Auf neurologischem Gebiet bestehen lediglich eine doppelseitige aromatische Anosmie und eine Tonusdifferenz der Labyrinthe als Ausdruck einer zentralen Störung der Gleichgewichtsregulation. Die Ageusie dürfte nicht organisch bedingt sein. Die Prognose ist bezüglich des traumatischen Hirnschadens immer noch ungewiß, EM. jetzt 50%.

Fall 33. Fritz Sch., geb. 27. XI. 1889, Dreher. Wurde am 25. X. 1937 durch einen rotierenden Teil in die Drehbank hineingezogen. Dabei wurde der re. Bulbus zertrümmert und der äußere Orbitalrand eingedrückt, außerdem bestanden schwere Weichteilwunden im Gesicht und eine Oberkieferfraktur. Er wurde benommen ins Krankenhaus eingeliefert, wo das re. Auge enukleiert und einige Knochensplitter vom äußeren Orbitalrand entfernt wurden. Nach einigen Tagen wurde auch noch eine rechtsseitige Facialisparese festgestellt. Nach Abschluß der chirurgischen Behandlung wurde Sch. in unserer Poliklinik untersucht, wo eine doppelseitige aromatische Anosmie mit Parosmien, eine rechtsseitige Trigeminusneuralgie und Facialisparese sowie eine Wesensveränderung im Sinne einer erhöhten Reizbarkeit festgestellt wurde. 1938 war Sch. ständig in ambulanter ärztlicher Behandlung, wurde auch 2mal verschickt und anschließend in unsere Klinik eingewiesen.

1. Beobachtung vom 12. bis 20. XII. 1938: An den Unfall hat er keine eigene Erinnerung, er weiß nur noch, daß er von einem Arbeitskameraden zur Unterstützung gerufen wurde und dabei muß dann der Unfall passiert sein. An die folgende Zeit hat er eine ganz unklare Erinnerung, besinnt sich nur auf wenige Einzelheiten, so z. B. an den Transport im Krankenwagen und später an einzelne ärztliche Handlungen. Etwas klarer wurde er erst nach einigen Tagen, die volle Erinnerung setzt aber erst wieder seit Ende Februar 1938 ein. Bis dahin wurde er sehr häufig durch ekelhafte Eiter-, Kot- und Gasgerüche in der Nase gequält und hatte außerdem grauenhafte Gesichte. Sobald er sie Augen schloß, tauchten, von re. kommend, unangenehme Erscheinungen auf, die er nicht verscheuchen konnte. So sah er z. B. zuerst ein schönes menschliches Gesicht, das sich dann allmählich — wie ein Film abrollend — in gräßlich verzerrte Fratzen verwandelte und schließlich in geometrische Figuren verlor. Dabei empfand er ein unbeschreibliches Grauen, so daß er öfters versuchte, sich das Leben zu nehmen. Erst mit dem Einsetzen der klaren Erinnerung im Februar 1938 gingen diese Erscheinungen zurück. Er sieht jetzt nur noch manchmal Ketten von grauen und weißen Punkten; die ekelhaften Gerüche treten allerdings noch öfters auf. Sonst ist der Geruch seit dem Unfall erloschen. Jetzt kommen auch noch anfallsweise Zustände, die mit einer grundlosen Gereiztheit beginnen und in denen er unsinnige Dinge begeht, z. B. seinen Radioapparat auseinandernimmt oder sinnlos wegläuft. Hinterher weiß er davon nichts. Die Ehefrau berichtet dazu, daß bei Sch. seit Mai 1938 Anfälle auftreten, bei denen er für Augenblicke geistesabwesend ist und im Gespräch den Faden verliert. Etwas später kamen dann die anderen Zustände, in denen er sinnlose Handlungen begeht oder — hauptsächlich nachts — aufsteht und triebhaft wegdrängt. In einem solchen Zustand ging er auch einmal nachts in die Kieferklinik, in der er in ambulanter Behandlung stand. Als er dort war, kam er zu sich und fuhr mit einer Taxe wieder nach Hause. Er klagt jetzt noch über einen ständigen dumpfen Druck im Kopf, der sich zeitweilig bis zu einem „Katerbrummschädel" steigert. In der re. Gesichtshälfte treten bei Ärger oder Druck auf die Wange heftig stechende Schmerzen auf, die in Stunden abklingen. Er ist jetzt, ganz im Gegensatz zu früher, leicht aufbrausend und reizbar. Besonders ist er tageweise grundlos gereizt und verstimmt, verzankt sich dann mit allen Leuten und ist in solchen Zuständen auch schon tätlich geworden gegen seine Frau. Darüber schämt er sich hinterher furchtbar. In Wesen und Auffassung ist er viel langsamer geworden, kann sich nicht mehr richtig konzentrieren und kann keinen rechten Entschluß mehr fassen. Er sitzt jetzt stundenlang und grübelt. Am liebsten ist er ganz allein, besonders verabscheut er alles Neue. Auch die Ehefrau berichtet, daß Sch. viel langsamer geworden ist als früher. Er sitzt zu Hause meist tatenlos herum. Während er früher manuell sehr geschickt war, bringt er jetzt die einfachsten Dinge nicht mehr zusammen, hat aber auch kein Interesse mehr daran. Auch das Gedächtnis hat nachgelassen, er fragt immerzu nach Dingen, die er eigentlich wissen müßte.

Befund: Re. Augenhöhle tief eingesunken, am oberen Rand ist am Orbitaldach deutliche Pulsation zu fühlen. Re. Auge durch eine Prothese ersetzt. Li. Schläfengegend klopfempfindlich, heftigste Druckschmerzhaftigkeit der Supra- und Infraorbitalisaustrittstellen re. Doppelseitige aromatische Riechstörung. Li. Auge o. B. Erhebliche Hypästhesie im I. und II. Trigeminusast re. Bei Schmerzreizen in diesem Gebiet treten sehr unangenehme Parästhesien und hyperpathische Schmerzempfindung auf. Sonst neurologischer Befund regelrecht. RR. 125/80. Lebhafter Dermographismus. Psychisch ist Sch. im allgemeinen still und unauffällig, in seinem Verhalten ruhig, höflich und korrekt. Nur gelegentlich, meist ausgelöst durch irgendein Geräusch oder die Erwähnung affektiv stark berührender Momente, kommt es zu hemmungslosen Ausbrüchen einer gesteigerten Erregbarkeit, die sehr rasch abklingen und für die sich Sch. sofort entschuldigt. Er ist auch tageweise reizbar verstimmt, zieht sich dabei vollständig von den übrigen Patienten zurück, bei denen er sich übrigens schon bei der Aufnahme für etwaige Auffälligkeiten entschuldigt. Zu diesen Zeiten wirkt Sch. auch leicht benommen, er ist nicht genau orientiert, kann keine lückenlose Reproduktion seines Tageslaufes geben, eine psychologische Prüfung scheitert völlig. Dagegen sind sonst seine Leistungen, von einer geringen Merkstörung abgesehen, ausgezeichnet und bestätigen seine überdurchschnittliche Begabung. Eine Liquoruntersuchung wird abgelehnt. Die Schädelaufnahmen ergeben keinen Knochendefekt am re. Orbitaldach.

2. Beobachtung vom 17. bis 23. VIII. 1939: Die Reizbarkeit hat nachgelassen. Er ist zwar noch leicht erregbar, aber „nicht mehr in dem unsinnigen Maß wie früher". Sonst ist der Zustand unverändert. Er leidet noch zeitweilig unter einem „furchtbaren Aasgeruch", hat auch gelegentlich noch Zustände, in denen er unsinnige Dinge macht, z. B. in seine alte Wohnung geht oder Briefpapier in der Werkzeugkiste sucht. An diese Zustände kann er sich hinterher nicht recht erinnern, wenn ihn dabei jemand anredet, kommt er zu sich „wie aus einem Traum". Häufig klagt er noch über Kopfdruck und Schwindel beim Bücken. Er ist noch sehr vergeßlich und gleichgültig, insbesondere ist er gegen Neuerungen interesselos. Er beschäftigt sich manchmal etwas in seinem Garten, sonst sitzt er zu Hause und döst vor sich hin. Die Libido hat sehr stark nachgelassen, „ist mir vollkommen gleichgültig".

Befund: Neurologisch auch in Einzelheiten völlig unverändert. Psychisch ist Sch. sehr still und zurückgezogen. Er bittet bei der Aufnahme sehr dringend, wieder in sein früheres Zimmer zu kommen, sonst äußert er keinerlei Wünsche. Er sitzt oder liegt teilnahmlos umher, beschäftigt sich nicht, beteiligt sich auch nicht an der allgemeinen Unterhaltung. Auf Fragen antwortet er sehr langsam, einsilbig, führt von sich aus die Unterhaltung nicht weiter. In seinem Gedankenablauf ist er erheblich verlangsamt. Affektiv wirkt er ausgesprochen stumpf, nur ganz selten tritt noch eine eher flach wirkende, gereizte Verstimmung auf. Schwere Affektausbrüche werden nicht mehr beobachtet. Die psychologische Leistungsprüfung ergibt außer einer erheblichen Verlangsamung und einer leichten Merkschwäche auch jetzt keine Ausfälle. Im Liquor kein krankhafter Befund. Die Encephalographie, zu der sich Sch. erst nach langen Überlegungen entschließt, ergibt eine deutliche Erweiterung des re. Vorderhorns und in geringerem Maße auch des übrigen Ventrikelsystems sowie reichliche Subarachnoidalfüllung.

Fritz Sch. hat einen schweren Unfall erlitten, bei dem sicher größere Hirnteile in Mitleidenschaft gezogen wurden. Nach akuteren psychischen Störungen, die allerdings nicht ganz das typische Bild der traumatischen Psychose zeigen, entwickelt sich eine pathologische Reizbarkeit, die aber nach längerer Zeit ebenfalls abklingt und den typischen psychischen Störungen des traumatischen Hirnschadens Platz macht. Daneben bestehen auch noch epileptische Manifestationen in Form von Absenzen und vielleicht auch Dämmerzuständen und periodischen Verstimmungen. Im einzelnen kann hier aber nicht näher auf die interessanten, jedoch schwer zu deutenden psychopathologischen Phänomene des Falles eingegangen werden. EM. bei der ersten Beobachtung 100%, jetzt 80%.

6. Verlaufsformen.

Fall 34. Renate C., geb. 16. IX. 1908, Lehrerin. Fiel am 26. IV. 1938 nach hinten um und schlug mit dem Hinterkopf auf ein Fensterbrett auf, wurde ins Krankenhaus eingeliefert. War $^1/_2$ Stunde bewußtlos, erwachte dann kurze Zeit, wurde aber bis zum nächsten Morgen in Abständen immer wieder bewußtlos, erbrach oft und heftig. Außerdem bestand eine Kopfschwartenwunde am Hinterkopf und Nasenbluten. Röntgenologisch fand sich ein Konvexitätsbruch am Hinterhaupt. Später war sie apathisch, klagte über Kopfschmerzen und Fehlen von Geruch und Geschmack. Am 27. V. 1938 wurde sie aus dem Krankenhaus entlassen. Eine Nachuntersuchung ergab keinen krankhaften Befund mehr. Wurde bei uns ambulant untersucht.

Untersuchung am 18. VIII. 1938: Hat an den Unfall keine eigene Erinnerung, auch nicht an die vorhergehenden Minuten. Kam erst am nächsten Morgen im Krankenhaus zu sich, war von da ab klar, hat aber in der ersten Woche sehr viel geschlafen. Sie klagte nach dem Unfall über Kopfschmerzen, zu denen einige Wochen nach dem Unfall noch Schwindel trat. Inzwischen sind die Beschwerden zurückgegangen, seit 4. VIII. 1938 macht sie wieder halben Dienst. Klagt noch über Kopfschmerzen, hauptsächlich abends bei Ermüdung. Bei Lagewechsel, beim Bücken, manchmal auch beim Gehen auf der Straße, tritt sekundenlanger Drehschwindel auf. Sie ist noch sehr leicht ermüdbar und weniger leistungsfähig als früher, kann unentwegt schlafen. Verträgt keinen Kinderlärm und keine lebhaften Unterhaltungen mehr, ist lieber für sich allein. Ist leichter erregbar und rührseliger als früher; schon bei guter Musik und wenn sich jemand nach ihrem Befinden erkundigt, kommen ihr die Tränen. Geistige Leistungen, z. B. beim Unterricht, fallen ihr schwerer als früher, gehen nicht mehr so selbstverständlich vor sich, „man hat das Gefühl zu denken". Der Geruch ist seit dem Unfall ganz verschwunden.

Befund: Doppelseitige aromatische Anosmie. Nystagmus beim Rechtsblick, der in li. Seitenlage zunimmt. Romberg + ohne bestimmte Fallneigung. Sonst besteht kein krankhafter neurologischer Befund. RR. 110/70. Psychisch fällt eine deutliche emotionelle Labilität auf, sonst ist C. unauffällig.

Nachuntersuchung am 8. V. 1939: Die Beschwerden haben sich eher gebessert, nehmen allerdings bei anstrengendem Dienst zu, so daß sie nach Weihnachten 5 Wochen aussetzen mußte. Sie klagt noch über tagelang anhaltende Kopfschmerzen und Schwindel beim Bücken und beim Blick nach oben. Die Stimmung ist gut, sie ist nur noch empfindlich gegen Lärm.

Befund: Neurologisch völlig unverändert. Psychisch unauffällig, auch die emotionelle Inkontinenz ist abgeklungen.

Bei Renate C. ist nach einem Fall auf den Hinterkopf ein Kommotionssyndrom aufgetreten. Die wiederholte Bewußtlosigkeit am Anfang, die ziemlich lange Schlafperiode und die jetzt noch bestehende aromatische Anosmie weisen darauf hin, daß es bei Unfall aber zu einer über die einfache Commotio hinausgehenden Schädigung, vielleicht zu einer Orbitalhirnläsion, gekommen ist. Die Beschwerden des cerebralen Allgemeinsyndroms klingen langsamer ab als gewöhnlich, allerdings scheint sich bisher ein traumatischer Hirnschaden als Dauerzustand nicht zu entwickeln. EM. bei der ersten Untersuchung 40 %, jetzt 20 %.

Fall 35. Willi Mi., geb. 14. IX. 1892, Transportarbeiter. Wurde a. 28. VIII. 1939 von einem Kran am Hinterkopf getroffen und fiel infolgedessen von einem hochbeladenen Wagen aufs Pflaster. Er wurde ins Krankenhaus eingeliefert, war hier bewußtlos, motorisch stark unruhig, schrie laut, klettert trotz eines Schutzbrettes aus dem Bett usw. Ein krankhafter neurologischer Befund war nicht zu erheben, auch nicht am Augenhintergrund. Der Puls sank auf 50 pro Minute. Am 30. VIII. war Mi. erstmalig ansprechbar und klar in seinen Antworten, zeitweilig aber noch somnolent. Am 31. VIII. verließ er gegen ärztlichen Rat das Krankenhaus. Zuhause klagte er ständig über Kopfschmerzen, hatte Erbrechen, war nachts unruhig und außerdem so reizbar und jähzornig, daß die Ehefrau am 5. IX. 1939 eine erneute Krankenhausaufnahme veranlaßte. Dort mußte er am 18. IX. 1939 aus äußeren Gründen entlassen werden, suchte die Universitäts-Augenklinik auf und wurde von dort in unsere Klinik eingewiesen.

Beobachtung vom 11. X. bis 18. XI. 1939: An den Unfall und die 5 folgenden Tage hat er keine Erinnerung, am 6. Tage kam er wieder zu sich und verließ am gleichen Tage das Krankenhaus, weil es ihm dort nicht gefiel. 8 Tage nach dem Unfall bemerkte er eine Sehverschlechterung auf dem li. Auge und klagte über Doppeltsehen. Deswegen ging er später in die Augenklinik und wurde von dort an uns verwiesen. Diese Beschwerden bestehen auch jetzt noch. Außerdem hat das Gedächtnis nachgelassen und ist er nach Angaben der Ehefrau in letzter Zeit sehr still geworden.

Befund: Leichte Klopfempfindlichkeit der li. Stirngegend. Doppelseitige aromatische Anosmie. Pupillenform und -reaktion regelrecht. Am Fundus doppelseitige Stauungspapille von 2 Dioptrien. Gesichtsfeld nicht eingeschränkt. Linksseitige Abducensparese mit Angaben über Doppelbilder. Sonst Hirnnerven o. B. BDR. vielleicht re. etwas rascher erschöpflich als li., Oppenheim re. zweifelhaft. Sonst ist der neurologische Befund regelrecht. Intern o. B. Puls 80 pro Minute. RR. 135/80. Psychisch ist Mi. mürrisch und gereizt, gibt nur kurze Antworten. Sonst wirkt er eher stumpf, äußert nie Wünsche. Röntgenaufnahmen des Schädels zeigen eine Frakturlinie, die vom re. Schädel über das Hinterhaupt in Richtung auf das Foramen magnum verläuft, sich beim Überqueren der Lambdanaht aufteilt und ein markstückgroßes Fragment einschließt.

Wegen der offensichtlichen Hirndrucksteigerung wird eine dehydrierende Behandlung mit hypertonischen Traubenzuckerlösungen und einer Quecksilberschmierkur durchgeführt. Dabei verschwinden Stauungspapille und Abducensparese, die subjektiven Klagen gehen zurück. Bei der Entlassung am 18. XI. 1939 klagt Mi. nur noch selten über Kopfschmerzen und über leichte Vergeßlichkeit. Am Fundus ist kein krankhafter Befund mehr zu erheben, Augenbewegungen sind

ungestört, Reflexe regelrecht auslösbar. Es besteht nur noch die doppelseitige
aromatische Anosmie. Psychisch ist er ruhiger, zugänglicher und auch gesprächiger.
Abgesehen von einer noch leicht vermehrten Reizbarkeit ist kein krankhafter
Befund mehr zu erheben, auch eine Merkstörung ist bei der Untersuchung nicht
nachweisbar.

Willi Mi. hat einen schweren Unfall erlitten mit langdauernder
Bewußtlosigkeit und anschließender traumatischer Psychose, in
der er sich gegen ärztlichen Rat aus dem Krankenhaus entfernte.
In der Folgezeit trat eine Hirndrucksteigerung auf, die nach einigen
Wochen unter einer dehydrierenden Behandlung wieder verschwand.
Die Ursache dieser Hirndrucksteigerung ist nicht ganz klar, es
könnte sich dabei um eine intrakranielle (subdurale) Blutung gehandelt haben. Da aber aus dem initialen Bild und der aromatischen Riechstörung hervorgeht, daß Mi. sicher eine gröbere Hirnschädigung erlitten hat und da der Hirndruck unter der konservativen Therapie so prompt zurückging, liegt es näher, an eine Hirnschwellung als Ursache des Hirndrucks zu denken, die vielleicht
auch durch das Fehlen einer ausreichenden Bettruhe noch ungünstig beeinflußt wurde. Bis auf die aromatische Anosmie sind
alle Erscheinungen jetzt abgeklungen, über etwaige Dauerfolgen
läßt sich aber bei der Kürze der Zeit noch kein Urteil bilden.

Fall 36: Bernhard Sch., geb. 18. VII. 1878, Schachtmeister. Wurde 1896 im
Alter von 18 Jahren von einer Schrotladung aus einem Terzerol in die li. Stirnseite
getroffen. Er war bewußtlos, kam ins Krankenhaus, wo bei einer sofortigen Operation die Schrotkugeln entfernt wurden. Sie sollen nicht bis ins Gehirn vorgedrungen
sein. Nähere Einzelheiten darüber sind nicht in Erfahrung zu bringen. Besondere
Beschwerden hatte er nach dem Trauma nicht, er klagte nur über Schmerzen
in der Narbe bei Sonnenbestrahlung, die aber später auch verschwanden. Er hat
allerdings wegen der Schußverletzung nicht aktiv gedient und war auch im Weltkriege nur als Armierungssoldat eingezogen. In die Klinik kommt er wegen einer
seit einigen Monaten bestehenden amyotrophischen Lateralsklerose.

Beobachtung vom 22. VI. bis 7. VII. 1938: Strahlige Hautnarbe auf der
li. Stirnseite, darunter fünfmarkstückgroßer pulsierender Knochendefekt. Schädel
nirgends klopfempfindlich. Neurologisch besteht der typische Befund einer amyotrophischen Lateralsklerose, darüber hinaus keinerlei krankhaften, auf das Trauma
zu beziehenden Veränderungen. Psychisch ist Sch. unauffällig, eine Wesensveränderung besteht nicht. Im Liquor 48 mg% Eiweiß, sonst nichts Pathologisches.
Die Röntgenaufnahmen des Schädels zeigen den scharf begrenzten Defekt im li.
Stirnbein. Im Encephalogramm findet sich eine Erweiterung des li. Seitenventrikels
mit einer deutlichen Ausziehung nach dem Defekt hin.

Bernhard Sch. hat vor 40 Jahren ein Kopftrauma erlitten, bei
dem es nach dem anfänglichen Bilde sicher zu einer Gehirn-
beteiligung kam. Jetzt bestehen noch ein pulsierender Schädeldefekt und ein ganz typischer encephalographischer Befund, der
anatomische Dauerveränderungen in der Gehirnsubstanz sicher-

stellt. Trotzdem bestehen weder subjektive Beschwerden noch irgendwelche klinischen Ausfälle auf körperlichem oder psychischem Gebiet, die auf die vorhandene Hirnverletzung hinweisen würden.

7. Traumatischer Hirnschaden.

Fall 37. Wilhelm Rö., geb. 13. XII. 1893, Schneider. Wurde am 3. VII. 1916 durch Kopfschuß verwundet, hatte an der re. Seite des Hinterkopfes eine 6 cm lange Wunde. Röntgenologisch fand sich darunter eine Fraktur mit nach innen ragenden Splittern. Eine Trepanation ergab ein epidurales Hämatom. Nach der

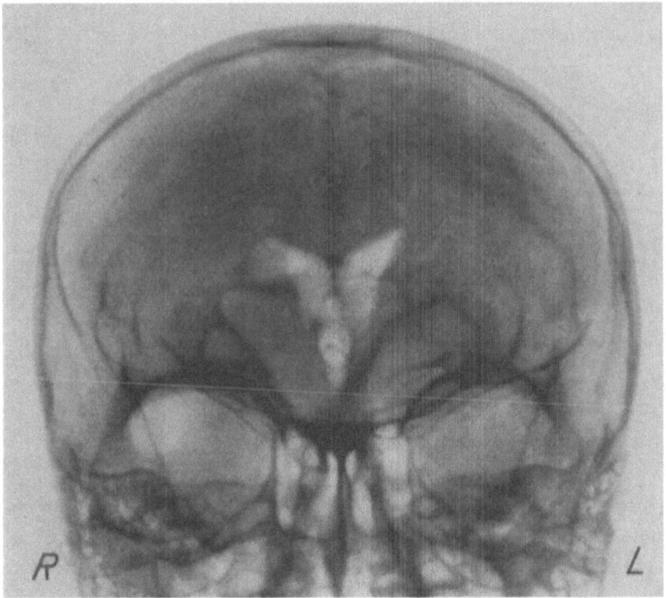

Abb. 10. Wilhelm Rö. (Fall 37).

Operation besserte sich sein Befinden, es stellte sich aber eine vorübergehende Stauungspapille li. ein, die Mitte August 1916 wieder abgeklungen war. Der Puls, der anfangs 50—60 pro Minute gewesen war, stieg nach der Operation auf 70, später auf 80 pro Minute. Neurologische Befunde sind im Krankenblatt nicht mitgeteilt, lediglich späterhin sind Zeichen einer erhöhten vegetativen Labilität beschrieben. Am 13. XI. 1916 wurde Rö. zur Truppe entlassen und machte bis Kriegsende Garnisondienst. Bei der Entlassung klagte er über Kopfschmerzen, Schwindel und Unwohlsein. Außer dem pulsierenden Schädeldefekt, lebhaften Reflexen und einem positiven Romberg wurde kein krankhafter Befund erhoben und er erhielt „wegen nervöser Beschwerden infolge Knochendefektes am Hinterkopf" 20% Rente, die auf wiederholte Erhöhungsanträge hin bei gleichbleibendem Untersuchungsbefund bis 1926 auf 40% erhöht wurde, da Verwachsungen der Dura mit dem Knochen angenommen wurden. Weitere Verschlimmerungsanträge 1927, 1928 und 1933 wurden abgelehnt. Als der behandelnde Nervenarzt bestätigte, daß Rö. in den letzten Jahren wesentlich gehemmter geworden sei und auch Zeugenaussagen darüber beigebracht wurden, daß Rö. öfters an Schwindelanfällen leidet, hauptsächlich wenn er den Kopf nach hinten legt (beim Friseur und beim Zahnarzt), wurde er zur Nachuntersuchung in die Klinik eingewiesen.

Beobachtung vom 6. bis 15. X. 1936: Nach der Verwundung war er besinnungslos, kann sich aus der Folgezeit nur an einzelne Ereignisse erinnern, zwischen denen große amnestische Lücken liegen. Wurde erst einige Zeit nach der Operation klarer. Er klagt seit der Verwundung über Kopfschmerzen und Schwindel, ist dadurch bei seiner Arbeit als selbständiger Schneider behindert. In den

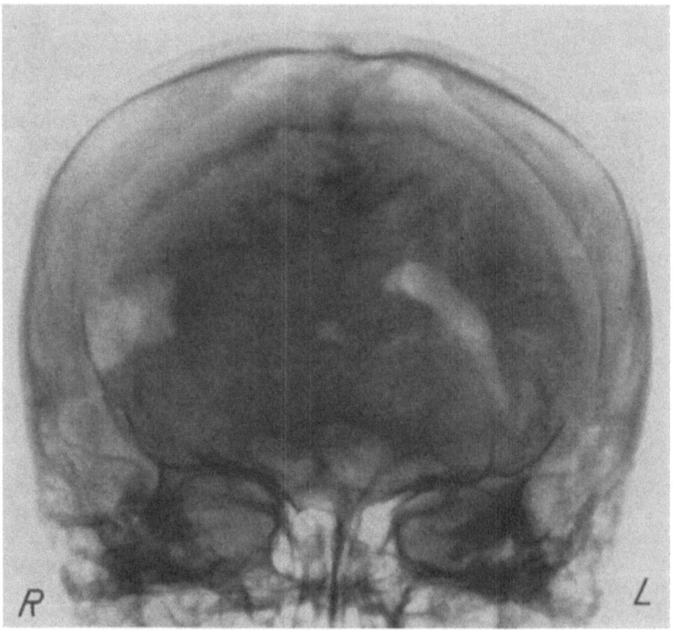

Abb. 11. Wilhelm Rö. (Fall 37).

letzten 3 Jahren ist der Zustand dauernd schlechter geworden. Er hat in der Narbengegend ständige Schmerzen, die bei Anstrengung, Ärger und schlechtem Wetter zunehmen und sich in der Ruhe bessern, aber nie ganz verschwinden. Ein dumpfer Druck im Kopf ist stets vorhanden. Ebenso besteht ein ständiges leichtes Schwindelgefühl, das sich beim Bücken und beim Rückwärtsbeugen des Kopfes verstärkt. Dabei bekommt er ein leeres Gefühl im Kopf, so daß er sich festhalten muß, um nicht umzufallen. Er ist vergeßlich geworden, muß sich alles aufschreiben, hat deswegen 1928 auch seine Meisterprüfung nicht bestanden. Die Vergeßlichkeit hat in den letzten Jahren noch zugenommen. Außerdem ist er leicht erregbar, ärgert sich über jede Kleinigkeit, braust dann auf, zerschlägt auch einmal Geschirr oder wirft mit der Schere nach seiner Frau. Hinterher schämt er sich über dieses Verhalten. Manchmal hat er auch das Gefühl, als ob der li. Arm schwächer sei.

Befund: Dürftiger AZ. Pfennigstückgroßer pulsierender Knochendefekt unter einer Narbe am re. Hinterhaupt. Narbengegend klopfempfindlich. Ein krankhafter organisch-neurologischer Befund ist überhaupt nicht zu erheben, keine Hemianopsie. Es besteht lediglich psychogene Unruhe beim Romberg. Intern o. B. Psychisch bietet Rö. außer einer etwas erhöhten Reizbarkeit und einer emotionellen Inkontinenz mit Neigung zur Rührseligkeit keine Auffälligkeiten. Im Liquor kein krankhafter Befund. Die Röntgenaufnahmen zeigen einen markstückgroßen Knochendefekt am re. Hinterhaupt. Im Encephalogramm

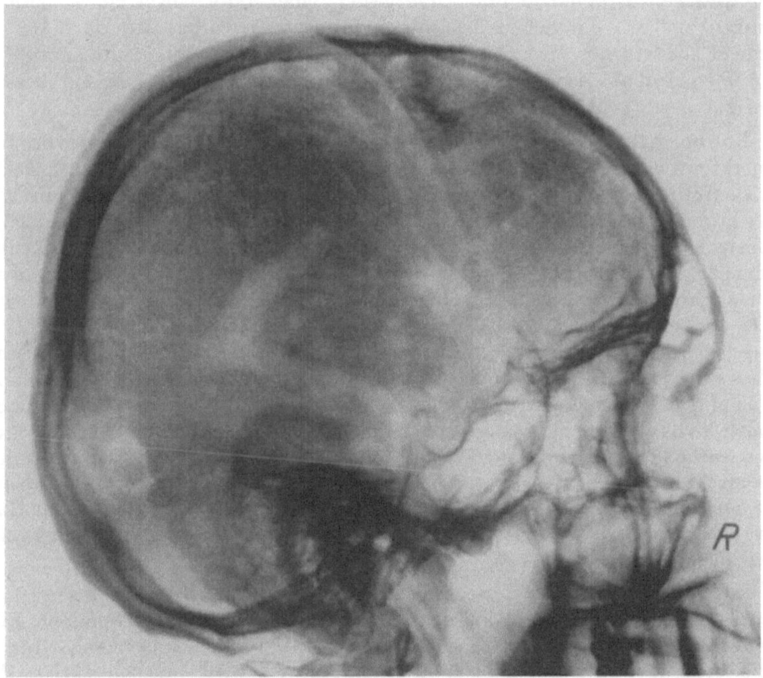

Abb. 12. Wilhelm Rö. (Fall 37).

ist das re. Hinterhorn deutlich erweitert, deformiert und stark nach seitlich und hinten in Richtung auf den Defekt zu verlagert (Abb. 10—12).

Wilhelm Rö. hat sich bei der Verwundung sicher eine Impressionsfraktur und ein epidurales Hämatom mit einer längerdauernden Steigerung des Hirndrucks zugezogen. Darüber hinaus hat er wahrscheinlich auch noch eine direkte traumatische Hirnschädigung erlitten, die die sofortige Bewußtlosigkeit hervorrief. Er klagte späterhin über ein ausgesprochenes cerebrales Allgemeinsyndrom ohne irgendwelche sonstigen Störungen. Entsprechend wurde auch außer Zeichen einer erhöhten nervösen Ansprechbarkeit (vegetative Labilität und lebhafte Reflexe) nie ein krankhafter körperlicher Befund erhoben. Auch schwerere psychische Veränderungen fehlen. Trotzdem ergibt sich aus dem Encephalogramm, daß eine recht schwere organische Hirnschädigung vorliegt. Hier müssen also im klinischen Bilde die äußerst charakteristischen Klagen über das cerebrale Allgemeinsyndrom führend sein. EM. 60%.

Fall 38. Georg. F., geb. 23. VII. 1905, Tiefbauarbeiter. Wurde am 31. VII. 1937 zwischen Kippmulde und Untergestell einer Lore eingeklemmt, kam ins Krankenhaus, wo ein Schädelbasisbruch festgestellt wurde. Am 11. VIII. 1937 wurde er auf seinen dringenden Wunsch nach Hause entlassen, klagte in der Folge über verschiedene nervöse Beschwerden, ohne daß sich der Zustand besserte. Kam zur Begutachtung in die Klinik.

Beobachtung vom 22. bis 29. XI. 1937: An den Unfall kann er sich erinnern, er merkte, wie sein Kopf zusammengepreßt wurde und wie die Knochen knackten. Der Bauführer fragte ihn, ob er noch lebe und er selbst rief, man solle die Kippvorrichtung abstellen, dann wurde er bewußtlos. Er war sofort sehr unruhig, daß er festgehalten werden mußte, redete sinnloses Zeug. Auch im Krankenhaus dämmerte er in den ersten 8 Tagen dahin, ohne richtig klar zu werden, war aber nach Angabe der Frau sehr unruhig und drängte sinnlos heraus. Als er wieder klarer war, merkte er, daß der Mund schief war und auch die Zunge schief herauskam. Nach 14 Tagen wurde er auf sein ständiges Drängen aus dem Krankenhaus entlassen und ist seitdem zu Hause. Er klagt dauernd über heftige Kopfschmerzen, hat häufig Schwindelanfälle, bei denen es schwarz wird vor den Augen und er taumelt, so daß er sich festhalten muß. Außerdem ist er re. taub und hört li. schwer. Das Sprechen fällt ihm noch schwer, er „hat die Zunge nicht richtig in der Gewalt", verschluckt sich auch öfters beim Trinken. Er ist seit dem Unfall reizbar, außerdem aber auch interesselos geworden. Die Frau berichtet dazu noch, daß er zu Hause meist untätig herumsitzt, bei allen Arbeiten furchtbar trödelt und völlig teilnahmslos gegen alle Dinge ist.

Befund: F. ist in allen Bewegungen schwerfällig und verlangsamt. Am Hinterhaupt ist eine Knochenimpression zu tasten, der ganze Schädel ist klopfempfindlich. Riechvermögen li. ungestört, re. durch eine Verlegung des Nasenganges für alle Stoffe beeinträchtigt. Im ganzen Trigeminusgebiet wird eine subjektive Hypästhesie mit Parästhesien angegeben ohne faßbare Ausfälle. Mimische Facialisparese re., Taubheit re., mäßige Innenohrschwerhörigkeit li. Geringer spontaner Nystagmus nach li. bei normaler experimenteller Erregbarkeit beider Labyrinthe. Die li. Zungenhälfte ist leicht atrophisch, die Zunge weicht nach li. ab. Die Geschmacksprüfung ergibt eine völlige Ageusie in den vorderen $^2/_3$ der Zunge bei intaktem Geschmackssinn am Zungengrund. Sprache langsam aber ohne auffällige Störungen. Bei den Armhalteversuchen geht der li. Arm nach oben und außen, beim Imitationsversuch schießt er über, sonst ist die Motilität völlig ungestört. ASR. li. gesteigert, Oppenheim li. +, sonstige Reflexerregbarkeit regelrecht. Auf der ganzen li. Körperhälfte besteht eine leichte Hypästhesie ohne faßbare Ausfälle. RR. 120/70. Psychisch fällt eine mäßige Verlangsamung und eine abnorm rasche Ermüdbarkeit auf, die schon bei geringer körperlicher und geistiger Beanspruchung einsetzt. F. wird dann im Gegensatz zu seinem sonstigen Verhalten unwillig, leicht reizbar und seine Leistungen verschlechtern sich deutlich. Sonst bestehen bei der psychologischen Leistungsprüfung keine Ausfälle. Auf Station fällt seine Antriebslosigkeit auf, er sitzt oder liegt meist untätig herum, ist teilnahmslos für die Vorgänge seiner Umgebung, beschäftigt sich spontan kaum, alle Handhabungen gehen träge vonstatten. Röntgenologisch findet sich eine Impressionsfraktur der Hinterhauptschuppe, die eingedrückte Knochenplatte reicht bis ins Foramen magnum. Die Stenversaufnahmen zeigen keine Frakturlinien in den Felsenbeinen.

Stationäre Nachuntersuchungen im Januar und Juli 1939 ergaben in Klagen und Befund keine wesentliche Änderung. Neben den geringen neurologischen Ausfällen, von denen sich vielleicht eine linksseitige Reflexsteigerung noch stärker ausprägte, beherrschten die psychischen Veränderungen mit einer erheblichen Verlangsamung und fast völliger Antriebslosigkeit das Bild. Eine Encephalographie im Januar 1939 ergab bei Entnahme von 32 ccm Liquor keine Luftfüllung der Ventrikel.

Georg F. ist bei dem schweren Unfall, bei dem die ganze Hinterhauptschuppe gegen das Schädelinnere eingedrückt wurde, nicht sofort bewußtlos geworden, hatte dann aber eine längerdauernde Bewußtseinstrübung mit einer typischen traumatischen Psychose, in der er gegen ärztlichen Rat das Krankenhaus verließ. Es entwickelte sich im Anschluß an das Trauma eine neurologische Symptomatologie, die, entsprechend der Einwirkung des Traumas, hauptsächlich auf die hintere Schädelgrube und die Medulla oblongata hinweist. Außerdem kam es zu einer recht schweren traumatischen Hirnschwäche, die bisher konstant geblieben ist. EM. dauernd 70%.

Fall 39. Oskar B., geboren 9. IX. 1897, Tapezierer. Am 22. IX. 1937 Autounfall. Wurde bewußtlos mit zahlreichen Platzwunden und Prellungen am Kopf ins Krankenhaus eingeliefert. Bei der Wundversorgung war er noch schwer benommen, wehrte sich aber stark. Die Bewußtlosigkeit, vermischt mit schweren Erregungszuständen, hielt 2 Wochen an, er riß sich dauernd die Verbände ab. In den ersten Tagen bestand ausgesprochene Nackensteifigkeit und Erbrechen, die Lumbalpunktion ergab aber keinen krankhaften Befund, auch keine Drucksteigerung. Nach Aufhellung des Sensoriums war die Sprache verwaschen, die Orientierung besserte sich allmählich, B. drängte aber jetzt stark nach Hause, so daß er am 12. X. 1937 gegen ärztlichen Rat entlassen werden mußte. Zu dieser Zeit bestanden noch Erregungszustände und Depressionen, B. war aber bereits klar und orientiert. In der Folgezeit klagte er noch über Kopfschmerzen und Schwindel, neurologisch bestand eine Gangabweichung nach li.

1. Beobachtung vom 28. II. bis 13. III. 1938. Seine Erinnerung setzt 3 Tage vor dem Unfall aus und beginnt wieder 3 Wochen später im Krankenhaus. Er verließ dieses gegen ärztlichen Rat, weil es dort „nicht zum Aushalten war und er in eine Irrenanstalt gebracht werden sollte“. Er klagte noch über ständige Schmerzen, die von den Schläfen in Hinterkopf und Nacken ziehen und in der Stärke stets gleich bleiben. Außerdem treten häufig Schwindelanfälle auf, besonders bei Kopfbewegungen oder wenn er bei dem Friseur den Kopf zurücklegen soll. Dann dreht sich alles vor Augen. Das re. Bein ist seit dem Unfall schwach, beim Treppensteigen versagt es. Er fühlt sich überhaupt sehr schwach und elend, am wohlsten ist ihm in der frischen Luft. Er ist jetzt äußerst vergeßlich geworden, zu Hause muß er sich alles notieren und beim Lesen hat er oft den Anfang des Satzes vergessen, ehe er ihn zu Ende gelesen hat. Der Appetit ist schlecht, er ißt nur, „um nicht zu verhungern“. Er hat seit dem Unfall 12 kg an Gewicht abge-

nommen. Der Schlaf ist flach, beim geringsten Geräusch wacht er auf, ist auch abends nie so müde wie ein Gesunder.

Befund: Mäßiger EZ., Gewicht 61,2 kg bei 182 cm Größe. Mehrere große, aber bedeutungslose Narben am Kopf. Doppelseitige aromatische Riechstörung (nicht peripher bedingt). Bds. leichte Innenohrschwerhörigkeit. In li. Seitenlage tritt ein lebhafter rotatorischer Nystagmus nach li. auf mit subjektivem Schwindelgefühl. Spontanes Vorbeizeigen und Gangabweichung nach li. Bei der Drehreaktion ist der Nachnystagmus nach re. lebhafter, sonst bestehen bei der experimentellen Vestibularisprüfung keine Differenzen. Die Zunge weicht wenig nach li. ab. Sprache etwas nasal. Bei der Motilitätsprüfung ist die Kraftentfaltung im ganzen ziemlich mäßig, re. noch schwächer als li. Es besteht eine ganz geringe latente Parese re. mit Absinken des Armes beim Armhalteversuch und durchgehender Steigerung der Eigenreflexe, positivem Knipsreflex und Rossolimo. Die Angaben bei der Sensibilitätsprüfung sind etwas wechselnd, weil B. rasch ermüdet. Eine gröbere Störung liegt nicht vor, doch scheint am re. Bein eine Hypästhesie ohne Qualitätenausfälle zu bestehen. Die Stereognose ist re. etwas schlechter als li. Intern o. B. RR. 105/65. Psychisch ist B. hochgradig verlangsamt und interesselos. Er liegt meist mit geschlossenen Augen auf dem Bett, ohne zu schlafen, steht lediglich zu den Mahlzeiten und zu seinem täglichen Spaziergang im Garten auf. Er nimmt keinen Anteil am Stationsleben, unterhält sich nicht mit seinen Zimmergenossen, interessiert sich auch nicht für Tagesereignisse und kennt sie daher gar nicht. Er ist in allen körperlichen und psychischen Leistungen stark verlangsamt, antwortet bei der Unterhaltung nur einsilbig auf Fragen, führt sie von sich aus überhaupt nicht weiter und geht besonders bei Themawechsel nur sehr zögernd mit. Bei der Erinnerung an seine vor einem Jahr verstorbene Frau, an seine Kinder oder an den Unfall, bricht er in ein stumpfes, kaum beeinflußbares Weinen aus. Sonst zeigt er überhaupt keine affektiven Regungen. Bei der psychologischen Prüfung ist er zeitlich und örtlich orientiert, löst auch einfachere Aufgaben richtig, allerdings sehr langsam. Bei schwierigeren Aufgaben, die einen größeren Überblick und eine vermehrte Entschlußkraft erfordern, versagt er völlig. Bei diesen Prüfungen fällt auch eine abnorm starke Ermüdbarkeit auf, nach kurzer Zeit versagt B. auch bei den einfachsten Leistungen. Die Merkfähigkeit ist erheblich gestört. Schädel röntgenologisch o. B.

Auf unseren Rat war B. in einem Sanatorium. Hier konnte er sich anfangs in seine Umgebung nicht einfügen, zeigte schwere Depressionserscheinungen und lehnte jegliche ärztlichen Maßnahmen ab. Im Laufe einer individuell geleiteten Übungs- und Sportbehandlung wurde er freundlicher, zugänglicher, sprach mehr und zeigte etwas regere Anteilnahme. Der AZ. besserte sich erheblich. Im neurologischen Befund trat keine Änderung ein. Später war er zu Hause, beschäftigte sich nicht.

2. Beobachtung vom 16. bis 22. V. 1939: Seit seiner Entlassung aus dem Sanatorium haust er zurückgezogen in seiner ehemaligen Werkstatt, kümmert sich überhaupt um nichts und wird ebenso wie seine Kinder vollständig von der Frau eines Freundes versorgt, die ihn auch in die Klinik bringt. Er selbst geht nur etwas spazieren, sofern er nicht überhaupt im Bett bleibt. Selbst den Arzt sucht er nur in großen Abständen auf, wenn er über sehr große Kopfschmerzen klagt. Seine Klagen sind unverändert.

Befund: Ausreichender AZ., Gewicht 62,6 kg. Körperlicher Befund ziemlich unverändert. Es besteht noch die doppelseitige aromatische Anosmie und die geringe doppelseitige Innenohrschwerhörigkeit. Nystagmus in li. Seitenlage; der experimentelle Nystagmus nach re. ist bei der Drehprüfung stärker und jetzt auch bei der galvanischen Reizung mit geringerer Stromstärke auslösbar als nach li. Geringfügige Hemiparese re. mit Steigerung der Eigen- und Abschwächung der Fremdreflexe. Geringe Hypästhesie re. RR. 110/80. Psychisch haben Verlangsamung und Stumpfheit erheblich zugenommen. B. sitzt oder liegt stumpf herum, reagiert überhaupt nicht auf Vorgänge in seiner Umgebung. Über seine Rentenangelegenheit ist er ebensowenig orientiert wie über Tagesereignisse, ist auch für beides in keiner Weise zu interessieren. Auf Fragen antwortet er nur bei ständigem Drängen mit einzelnen Worten, Sätze bildet er nie, spontan spricht er überhaupt nicht. Neuen Situationen gegenüber ist er völlig hilflos, Unbekannten antwortet er überhaupt nicht auf Fragen, in einem unbekannten Raum bleibt er stumpf an der Tür stehen, bis er weggeholt wird. Anordnungen des Arztes oder seiner Betreuerin gehorcht er mechanisch. Trotz ausgiebiger Bemühungen sind irgendwelche Interessen bei ihm nicht anzuregen. Lediglich bei der Erwähnung seiner Kinder gerät er in stumpfe Trauer, die aber bald wieder versiegt. Die Leistungen bei der psychologischen Prüfung sind entsprechend dürftig und nur durch ständige Ermunterung zu erzielen. Dann fallen, soweit prüfbar, keine gröberen Defekte auf. Er ist zeitlich ziemlich richtig orientiert, kann die komplizierte Fahrt zur Klinik ungefähr beschreiben. Prüfungen, die eine größere Aktivität oder längere sprachliche Äußerungen erfordern, sind nicht möglich.

Oskar B. hat einen schweren Unfall erlitten, an den sich eine langdauernde Bewußtlosigkeit und eine traumatische Psychose anschloß. Sein psychotisches Fortdrängen aus dem Krankenhaus führte zu vorzeitiger Entlassung. Als Folge des Unfalls entwickelte sich ein traumatischer Hirnschaden, bei dem auf neurologischem Gebiet eine aromatische Anosmie, eine zentrale Gleichgewichtsstörung, zentrale Schwerhörigkeit und eine geringe Halbseitenlähmung bestehen. Daneben sind schwerste psychische Veränderungen aufgetreten, bei denen eine hochgradige Antriebslosigkeit im Vordergrund steht. Sie haben zwischen unseren beiden Beobachtungen noch erheblich zugenommen. B. ist jetzt völlig erwerbsunfähig und darüber hinaus noch hilfsbedürftig.

Fall 40. Heinz G., geb. 22. IX. 1915, Maler. Stürzte am 30. VII. 1936 aus einem Fenster im 3. Stock. Einem nach wenigen Minuten eintreffenden Arzt „bot sich das schwerste Bild einer Schädelverletzung mit Blutungen am Kopf, im Gesicht, aus Mund, Nase und Ohren mit völliger Bewußtlosigkeit". Er reagierte nicht auf Anruf und wurde ins Krankenhaus geschafft. Hier war er bei der Aufnahme benommen, reagierte aber auf Anruf und konnte alle Glieder bewegen. Er blutete aus der Nase, nach einigen Tagen floß aus der Nase Liquor ab. Unter beiden Augen bestand ein Hämatom. Röntgenologisch war keine sichere Bruchlinie nachzuweisen. Ohrenärztlich wurde eine Taubheit re. festgestellt. G. war bis 4. IX. 1936 in stationärer, dann in ambulanter Behandlung; im April 1937 wurde er in einer Nervenklinik beobachtet. Hier gab er an, er sei unmittelbar nach dem Unfall nicht bewußtlos gewesen, habe sich aber nicht selbst aufrichten können. Auf dem Transport ins Krankenhaus habe er heftige Schmerzen im Kopf gehabt. Er habe dann auch erbrochen und sei dann im Krankenhaus „doch wohl irgendwie bewußtlos gewesen". An den folgenden Tag könne er sich überhaupt nicht erinnern. Anfangs sah er doppelt, so daß er ein Auge zukniff. Er klagte noch über Kopfdruck, besonders bei Wärme und Wetterwechsel, sowie Schwindel bei raschen Kopfbewegungen und beim Blick nach oben. Die Untersuchung ergab eine Lähmung des re. M. rectus sup. mit Doppelbildern beim Blick nach oben, spurweise bessere Innervation des li. Mundfacialis, fast völlige Taubheit re. Spontannystagmus nach li. mit hochgradiger Herabsetzung der vestibulären Erregbarkeit re., geringes Abweichen der Zunge nach re., fragliche Steigerung der PSR. und ASR. li.; psychisch war außer einer leicht erhöhten Reizbarkeit kein krankhafter Befund zu erheben. Röntgenologisch fand sich eine Fraktur der re. Felsenbeinpyramide. Die Diagnose wurde auf eine Schädelfraktur mit Hirnnervenschädigungen und einer Contusio cerebri gestellt; EM. 60%. G. nahm danach seine Arbeit wieder auf, konnte aber noch nicht alle Malerarbeiten ausführen. Eine Nachuntersuchung im Dezember 1937 ergab keine Änderung des Befundes.

Beobachtung vom 1. bis 8. VIII. 1938: Hier gibt G. an, er sei unmittelbar nach dem Unfall nicht bewußtlos gewesen, habe aber nicht aufstehen können, da er kein Gefühl für den Raum hatte, er „wußte nicht, was oben, unten und seitlich war". Auch Sprechen und Rufen war unmöglich. Der li. Arm hing kraftlos herunter, während er den re. bewegen konnte. Im Krankenhaus hat er erbrochen, dann stellte sich eine eintägige Bewußtlosigkeit ein. Er klagt immer noch über häufige Kopfschmerzen, Schwindel beim Bücken und beim Blick nach oben, Doppeltsehen beim Blick nach re., Taubheit re. Außer einer leichten Reizbarkeit sind ihm keine psychischen Veränderungen aufgefallen. Potenz ungestört.

Befund: Schädel nicht klopfempfindlich. Parese des re. Rectus sup. und Taubheit re. unverändert. Spontannystagmus nach li. bei vorhandener Erregbarkeit beider Labyrinthe. Zunge kommt gerade. BDR. vielleicht li. eine Spur schwächer, sonst Reflexe regelrecht. RR. 115/65. Psychisch bietet G. keinerlei Auffälligkeiten. Röntgenologisch ist keine sichere Fraktur nachzuweisen.

Heinz G. hat sicher einen Schädelbasisbruch mit dadurch bedingten Hirnnervenstörungen (Ausfall des re. Innenohrs), darüber hinaus aber nach dem anfänglichen Bild auch eine direkte cerebrale Schädigung erlitten. Im ganzen zeigen die Störungen eine langsame, aber fortschreitende Besserungstendenz. EM. jetzt 40%. Auffällig ist die erhaltene Erinnerung an die erste Zeit nach dem Unfall, in der G. doch eine recht schwere Bewußtseinstrübung hatte. Ein Kommotionssyndrom hat demnach nicht vorgelegen.

Fall 41. Paul R., geb. 4. VII. 1899, Landwirt. Wurde am 27. V. 1937 auf dem Fahrrad von einem Auto angefahren, kam ins Krankenhaus. War mehrere Tage bewußtlos, dann war das Bewußtsein noch 2—3 Wochen deutlich getrübt, und auch später war er „zeitweise noch recht unklar". Auffällige Lähmungen bestanden nicht. Anfang Juli wurde er aus dem Krankenhaus entlassen und war bei seinem Hausarzt in Weiterbehandlung, dem eine erhebliche psychische Veränderung auffiel.

Beobachtung vom 30. VIII. bis 13. IX. 1937: An den Unfall hat er keine eigene Erinnerung, auch die Tage vorher sind ihm „nur im großen klar", Einzelheiten davon weiß er nicht mehr. Er kam erst nach mehreren Wochen im Krankenhaus wieder zu sich. Seitdem klagt er hauptsächlich „über den Kopf", er hat das Gefühl, als ob da etwas nicht in Ordnung ist. Er kann nicht klar denken, fühlt sich im Kopf nicht ganz frei, hat aber keinen eigentlichen Druck, auch nur selten Kopfschmerzen „so im Ganzen". Genau erklären kann er dieses Gefühl nicht. Die Auffassungsgabe ist erschwert, er begreift alles nur sehr langsam, ist außerdem interesselos und gleichgültig geworden, vergißt sehr viel. Die Stimmung ist meist gleichgültig, nur manchmal „könnte er Bäume ausreißen", aber diese gehobene Stimmung dauert nicht lange. Seit dem Unfall hat er auch den Geschmack verloren, kann die einzelnen Speisen nicht mehr unterscheiden. Am Geruch ist ihm nichts aufgefallen. Mit dem li. Auge sieht er undeutlich und kneift es deshalb meistens zu. Beim Gehen fühlt er sich unsicher, geht deshalb nicht ohne Begleitung auf die Straße. Im li. Fuß hat er bei längerem Gehen etwas Schmerzen. Die Libido ist seit dem Unfall völlig erloschen. Die Ehefrau berichtet noch, daß R. seit dem Unfall völlig stumpf und gleichgültig geworden ist, er sitzt ständig untätig zu Hause und kümmert sich überhaupt um nichts mehr.

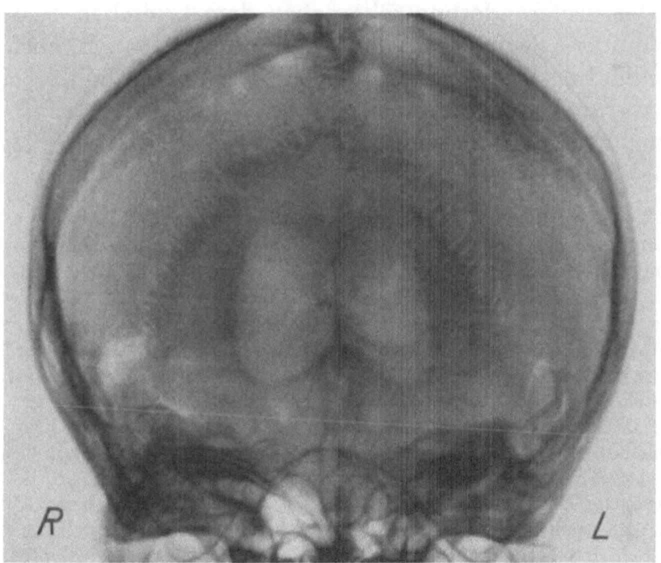

Abb. 13. Paul R. (Fall 41).

Befund: R. bewegt sich langsam und schwerfällig, hält das li. Auge meist geschlossen. Doppelseitige aromatische Anosmie. Abducensparese li. Bei der Motilitätsprüfung wird zunächst eine ziemlich plumpe linksseitige Hemiparese gebildet, die aber rasch abgebaut wird. Danach bleibt ein deutlicher organischer Rest zurück mit einer geringen Herabsetzung der groben Kraft, erheblichem koordinatorischem Ungeschick und einer durchgehenden Steigerung der Eigenreflexe. Sensibilität ungestört. RR. 150/90. Psychisch ist er erheblich verlangsamt. Auf Fragen antwortet er erst nach langem Überlegen, spricht langsam. Er ist ziemlich umständlich in der Sprechweise und umschreibt den gleichen Inhalt in verschiedenen Redewendungen, führt aber von sich aus das Gespräch nicht weiter. Zeitlich ist er sehr ungenau orientiert, weiß das Datum nicht und kann auch nicht angeben, wie lange er schon in der Klinik ist. Die Merkfähigkeit ist hochgradig gestört, sonst bestehen bei der psychologischen Prüfung keine gröberen Ausfälle. Er ist in seinem Verhalten stumpf und antriebslos, äußert von sich aus keine Wünsche. Die Stimmung ist stumpf-euphorisch, er ist ganz zufrieden, hat keinerlei Krankheitseinsicht für seine schweren psychischen Defekte, die körperlichen Störungen kommen ihm überhaupt kaum zu Bewußtsein. Im Verhalten ist er stets gleichmäßig freundlich und sehr höflich. Im Liquor kein krankhafter Befund. Schädel röntgenologisch o. B. Die Encephalographie zeigt eine symmetrische Erweiterung beider Seitenventrikel (Abb. 13).

Paul R. hat ein schweres Hirntrauma mit sehr langdauernder Bewußtlosigkeit erlitten. Als dessen Folgen bestehen noch eine aromatische Anosmie, eine linksseitige Abducenslähmung, eine linksseitige spastische Hemiparese, eine erhebliche Wesensveränderung und ein ganz beträchtlicher Hydrocephalus. EM. 90%. Bei der Wesensveränderung fällt neben dem typischen Bild einer Verlangsamung, Stumpfheit und Merkschwäche auch noch eine gewisse, allerdings schon ziemlich stumpfe Euphorie auf. Bei dem kurzen Abstand vom Trauma ist aber anzunehmen, daß diese noch dem Frühstadium zuzurechnen ist und in der Folgezeit wieder abklingen wird.

Fall 42. Georg S., geb. 16. III. 1898, Transportarbeiter. Wurde am 10. II. 1934 von einem reißenden Drahtseil am Kopf getroffen, fiel bewußtlos um, hatte eine blutende Wunde an der Stirn, atmete röchelnd. Wurde ins Krankenhaus eingeliefert. Hier scheint er bei der Aufnahme nicht mehr vollständig bewußtlos gewesen zu sein, konnte aber über den Unfallhergang keine Angaben machen. Er klagte über Kopfschmerzen und Übelkeit, hatte Erbrechen. Unter einer Wunde in Stirnmitte fand sich eine Impressionsfraktur. Nach Entfernung des imprimierten Knochenstückes war die Dura unverletzt, bei probeweiser Eröffnung floß klarer Liquor ab. Daraufhin wurde die Wunde wieder geschlossen. Ein krankhafter neurologischer Befund war nicht zu erheben, auch meningitische Zeichen bestanden nicht. S. klagte aber immer wieder über heftige Kopfschmerzen, so daß er bis Ende Februar im Bett lag und am 1. III. 1934 auf eine neurologische Abteilung verlegt wurde. Auch hier klagte er über Kopfschmerzen im Bereich der Wunde sowie über Schwindel, Übelkeit und Brechreiz beim Bücken und bei Kopfbewegungen. Es bestand Druckschmerzhaftigkeit der Austrittsstellen von Supra- und Infraorbitalis li., leichtes Vorbeizeigen re. beim FNV. und bei den Armhalteversuchen wurde der re. Arm etwas höher eingestellt. S. konnte nur schwer zum Einhalten der Bettruhe bewogen werden, da die Kopfschmerzen beim Sitzen und Stehen geringer waren. In der Folgezeit wird im Krankenblatt öfters vermerkt, daß S. sich sehr gehen lasse, sehr über seine Beschwerden klage und wenig Gesundungswillen zeige. Bei der Entlassung am 21. IV. 1934 fand sich ein Einstellungsnystagmus beim Linksblick und Fehlen der BDR. Psychisch war S. moros, klagsam und unzufrieden. Es wurde wegen der „zahlreichen, völlig glaubhaften Beschwerden" ein mehrwöchentlicher Landaufenthalt befürwortet. Dieser Landaufenthalt wurde nicht angetreten, da S. nach dem Zeugnis seines Hausarztes wegen Kopfschmerzen und Schwindel die Wohnung nicht allein verlassen konnte und deshalb eine Verschickung nicht in Frage kam. Am 17. V. 1934 wurden vom Hausarzt erstmalig Lähmungserscheinungen im li. Arm und Bein erwähnt und daraus auf eine Gehirnverletzung geschlossen. Auch in einem Gutachten vom 15. IX. 1934 wurden geringe Geruchsstörungen, eine Parese der li. Hand, Atrophie und Paresen im li. Bein bei normalem Reflex- und Sensibilitätsbefunde verzeichnet. Die EM. wurde auf 100% geschätzt und S. erhielt die Vollrente, die auch bei einer Nachuntersuchung im Mai 1935 bestehen blieb. Im Januar 1936 wurde S. in einer psychiatrischen

Klinik beobachtet. Hier wurden außer einer erheblichen Muskelatrophie am li. Bein keine sicheren organischen Ausfälle festgestellt, dagegen schwere psychogene Funktionsausfälle am li. Arm und Bein. Psychisch war S. wehleidig und völlig passiv. Eine traumatische Hirnschwäche konnte weder nachgewiesen, noch mit Sicherheit ausgeschlossen werden, insbesondere schien die Möglichkeit gegeben, daß unter der hysterischen Halbseitenlähmung ein organischer Kern verborgen ist. Die EM. wurde wegen der Schwere des Traumas und der Unsicherheit der Diagnose auf 40% geschätzt. Gegen eine entsprechende Rentenherabsetzung legte S. Berufung ein und wurde in einem Hirnverletztenheim beobachtet. Dort war der neurologische Befund nicht verändert, allerdings fanden sich auch noch trophische und vasomotorische Störungen sowie eine Herabsetzung der elektrischen Erregbarkeit im li. Bein. Deshalb wurde hierfür ein vom Unfall unabhängiges Leiden (Poliomyelitis?) verantwortlich gemacht. Psychisch war die Leistungsfähigkeit sehr stark vermindert, hauptsächlich waren Gedächtnis und Merkfähigkeit herabgesetzt bei gut erhaltenem Schulwissen. Höhere Denkleistungen wurden nur in geringem Umfange begriffen und durchgeführt. S. machte einen schlaffen, ganz auf sein Leiden eingestellten Eindruck, sein Verhalten wirkte stark theatralisch. Die Frage einer hirntraumatischen Wesensveränderung wurde in diesem Gutachten nicht diskutiert, die EM. wieder auf 40% geschätzt. Trotzdem erhielt S., dessen Rentenstreit von der Arbeitsfront geführt wurde, aus formal-juristischen Gründen die Vollrente. Bei einer weiteren stationären Beobachtung in einer Nervenklinik im August 1937 wurde wieder die Diagnose auf eine Hysterie gestellt und eine organische Grundlage des Leidens ohne nähere Begründung entschieden abgelehnt. Die EM. wurde allerdings trotzdem weiter auf 40% geschätzt. Eine Sanatoriumsbehandlung im Oktober 1938 brachte eine erhebliche Besserung des Gehvermögens, dabei trat aber eine Krückenlähmung des N. radialis am re. Arm auf, die zunächst ebenfalls als psychogen angesehen wurde und zur Einweisung des S. in unsere Klinik führte.

Beobachtung vom 7. bis 19. XI. 1938: S. Machte eine normale Entwicklung durch, war bis 1919 bei der Handelsmarine, von da ab bis zum Unfall als Transportarbeiter bei der gleichen Firma, war nie arbeitslos. An den Unfall kann er sich nicht erinnern, auch nicht mehr daran, daß das Drahtseil riß. Er wurde von dem Seil an die Stirn getroffen, soll von der Wucht des Schlages nach hintenüber mit dem Hinterkopf auf eine Eisenbahnschiene gefallen sein. Er war bis zum nächsten Tage bewußtlos, dann noch stark benommen, so daß sich seine Frau bei einem Besuch nicht richtig mit ihm unterhalten konnte. Klar wurde er erst am Abend des zweiten Tages, hier setzt auch seine eigene Erinnerung wieder ein. Er klagte anfangs über Kopfschmerzen, von Erbrechen weiß er nichts. Als er nach vierwöchiger Bettruhe wieder aufstehen konnte, klagte er beim Belasten des li. Beines über Schmerzen, zog es beim Gehen nach und hatte auch in der li. Hand nicht die volle Kraft. Eine eigentliche Lähmung bestand aber nicht. Nach der Entlassung aus dem Krankenhaus mußte er einen in der Nähe wohnenden Arzt aufsuchen. Dabei verschlechterte sich sein Zustand immer mehr, so daß er nach 4 oder 5 Wochen überhaupt nicht mehr gehen konnte. Er lag dann fast ein Jahr lang zu Hause im Bett, fühlte sich im Liegen wohl, hatte aber beim Sitzen Kopfschmerzen und Schwindel, beim Gehen Schmerzen im li. Bein. Später stand er dann wieder aus dem Bett auf, saß aber immer zu Hause herum, ging kaum aus der Wohnung. Einen Arbeitsversuch hat er seit dem Unfall nicht unternommen. Vor 14 Tagen trat im Sanatorium, wo S. erstmalig Krücken benützte und damit recht viel ging, *eine Lähmung des re. Armes* auf. Sonst blieb der Zustand bis jetzt ziemlich unverändert. Er klagte über ständigen dumpfen Druck in der Stirn, der bei Anstrengungen, z. B. bei langem Lesen oder bei angeregter Unterhaltung, bei Witterungswechsel und bei Sonnenbestrahlung, zunimmt. Morgens beim Aufstehen klagt er über Unsicherheit in den Beinen und Schwindelgefühl, das aber allmählich nachläßt. In der li. Hand hat er ein pelziges Gefühl, im li. Bein beim Auftreten Schmerzen. Die Stimmung ist etwas gedrückt, am wohlsten ist ihm, wenn er für sich allein ist. Zu Hause beschäftigt er sich überhaupt nicht, läßt sich die Zeitung von der Frau vorlesen, interessiert sich aber nicht für die Tagesereignisse. Auch sein Interesse für Sport (war aktiver Fußballspieler) ist ganz erloschen. Er liebt es auch nicht, wenn jemand zu Besuch kommt, das ist ihm zuviel. Aus dem Hause geht er überhaupt nicht. Er kann sich auch nur schwer auf Neuerungen umstellen, z. B. letzthin auf den Sanatoriumsbetrieb. Das Gedächtnis ist leidlich, geistige Arbeiten, z. B. Rechnen, gehen aber sehr langsam. „Der Sohn rechnet in der halben Zeit". Schlaf nachts sehr schlecht, dafür schläft er manchmal am Tage. Die Libido hat seit dem Unfall sehr nachgelassen, er hat nur sehr selten Bedürfnis nach Geschlechtsverkehr.

Befund: Mäßiger AZ. S. geht am Stock, ist in allen Bewegungen und Hantierungen ziemlich langsam. Narbe über der re. Stirnseite, darunter zweimarkstückgroßer Knochendefekt mit geringer Pulsation. Umgebung klopfempfindlich. Doppelseitige aromatische Anosmie, sonst Hirnnerven o. B. Typische Radialislähmung am re. Arm, li. ist die Kraftentfaltung im Arm im ganzen etwas gering, doch bestehen keine groben Ausfälle, Reflexerregbarkeit im li. Arm regelrecht. Li. Bein deutlich atrophisch, es bestehen erhebliche trophische und vasomotorische Störungen. Die Kraftentfaltung ist hier sehr gering. Die gebotene Parese ist zweifellos überwiegend psychogen bedingt, eine Differenzierung etwaiger organischer Ausfälle ist wegen der hochgradigen Überlagerung unmöglich. PSR. und ASR. seitengleich, keine spastischen Zeichen. Eine sichere Sensibilitätsstörung zentralen Ursprungs ist nicht festzustellen. Intern o. B. RR. 110/65. Psychisch fällt anfangs eine unsichere und hilflose Haltung auf. S. ist gespannt und ängstlich, kann sich erst in einigen Tagen in das neue Milieu einleben. Dann wird er ruhiger, zugänglicher und leicht lenkbar. Er wirkt jetzt aber ausgesprochen stumpf, antriebslos und schwerfällig. Er ist viel für sich allein, unterhält sich wenig mit den Zimmergenossen. Bei der Unterhaltung ist er ausgesprochen schwerfällig und verlangsamt, antwortet auf Fragen erst nach längerem Überlegen in langsamem, monotonem Wortfall. Von sich aus führt er die Unterhaltung überhaupt nicht weiter, alle Äußerungen müssen vielmehr mühsam aus ihm herausgeholt werden. Affektiv ist er ausgesprochen stumpf, nur gelegentlich treten bei der Unterhaltung über seine Krankheit rührselige Emotionen auf, die aber bald vorübergehen und wieder der stumpfen Indolenz Platz machen. Bei der psychologischen Prüfung sind Orientierung und Schulwissen ungestört, bei komplizierteren Leistungen fällt der erhebliche Mangel an Denktätigkeit auf. Bei Unterschiedsfragen (z. B. Treppe—Leiter) gibt er zunächst an, da sei kein Unterschied, obwohl er ihn auf weiteres Drängen doch richtig erkennt. Bei den Binet-Bildern beschreibt er zunächst nur die einzelnen Personen, ohne sie in irgendwelchen Zusammenhang zu bringen. Die Sinnfindung geschieht hier auch bei ständiger Ermunterung nur unvollständig. Einen Lückentext füllt er gut aus, dabei macht sich jedoch eine erhebliche Entschlußunsicherheit bemerkbar, er äußert immer wieder Zweifel an der Richtigkeit seiner Lösungen. Rechenaufgaben werden gut gelöst, sind aber nach 2 Minuten wieder vergessen. Bei diesen Prüfungen fällt durchgehend eine erhebliche Verlangsamung und eine rasche Ermüdbarkeit mit starkem Nachlassen der Leistungen auf. Irgendwelche pseudodementen Züge werden dabei nicht geboten. Auf Station beschäftigt sich S. überhaupt nicht, äußert von sich aus nie Wünsche. Er ist in seinen Entschlüssen ziemlich schwerfällig und umständlich, kommt immer wieder mit den gleichen Fragen, z. B. ob seine Frau von seiner bevorstehenden Entlassung benachrichtigt ist. Auch zur Encephalographie kann er sich nur sehr schwer entschließen. Der leicht gelblich gefärbte Liquor enthält keine pathologischen Bestandteile. Die Röntgenaufnahme des Schädels ergibt außer dem Knochendefekt am Stirnbein nichts Pathologisches. Das Encephalogramm ergibt nach der suboccipitalen Entnahme von 50 ccm Liquor nur eine ganz geringe Luftfüllung der Ventrikel, die zur Beurteilung nicht ausreicht. Dagegen findet sich im Frontalbereich hinter dem Knochendefekt eine fingerbreite Luftansammlung (Abb. 14). Nach der Encephalographie lassen die anfänglich geklagten Kopfschmerzen erheblich nach.

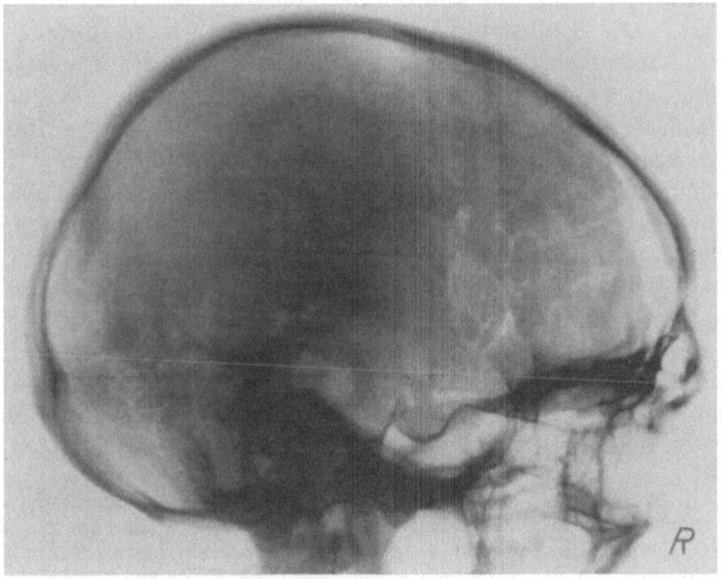

Abb. 14. Georg S. (Fall 42).

Das Krankheitsbild bei Georg S. ist etwas schwierig zu beurteilen. Zweifellos hat er bei dem Unfall eine erhebliche cerebrale Schädigung erlitten mit längerdauernden Bewußtseinstrübungen. Daß diese Schädigung anatomische Folgen im Gehirn hinterlassen hat, ergibt sich aus der encephalographisch festgestellten Atrophie im Bereich des Stirnhirnpols. Schon bald nach dem Unfall während der anfänglichen Krankenhausbehandlung fielen psychische Besonderheiten auf, die als psychogen gedeutet wurden. Dazu kam dann noch eine Halbseitenlähmung, die in ihrem ganz überwiegenden Anteil psychogener Natur war. Infolge der Schwere der psychogenen Störung, die auch zu recht beträchtlichen trophischen

Störungen führte, war ein etwaiger organischer Kern nie sicherzustellen. Diese psychogene Halbseitenlähmung hat bisher die Beurteilung des Krankheitsbildes so beherrscht, daß nie der Versuch einer weiteren Klärung gemacht wurde. Es finden sich darüber hinaus aber auch im klinischen Bild als eindeutig organische Ausfälle eine doppelseitige aromatische Anosmie und eine ganz typische Wesensveränderung, die allerdings wegen der Schwierigkeit des Einlebens in neue Situationen erst nach einigen Tagen und bei entsprechend verständnisvoller Behandlung durch den Untersucher deutlich wird. Durch den encephalographischen Befund wird daher die klinisch zu stellende Diagnose nur noch gestützt. Die Halbseitenlähmung möchten wir in diesem Zusammenhang nach den anamnestischen Angaben des S. als Überlagerung eines geringfügigen organischen Kerns auf dem Boden des organisch bedingten Gefühls der Leistungsunfähigkeit auffassen. Die Diskrepanz zwischen der Schwere des „hysterischen“ Bildes und dem früheren Lebenslauf des S., der keinerlei Anlagen zu psychopathischen Reaktionen erkennen läßt, hätte auch schon bei früheren Begutachtungen auffallen müssen. Auch das Auftreten solcher Erscheinungen im unmittelbaren Anschluß an einen immerhin doch recht schweren Unfall wäre zumindest ungewöhnlich. Das einseitige Kleben an der nicht organisch-neurologischen Bedingtheit der bestehenden Halbseitenlähmung führte aber zu den früheren Fehlurteilen. S. ist Hirnverletzter, die EM. ist unter Ausschluß der Krückenlähmung auf 80 % zu schätzen.

Fall 43. Roman U., geb. 2. VIII. 1889, Kutscher. Wurde am 22. IX. 1915 durch Steinschlag infolge Minenexplosion am Kopf verletzt. Kam am 23. IX. ins Lazarett, soll nach der Verwundung bewußtlos gewesen sein, hatte auf dem Transport Erbrechen. Bei der Aufnahme war er mäßig benommen, die Bewegungen auf der re. Körperhälfte waren schwerfällig, besonders das Fingerspiel. Auf der Scheitelhöhe war der Knochen in Handflächengröße eingedrückt, bei einer sofortigen Operation wurden die mit großer Gewalt in das Schädelinnere eingedrungenen Knochensplitter entfernt. Eine Blutung aus dem Sinus longitud. wurde durch Tamponade gestillt. Nach Freilegung der unverletzten Dura pulsierte diese in normaler Weise, der vorher bestehende Druckpuls war fast momentan verschwunden, U. fühlte sich zunächst wohl. Am 26. IX. traten unter Temperaturanstieg erneut Hirndruckerscheinungen auf, die aber nach Entfernung des Tampons verschwanden, so daß von einer Eröffnung der Dura Abstand genommen wurde. In der Folgezeit traten keine Druckerscheinungen mehr auf, es bestand noch eine geringe Schwäche und Schwerfälligkeit in der re. Hand, Hypästhesie in den ulnaren Handpartien re. und auf psychischem Gebiet eine Schwerfälligkeit. U. machte einen gehemmten Eindruck. Am 1. IV. 1916 wurde er aus dem Lazarett entlassen, war dienstunfähig und bezog eine 40 proz. Rente. Bei einer nervenärztlichen Nachuntersuchung 1923 bestand außer einer Steigerung des re. Radiusperiostreflexes kein krankhafter Befund. U. bezog von da ab eine 30 proz. Rente. Er arbeitete in der Folgezeit ständig als Pferdepfleger und Kutscher, hatte 1933 im Betrieb einen Knöchelbruch, für den er anfangs 40%, später 20% Rente bezog. Berufung hat er gegen die entsprechenden Bescheide nie eingelegt. Im Februar 1937 ging U. wegen seines Kriegsleidens erstmalig in ärztliche Behandlung und war von da ab arbeitsunfähig krank. Auf Grund eines ärztlichen Attestes, wonach er arbeitsunfähig und pflegebedürftig sei, nahm die NSKOV. seine Rentenangelegenheit auf und stellte einen Erhöhungsantrag. Bei einer Nachuntersuchung wurde kein krankhafter organisch-neurologischer Befund erhoben, dagegen bot U. verschiedentlich psychogene Fehlleistungen, war erschwert ansprechbar, teilnahmslos und ohne Mühegabe bei der Untersuchung. Daraufhin wurde ein pseudodementes Zustandsbild angenommen und das Bestehen einer organischen Hirnschädigung abgelehnt. Im Berufungsverfahren wurde U. in unserer Klinik begutachtet.

Beobachtung vom 19. bis 26. VI. 1939: War seit der Schulentlassung als Kutscher beschäftigt, zuletzt 1916—1937 bei der gleichen Firma. Bei der Verwundung wurde er sofort bewußtlos, kam erst nach 8 Tagen im Lazarett wieder zu sich. Anfangs konnte er den re. Arm und das re. Bein nicht bewegen, später ging diese Lähmung zurück, er klagte aber noch über ziemliche Kopfschmerzen. Nach seiner Entlassung war er als Kutscher bei einer Holzfirma, hatte hier leichte Arbeit, die er verrichten konnte. Er klagte aber in der ganzen Zeit öfters über Kopfschmerzen, die gelegentlich auch so heftig waren, daß er einen Tag aussetzen mußte. In den letzten Jahren traten Schwindelanfälle, die seit der Verwundung nur gering gewesen waren, in verstärktem Maße auf. Er konnte sich deswegen nur noch schlecht bücken und fiel schließlich 1937 in einem Schwindelanfall bewußtlos um und zog sich beim Fall eine Wunde im Gesicht zu. Er kam bald wieder zu sich, der Schwindel ging auch nach kurzer Ruhe wieder vorüber, aber U. meldete sich krank und hat seither die Arbeit nicht mehr aufgenommen. Sein Zustand hat sich seither eher noch verschlechtert. Er klagt über dumpfen Kopfdruck von wechselnder Stärke, der bei Hitze, vor Regen und bei Aufregungen zunimmt. Am wohlsten fühlt er sich im Winter bei trockener Kälte. Der Schwindel kommt beim Bücken und beim Blick nach oben. Er ist seit 1937 noch einige Male im Schwindelanfall gefallen, aber nie mehr bewußtlos geworden. Gelegentlich tritt für 15—20 Minuten eine Schwäche der re. Hand auf, so daß er hier nichts tragen kann, sonst ist die Kraft im re. Arm gut. Das Gedächtnis ist schlechter geworden, er vergißt oft Besorgungen und findet Gegenstände nicht mehr, die er weggelegt hat. Er beschäftigt sich zu Hause fast gar nicht, geht mal mit der Frau spazieren, liest gelegentlich „zum Zeitvertreib" in der Zeitung oder legt sich hin und ruht. Am liebsten ist er für sich allein, in Gesellschaft geht er nicht, das regt ihn zu sehr auf. Auch der Radioapparat stört ihn. Er ist leicht erregbar, fängt rasch an zu schimpfen, wenn ihm etwas nicht paßt. Die Potenz hat seit 2—3 Jahren nachgelassen.

Befund: Mäßiger AZ., wirkt vorzeitig gealtert und verbraucht. Ist in allen Bewegungen langsam und umständlich, muß bei der Untersuchung dauernd ermuntert werden. Auf der Scheitelhöhe, in der Mittellinie und li. davon gelegen, besteht ein 5 × 3 cm großer, tief eingesunkener Knochendefekt, dessen Boden von derbem Narbengewebe ausgefüllt ist und schwache Pulsation zeigt. Diffuse Klopfempfindlichkeit des Schädeldaches. Irgendein krankhafter organisch-neurologischer Befund ist überhaupt nicht zu erheben. Anfangs ist die Kraftentfaltung im re. Arm etwas gering, bessert sich aber auf Zureden rasch. Intern o. B. RR. 150/95. Psychisch fällt eine erhebliche Verlangsamung und Antriebslosigkeit auf. U. antwortet auf Fragen erst nach langem Nachdenken, sehr langsam, in monotonem, meist etwas klagendem Tonfall. Seine Antworten sind meist sehr einsilbig, nur bei der Schilderung seiner Beschwerden spricht er länger, wiederholt sich dabei aber immer wieder und kommt in seiner Schilderung nicht weiter, so daß die Beschwerden trotzdem alle einzeln erfragt werden müssen. Von sich aus führt er die Unterhaltung überhaupt nicht weiter, sondern sitzt stumpf und teilnahmslos auf seinem Stuhl, solange er nicht weiter gefragt wird. In seinen motorischen Leistungen ist er gleichfalls langsam, antriebsarm, muß ständig ermuntert werden. Bei Anforderungen, denen er nicht gewachsen ist, versagt er völlig und stellt dann die aktive Mitarbeit überhaupt ein. Sonst ist er aber willig und sucht den gestellten Anforderungen gerecht zu werden. Affektiv ist er ausgesprochen stumpf und überhaupt kaum ansprechbar. Bei der psychologischen Prüfung bietet er, abgesehen von der Verlangsamung und einer mäßigen Merkschwäche, keine Ausfälle. Irgendwelche pseudodementen Züge bestehen nicht. Auf Station sitzt er untätig auf einem Stuhl in seinem Zimmer, sucht nie den Tagesraum auf, unterhält sich nicht mit den Mitpatienten, nimmt an den Vorgängen seiner Umgebung keinen Anteil. Auch eigene Angelegenheiten interessieren ihn in keiner Weise, etwa die Dauer seiner Beobachtung oder die Ankündigung einer Encephalographie. Irgendwelchen Aufforderungen kommt er stets widerspruchslos und willig nach. Wünsche äußert er nie. Nach der Encephalographie hält er die angeordnete Bettruhe dauernd weiter ein, auch nachdem die Beschwerden schon längst abgeklungen sind; auf entsprechende Anordnung steht er dann aber ebenso willig auf. Im Liquor kein krankhafter Befund. Die Röntgenaufnahmen zeigen den Defekt in der Schädelkalotte und etwas vermehrte Impressiones digitatae. Im Encephalogramm ist der li. Seitenventrikel etwas erweitert und in seinem zentralen Anteil nach dem Defekt zu ausgezogen. Besonders deutlich zeigt sich die Ausziehung bei einer Aufnahme im Sitzen (Abb. 15).

Roman U. hat ein nach dem Operationsbefund schweres Schädeltrauma erlitten; daß es dabei zu einer organischen cerebralen Schädigung kam, ergibt sich aus der anfänglichen Bewußtlosigkeit, dem Hirndruck und den neurologischen Ausfällen in Form der rechtsseitigen Halbseitenlähmung, die andeutungsweise noch 1923 bestand. Aus dem letzteren Umstand ist schon zu schließen, daß die cerebrale Schädigung Dauerfolgen hinterlassen hat. Nach jahrelangem Stationärbleiben des Zustandes ist seit 1937 eine gewisse Verschlimmerung eingetreten, die neben der Zunahme subjektiver Beschwerden zu gewissen psychischen Veränderungen geführt hat. Diese Veränderungen sind ihrer Art nach eindeutig als Ausdruck einer organischen cerebralen Schädigung charakterisiert, sie wurden als psychogen verkannt, weil U. bei einer ambulanten Untersuchung auf zu starke Beanspruchung mit einer hilflosen pseudodementen Insuffizienzreaktion antwortete. Allerdings hätte auch diese pseudodemente Reaktion bei der bisher unpsychopathischen Biographie des U. auffallen müssen. Auch hier dient der typische encephalographische Befund nur der Sicherung der klinischen Diagnose und dem Ausschluß eines andersartigen cerebralen Prozesses. U. ist Hirnverletzter, die EM. beträgt 70 %.

Fall 44. Ferdinand S., geb. 9. VIII. 1899, Tiefbauarbeiter. Wurde am 8. X. 1935 von durchgehenden Pferden vom Rad geworfen. Kam bewußtlos ins Krankenhaus, war zwei Tage tief bewußtlos, dann noch schwer benommen und wurde erst nach 4 Tagen klarer. War in dieser Zeit motorisch unruhig. Später klagte er über Kopfschmerzen und Schwindel, die nach dem Aufstehen noch zunahmen. Ein krankhafter neurologischer Befund wurde nicht erhoben, am 2. XII. 1935 wurde er als „geheilt mit kurzer Schonung" entlassen, versuchte am 23. XII. 1935 seine Arbeit wieder aufzunehmen, fiel aber bei der Fahrt dahin vom Rad und blieb längere Zeit bewußtlos liegen. Er war deshalb im Januar 1936 nochmals im Krankenhaus, wo eine allgemeine Neurasthenie festgestellt wurde.

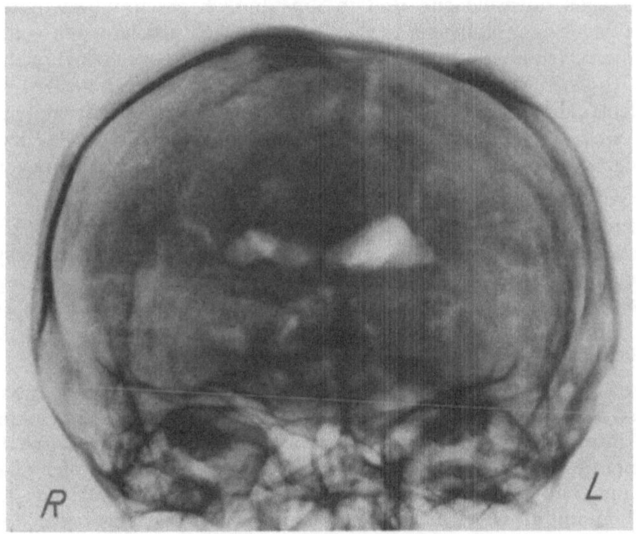

Abb. 15. Roman U. (Fall 43).

1. Beobachtung vom 24. bis 28. III. 1936: Hat eine normale Entwicklung durchgemacht, war immer als Tiefbauarbeiter beschäftigt und nie länger arbeitslos. An den Unfall hat er keine eigene Erinnerung, kam erst im Krankenhaus wieder zu sich, wie lange er aber bewußtlos war, kann er nicht angeben. Nach der Krankenhausentlassung hatte er Kopfschmerz und Schwindelanfälle. Als er die Arbeit wieder aufnehmen wollte, stürzte er vom Rad, kann sich auch an diesen Unfall nicht erinnern, wurde von Passanten bewußtlos aufgefunden. Als er wieder zu sich kam, hatte er keine besonderen Beschwerden. Klagt jetzt noch über Kopfschmerzen, die fast täglich für einige Stunden auftreten. Außerdem bekommt er „Schwächezustände", in denen der Kopf „schwach und wackelig" wird, so daß er sich hinsetzen oder wenigstens festhalten muß, bis der Zustand nach einigen Minuten vorbeigeht. Gelegentlich fällt er dabei auch hin. Er ist sehr vergeßlich und „gedankenschwach" geworden, wenn er sich etwas überlegen will, bekommt er die Gedanken nicht zusammen. Die Ehefrau berichtet noch, daß S. seit dem Unfall zu Hause liegt, herumsitzt oder spazierengeht. Sonst beschäftigt er sich nicht, liest auch nicht und wenn er etwas erzählen will, bekommt es nicht recht zusammen. Bei den Anfällen wird er blaß, taumelt, lehnt sich an die Wand und

läßt sich von der Frau ins Zimmer führen, wo er sich einige Stunden hinlegt. Er ißt wenig, hat seit dem Unfall 10 kg an Gewicht abgenommen.

Befund: Ausreichender AZ., Gewicht 61,7 kg. Schädel nicht klopfempfindlich. Bei der Riechprüfung riechen alle dargebotenen Stoffe anfangs nach „Tropfen", dann nach „Seife", so daß auf eine psychogene Ausgestaltung geschlossen wird. Bei der Prüfung des Romberg läßt sich S. einfach nach vorn fallen; wenn man ihn dabei aufhalten will, drückt er schließlich mit voller Kraft gegen den Untersucher. Dagegen ist der Romberg bei Ablenkung negativ. Eine ähnlich groteske Störung wird beim Gehen mit geschlossenen Augen geboten. Ein krankhafter organischer Befund ist dagegen nicht zu erheben. Intern besteht eine erhebliche vegetative Labilität. RR. 125/80. Psychisch ist er langsam, antwortet auf Fragen nur nach langem Überlegen, ausweichend und in umständlich geschraubten Sätzen: „Da könnte man sagen ... vielleicht ...". Seine Gedächtnisleistungen sind anfangs schlecht, bessern sich aber auf Drängen deutlich. Bei der psychologischen Prüfung beantwortet S. einen Teil der Aufgaben richtig, bei den anderen erklärt er einfach, das ginge nicht, „die Gedanken wollen nicht". Wenn S. den Eindruck hat, geprüft zu werden, sind seine Leistungen wesentlich schlechter als in der zwanglosen Unterhaltung. Auf Station liegt er viel zu Bett, beteiligt sich kaum an der allgemeinen Unterhaltung. Schädel röntgenologisch o. B.

Auf Grund dieser Befunde wurde angenommen, daß S. bei dem Unfall nur eine unkomplizierte Gehirnerschütterung erlitten hat und jetzt eine psychogene Überlagerung besteht. Die EM. wurde deshalb auf 30% geschätzt. Gegen diese Rentenfestsetzung legte S. keine Berufung ein, nahm aber auch lange Zeit keine Arbeit auf. Erst im Herbst 1937 begann er mit einer ganz leichten Beschäftigung als Milchkontrolleur, bei der er 30 RM. im Monat verdiente.

2. Beobachtung vom 29. XI. bis 4. XII. 1937: Zustand unverändert. Klagt immer noch über Kopfschmerzen und Schwindelanfälle. „Das Gedächtnis hat, ich möchte nicht gerade sagen sehr viel, aber viel verloren. Ich bin sozusagen dümmer geworden." Er geht nicht aus, ist am liebsten für sich allein, kann keine Aufregung und keinen Umtrieb vertragen. Der Appetit „wäre gut, kann aber nicht essen", nimmt an Gewicht ab. Die Potenz hat stark nachgelassen, klagt nach dem Geschlechtsverkehr auch über vermehrte Kopfschmerzen, „das strengt einen zu sehr an". Rauchen und Trinken hat er seit dem Unfall gänzlich eingestellt.

Befund: Gewicht 60,8 kg. Bei der Riechprüfung werden anfangs aromatische Riechstoffe wahrgenommen, aber nicht differenziert. Bei exakter Prüfung ergibt sich aber, daß sie re. überhaupt nicht wahrgenommen werden, nur li. Hier werden sie bei wiederholten Prüfungen auch leidlich differenziert. Chloroform und Ammoniak werden dagegen bds. richtig erkannt. Sonst ist der neurologische Befund unverändert, insbesondere auch das Verhalten beim Romberg. Ein krankhafter organischer Befund besteht nicht. Vegetative Labilität unverändert. RR. 120/60. Psychisch fällt eine ausgesprochene Verlangsamung und Umständlichkeit auf. Auf Fragen antwortet er nur nach einigem Nachdenken, geschraubt und häufig unbestimmt. Von sich aus führt er die Unterhaltung kaum weiter, wenn er überhaupt spontan spricht, bleibt er am alten Thema kleben, das er immer wieder in verschiedenen Variationen aufrollt. Auch bei der psychologischen Prüfung ist er schwer verlangsamt. Zeitlich ist er nur ungefähr, sonst richtig orientiert. Schulwissen und früher erworbene Kenntnisse (z. B. Verlauf des Weltkrieges) sind gut, dagegen ist er über die Ereignisse der jüngeren Vergangenheit wesentlich schlechter orientiert: (Jetzige Regierung?) „Deutschnational ... nein ... Sozial ... NSDAP. ... das ist ja eine Schande, daß man das nicht weiß". (Seit wann?) „Seit 33 ...

ich glaube im Januar ... aber den Tag, den müßte man ja eigentlich auch wissen".
(Kriege in letzter Zeit?) „Ja ... (nach langem Nachdenken) ... ich weiß es ganz
genau ... (wird ärgerlich) ... auf der Pyrenäenhalbinsel ... Spanien". (Abessi-
nien?) „Ja, da war auch Krieg, aber wie der verlaufen ist und wer dabei war,
kann ich nicht sagen". (Vierjahresplan?) „Ja ... da kann ich aber keine Auskunft
geben ... da müßte man es schließlich mehrmals lesen in der Zeitung". Beim
Rechnen werden Aufgaben aus dem kleinen Einmaleins prompt gelöst, bei anderen
vergißt er während der Lösung die Aufgabe. Die Merkfähigkeit ist erheblich gestört. Eine kleine Geschichte wird ziemlich richtig wiederholt, ein Lückentext
nur sehr langsam mit großer Unentschlossenheit ergänzt. Die Lückenbilder nach
Binet-Simon erkennt er richtig, die Situationsbilder (Schneeballbild usw.) erfaßt

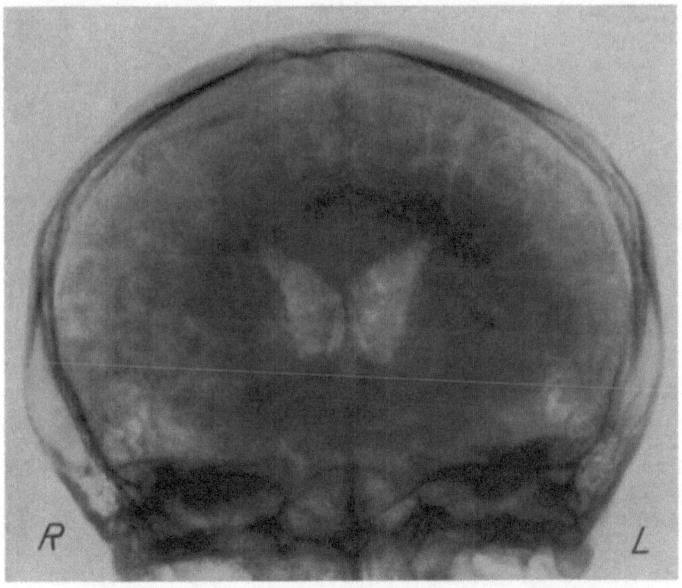

Abb. 16. Ferdinand S. (Fall 44).

er nur mit starker Nachhilfe. Er ist stets ruhig, freundlich und leicht lenkbar,
in seinem Verhalten sehr höflich. Spontan beschäftigt er sich kaum, beteiligt sich
auch nicht an der Unterhaltung der übrigen Kranken. In der Klinik weiß er nur
sehr mangelhaft Bescheid, er kennt zwar seine Zimmernummer, wenn er aber zum
Zimmer will, läuft er stets daran vorbei. Erst am Ende vom Flur stutzt er, geht
dann zurück und sucht sein Zimmer nach der Nummer aus. Die Dauer seines
Aufenthaltes in der Klinik kann er nicht genau angeben: „Einige Tage ... vielleicht 3". Die nach der Encephalographie angeordnete Bettruhe hält er auch nach
Abklingen der Beschwerden noch ein, als Grund gibt er — nach 3 Tagen —
an: „Sie haben das doch befohlen." Im Liquor kein krankhafter Befund. Im
Encephalogramm symmetrischer Hydrocephalus internus. Die vorderen Anteile
der Seitenventrikel sind vielleicht etwas stärker erweitert als die hinteren
(Abb. 16—19).

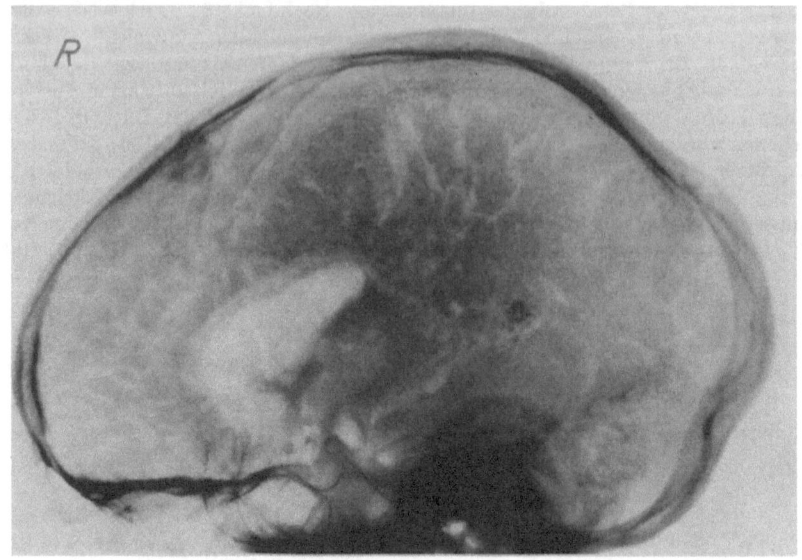

Abb. 17. Ferdinand S. (Fall 44).

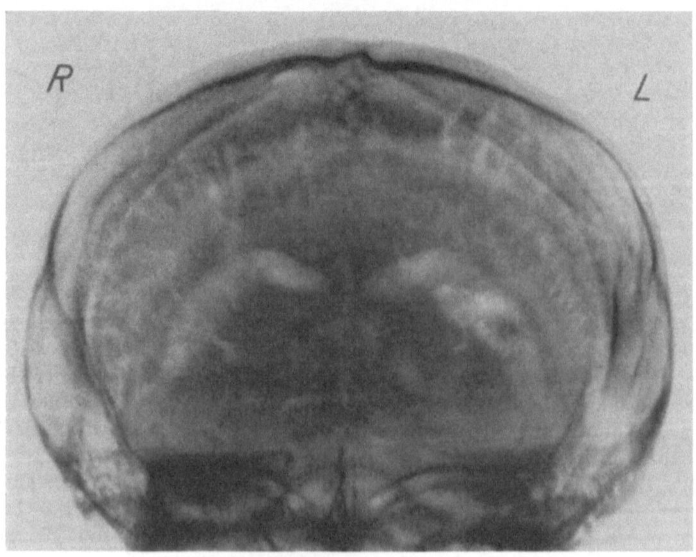

Abb. 18. Ferdinand S. (Fall 44).

Ferdinand S. hat einen schweren Unfall erlitten, bei dem schon die initialen Erscheinungen über das Bild einer unkomplizierten Commotio hinausgingen. Als Folgen blieben psychische Veränderungen zurück, die zweifellos die Untersuchung erschwerten und auch zunächst zu einer falschen Beurteilung der aromatischen Riechstörung Anlaß gaben. Außer dieser besteht kein krankhafter organisch-neurologischer Befund, dagegen einzelne ganz umschriebene und sehr plumpe psychogene Symptome. Diese führten zu-

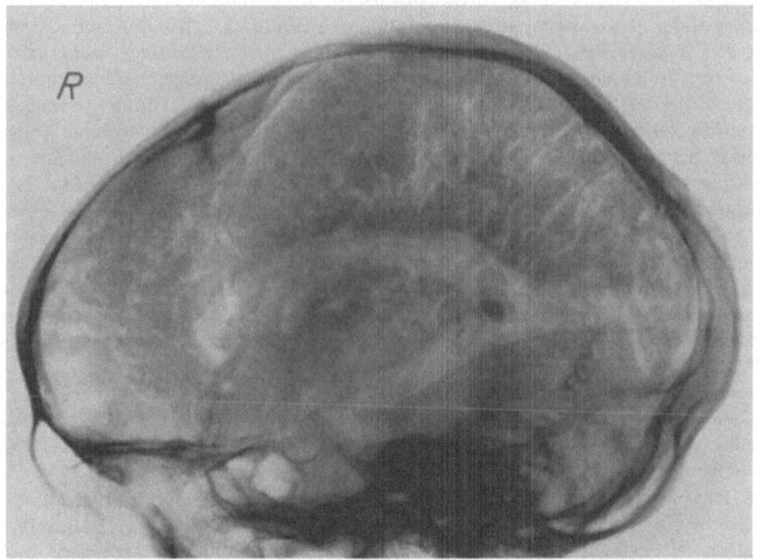

Abb. 19. Ferdinand S. (Fall 44).

nächst zu einer falschen Beurteilung des Bildes, die durch das eigentümliche, jedoch rein organisch begründete psychische Verhalten des S. noch gestützt wurde. Allerdings hätte außer der Schwere der initialen Erscheinungen auch noch der Gegensatz zwischen den plumpen psychogenen Mechanismen und der sonstigen guten Mühegabe des S. sowie vor allem das Fehlen jeglicher psychopathischen Züge in der Vorgeschichte doch Bedenken gegen die Diagnose einer Hysterie erwecken müssen. S. ist Hirnverletzter. EM. 50%.

Fall 45. Edmund P., geb. 27. X. 1894, Gerüstbauer. Fiel am 14. XI. 1936 von einem beladenen Wagen. War bei der Krankenhausaufnahme tief bewußtlos, *blutete aus dem re. Ohr, aus dem* später blutiger Liquor abfloß. Es bestand Druckpuls und Erbrechen, langsam entwickelte sich eine rechtsseitige Facialisparese.

Keine Lähmungserscheinungen. Wurde am 13. I. 1937 aus dem Krankenhaus entlassen.

Beobachtung vom 29. I. bis 2. II. 1937: Die eigene Erinnerung setzt etwa 3 Minuten vor dem Unfall aus und beginnt wieder am nächsten Tage im Krankenhaus. Er klagt noch über Kopfschmerzen, hauptsächlich re., Taubheit und Ohrensausen re., Unbehagen und Übelkeit beim Lagewechsel, kann im Bett nur auf der li. Seite liegen. Eine rechtsseitige Gesichtslähmung hat sich allmählich zurückgebildet. Er ist seit dem Unfall schwerfälliger geworden, jede Tätigkeit ist ihm jetzt zu viel. Hat keine Lust, irgend etwas zu tun, ist am liebsten allein.

Befund: P. hält den Kopf im Liegen nach li. gedreht, bei Rechtsdrehung desselben deutliches Unbehagen. Leichter Klopfschmerz am Hinterkopf, Austrittsstellen von Supra- und Infraorbitalis re. druckschmerzhaft. Leichte Hypästhesie auf der re. Gesichtshälfte ohne faßbare Ausfälle. Leichte mimische Facialisparese re., Taubheit re. Rotatorischer Nystagmus in re. Seitenlage, dabei starkes subjektives Unbehagen. Deutliche Unsicherheit beim Romberg und beim Gehen mit geschlossenen Augen, jedoch ohne systematische Abweichung. Sonst kein krankhafter Befund. Psychisch ist P. deutlich verlangsamt. Er spricht langsam, mit leiser Stimme, antwortet auf Fragen meist nur mit ja und nein, erklärt auch öfters, das wisse er nicht, man solle seine Frau fragen. Seine Affektivität ist im ganzen der Situation angepaßt, aber deutlich nach der depressiven Seite verschoben. Auf Fragen nach seiner Stimmung reagiert er meist nur mit Tränenausbrüchen, erklärt, alles sei ihm zu viel, er wolle am liebsten allein sein. Bei der psychologischen Prüfung bestehen keine gröberen Ausfälle. Auf Station ist er sehr still und zurückhaltend, sitzt meist allein, unterhält sich kaum mit den anderen Kranken, beschäftigt sich nicht, geht nur selten in den Tagesraum, um Radio zu hören. Am 3. Tage seines Klinikaufenthaltes kennt er noch keine Namen von Pflegepersonal und Mitpatienten. Eine besondere Reizbarkeit fällt hier nicht auf. Die Röntgenaufnahmen des Schädels lassen eine Frakturlinie im re. Schläfenbein erkennen, die in Richtung auf das Felsenbein verläuft (Abb. 20). Stenversaufnahmen zeigen kein Übergreifen auf die Felsenbeinpyramide.

Nachuntersuchung am 6. VIII. 1938: Nach Angabe der Ehefrau hat sich P. seit dem Unfall in seinem Wesen schwer verändert. Früher war er lebhaft und fröhlich, spielte viel mit den Kindern, ist auch gern einmal ausgegangen, war in seinem Wesen gutmütig. Seit dem Unfall ist er langsam und antriebslos geworden, sitzt untätig und ohne zu sprechen herum, stiert auch vor sich hin, zeigt an nichts mehr Interesse oder gar Freude. Muß von der Frau vollständig versorgt werden. Auch die Sprache hat sich verändert. Er spricht jetzt leise und langsam. Dabei ist er aber aufgeregt und leicht reizbar. Alles stört ihn, schon wenn die Kinder laut sind, fängt er an zu schimpfen, aber auch nicht viel, dazu ist er zu stumpf. Verschickungen 1937 und 1938 brachten keine Besserung des Zustandes. Irgendeinen Arbeitsversuch hat er bisher noch nicht gemacht, hat sich aber ebensowenig um seine Rentenangelegenheit gekümmert. Erhält jetzt 70% Rente, die Ehefrau will aber einen Verschlimmerungsantrag stellen. Außer der Schwerhörigkeit bestehen noch häufige Kopfschmerzen, außerdem torkelt er manchmal beim Gehen für einige Sekunden. Auch beim Vorwärtsbeugen des Kopfes, z. B. beim Haarwaschen, tritt der Schwindel auf. Er ist dabei schon auf der Straße umgefallen und hat sich beim Herabrutschen an einer Hauswand die Haut am Arm abgerieben. Bewußtlos wird er dabei nicht. Die Potenz ist seit dem Unfall völlig erloschen. P. selbst gibt dazu noch an, er habe ständig einen dumpfen Kopfdruck, manchmal auch etwas stärkere Schmerzen, „aber nicht ganz so doll". Er kann nicht auf dem Hinterkopf liegen, weil dann Schwindel auftritt.

Befund: Die Hypästhesie im Trigeminusgebiet und die Facialisschwäche re. bestehen nicht mehr, sonst ist der neurologische Befund völlig unverändert. Psychisch ist eine deutliche Verschlechterung eingetreten. P. kommt in Begleitung seiner Frau zur Nachuntersuchung, ist völlig teilnahmslos und stumpf. Sich selbst überlassen, sitzt er untätig da, starrt regungslos vor sich hin. Aufforderungen kommt er automatenhaft ohne jeden Widerspruch oder eigene Stellungnahme nach. Von Unterhaltungen in seiner Gegenwart nimmt er überhaupt keine Notiz, auch wenn sie sich um seine eigene Krankheit drehen. Er antwortet auf Fragen nur mit ja und nein, zu anderen Antworten muß er besonders gedrängt werden.

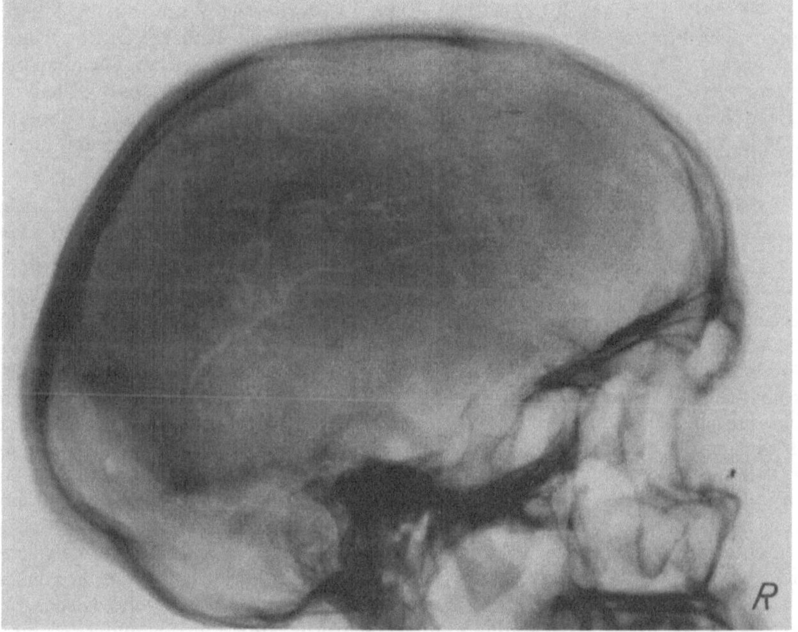

Abb. 20. Edmund P. (Fall 45).

Zu einer längeren Schilderung, etwa seiner Beschwerden, ist er überhaupt nicht zu bewegen. Die Sprechweise ist langsam, leise und eintönig. Auch in seinen Handlungen ist er deutlich verlangsamt. Außerdem versandet der einmal gefaßte Antrieb rasch wieder, so daß er bei längeren Handlungen ständig ermuntert werden muß. So legt er z. B. auf die Aufforderung zum Auskleiden zunächst nur Rock, Weste und Hemd ab, dann bleibt er stumpf auf dem Untersuchungssofa sitzen. Auf erneute Aufforderung zieht er sich vollständig aus, setzt sich dann wieder still hin, ohne sich zu melden. Affektive Regungen bietet er überhaupt nicht. Er äußert zwar gelegentlich depressive Ideen, aber auch diese werden ganz stumpf und apathisch vorgebracht. Gröbere intellektuelle Ausfälle bietet er bei der psychologischen Prüfung, die natürlich durch die hochgradige Antriebslosigkeit und Verlangsamung erschwert ist, nicht.

Edmund P. hat sich bei dem Unfall einen Schädelbruch mit multiplen, offensichtlich peripher bedingten Hirnnervenlähmungen zugezogen. Daneben ist es aber nach den schweren und langdauernden initialen Störungen auch zu einer traumatischen Hirnschädigung gekommen. Faßbare neurologische Ausfälle hat diese nicht hinterlassen, dagegen zu recht schweren psychischen Veränderungen geführt, die zwischen unseren beiden Beobachtungen erheblich zugenommen haben. Die EM. betrug bei der ersten Beobachtung 50%, jetzt ist P. völlig erwerbsunfähig.

Fall 46. Hermann K., geb. 22. X. 1896, Landarbeiter. Wurde am 25. XI. 1917 durch einen Streifschuß in der re. Schläfengegend, der den Knochen nicht verletzte, verwundet. Es bestand zunächst nur eine flüchtige linksseitige Facialisparese. Später war K. wieder an der Front, geriet aber bald in Gefangenschaft. Nach dem Kriege traten ganz allmählich eine Schwäche des li. Armes, zunehmende epileptische Anfälle und schließlich eine progrediente schwere Verblödung auf, so daß K. von 1934 an nicht mehr arbeiten konnte.

Beobachtung vom 13. bis 22. IX. 1937: Von K. selbst sind keine Angaben zu erlangen, die Ehefrau bestätigt nur die in den Akten beschriebene Entwicklung.

Befund: K. liegt teilnahmslos im Bett und ist nur schwer, nach wiederholten lauten Aufforderungen zu einzelnen Handlungen zu bewegen. Reizlose, mit dem Knochen verwachsene Narbe in der re. Parieto-Temporalgegend. Berührung und Beklopfen dieser Gegend lösen heftige Abwehrreaktionen aus. Die neurologische Untersuchung ist naturgemäß sehr erschwert, es bestehen aber eine doppelseitige aromatische Anosmie (Chloroform und Ammoniak werden wahrgenommen) und eine durchgehende linksseitige spastische Hemiparese mit spastischem Gang und Steigerung der Eigenreflexe. Außerdem scheint eine linksseitige Hypästhesie und Hypalgesie zu bestehen. Intern o. B. RR. 140/80. Psychischer Befund: K. liegt stumpf und antriebslos im Bett. Eine geordnete Unterhaltung mit ihm ist nicht möglich. Von sich aus spricht er überhaupt nicht, antwortet nur bei ständiger Ermunterung auf einfache Fragen mit „Ja", „Nein" oder „Das weiß ich auch nicht". Dabei ist er leicht verlegen. Sonst werden auf Befragen nur noch Schmerzen geäußert. „Sticht im Kopf", „im Bein . . . Schmerzen". Die psychologische Prüfung ist unter diesen Umständen sehr erschwert, außerdem ermüdet K. dabei sehr rasch und reagiert dann überhaupt nicht mehr. Zeitlich ist er völlig desorientiert, macht darüber überhaupt keine Angaben. Über seine Person gibt er nur an, er heiße „K." Den Vornamen weiß er zunächst nicht, sucht ihn aber unter mehreren angebotenen richtig aus. Auch seinen Wohnort wählt er unter mehreren richtig aus, sonst macht er darüber keine Angaben (Provinz? An welchem Fluß?). Als jetzigen Aufenthalt gibt er die nächstgelegene Großstadt an. Lesen, Schreiben, Rechnen ist ganz unmöglich. Von der Zahlenreihe spricht er jede einzelne Zahl richtig nach, versteht auch, was von ihm verlangt wird, führt sie aber auch nach mehrmaligem Üben nicht weiter fort. Wochentage und Monate zählt er nicht auf. Eine Wortfindungsstörung besteht nicht, Gebrauchsgegenstände benennt er richtig, dagegen erkennt er ihre Abbildung im Bilderbuch nicht: „Sind Striche". Auch Gegenstände, die vom üblichen in irgendeiner Form abweichen, erkennt er nicht, so z. B. Zelluloidtiere, Puppenbesteck. Auf ausdrückliches Befragen erkennt er zwar schließlich einen Puppenlöffel als „kleiner Kaffeelöffel" an, nicht aber eine Puppengabel: „Ist aus Blech". Sein Spiegelbild und das des Arztes erkennt er mit Nachhilfe richtig. Das wichtigste Identifizierungsmittel sind aber dabei die Brille und der weiße Mantel, Gesichtszüge differenziert er nicht. Photographien erkennt er als „ein Mann", identifiziert sie aber nicht mit den lebenden Personen. Auf den sorgfältiger ausgeführten Binet-Bildern erkennt er die Personen nur an den Gesichtern, Rückansichten erkennt er nicht als Menschen an. Sonst weiß er mit den Situationsbildern nach *Binet* nichts anzufangen. Einfache Strichzeichnungen von menschlichen Köpfen erkennt er nicht, „sind Striche". Gedächtnis und Merkfähigkeit sind hochgradig gestört. Von früher weiß er überhaupt nichts und auch seine aktuellen Tageserlebnisse vergißt er sofort wieder. Arzt und Schwester erkennt er zwar als solche, jedoch nicht als Einzelperson. Sich selbst überlassen, liegt K. antriebslos im Bett. Gelegentlich wird er von anderen Kranken mit in den Tagesraum genommen, kehrt dann aber bald wieder um und muß, da er sein Zimmer nicht findet, ins Bett gebracht werden. Nachts steht er gelegentlich spontan auf, will zur Toilette, die er aber nicht findet. Einmal steht er auch in der Nacht auf, geht auf den Flur und raucht eine Zigarre. Hiervon abgesehen, zeigt er nie eine spontane Regung. Wenn ihm das Essen gebracht wird, ißt er allein, sonst kümmert er sich nicht darum. Während der Beobachtung tritt täglich ein typischer epileptischer Anfall mit Bewußtlosigkeit, Pupillenstarre und tonischklonischen Zuckungen im li. Arm und Bein auf. Einmal hat er auch einen Dämmerzustand, bei dem er aus dem Bett aufsteht, dabei umfällt, dann Pflegepersonal und Kranke angreift, sinnlos Geschirr zertrümmert und sein Bett zerwühlt, so daß er mit Gewalt ins Bett gebracht werden muß. Dauer des Anfalls 10 Minuten. Die Kraftleistungen sind in diesem Zustand erheblich besser als sonst, aber im li. Arm doch wesentlich geringer als re. Hinterher klagt er über „unerträgliche Stiche" in der Narbengegend. Kein krankhafter Befund. Schädel röntgenologisch o. B. Die Encephalographie ergibt einen symmetrischen Hydrocephalus int.

Bei Hermann K. hat sich im Anschluß an eine anfangs nicht besonders schwer erscheinende Schußverletzung in der re. Parietalgegend ein progredientes Leiden mit einer Halbseitenlähmung, epileptischen Anfällen vom Jackson-Typ und schwersten psychischen Störungen entwickelt. Die Analyse der psychischen Störungen läßt deutlich ihre wesentlichsten Komponenten erkennen: eine hochgradige Antriebsstörung und außerdem eine Denkstörung, die jegliche abstrahierende Einordnung der Wahrnehmungen vermissen läßt, so daß die Denkvorgänge primitiv und reiznah bleiben.

8. Traumatische Epilepsie.

Fall 47. Willi O., geb. 23. II. 1890, Schlosser. Rutschte am 18. XII. 1937 bei Glatteis aus und fiel auf den Hinterkopf. Setzte 3 Tage mit der Arbeit aus, ohne sich krankschreiben zu lassen und arbeitete nach den Weihnachtsfeiertagen weiter. Am 10. I. 1938 wurde er wegen epileptischer Anfälle krankgeschrieben, ohne daß vorher etwas über derartige Anfälle bekanntgeworden war.

Beobachtung vom 6. bis 24. IV. 1938: Früher nie ernstlich krank. Kann sich an den Unfall selbst nicht erinnern. Er muß nach dem Unfall von einem Passanten aufgehoben und nach Hause geleitet worden sein. Er selbst erinnert sich erst wieder daran, daß sich dieser 5 Minuten von der Unfallstelle entfernt von ihm verabschiedete, weil er zu tun hatte. O. ging vollends allein nach Hause, hatte unterwegs Erbrechen. Zu Hause legte er sich ins Bett, war aber nicht richtig klar im Kopfe. Er lag 3 Tage, dann stand er wieder auf und ging bei schönem Wetter spazieren. Heftige Kopfschmerzen und Schwindelanfälle, die in den ersten Tagen bestanden hatten, ließen bald nach. Er klagte aber noch über Schwäche im re. Bein. Er nahm die Arbeit wieder auf, kam dabei aber nicht zurecht, da er bei neuen Dingen, z. B. beim Auseinandernehmen unbekannter Maschinenteile, ganz versagte und sich nicht zurechtfand. Etwa 8 Tage nach dem Unfall traten typisch geschilderte, große epileptische Anfälle auf, die anfangs wöchentlich, später in größeren Abständen kamen, hauptsächlich nachts. Er klagt jetzt noch täglich über Stirnkopfschmerzen, geringen Schwindel und Schwäche im re. Bein, das beim Gehen mit der Fußspitze am Boden schleift. Das Gedächtnis hat stark nachgelassen, außerdem ist er abgestumpfter und gleichgültiger geworden.

Befund: O. bewegt sich sehr langsam und „bedächtig". Schädel nicht klopfempfindlich. Doppelseitige aromatische Anosmie. Re. besteht eine nicht sehr hochgradige, im Facialis beginnende, typische spastische Hemiparese mit geringer Herabsetzung der groben Kraft, Störung der feinen Beweglichkeit, spastischem Gang, Steigerung der Eigenreflexe und spastischen Finger- und Zehenreflexen. Auch die Sensibilität ist rechtsseitig gestört, besonders sind davon die epikritischen Funktionen betroffen. Intern o. B. Psychisch ist O. ausgesprochen verlangsamt und umständlich. Er spricht nur langsam, nach reichlichem Nachdenken, bleibt dabei am Thema haften, das er immer wieder in neuen Variationen vorbringt. Er verbessert sich dabei immer wieder in Kleinigkeiten, oft auch noch am nächsten Tage. Bei Themawechsel geht er schwer mit, kommt immer wieder auf das alte Thema zurück. Auf Station zeigt er geringen eigenen Antrieb, vor allem einen erheblichen Mangel an Entschlußkraft. Er kommt zwar gelegentlich mit Wünschen und kleinen Anliegen, aber erst nach sehr langem Zögern und Überlegen. Zur Encephalographie kann er sich erst nach sehr langwierigen Überlegungen und endlosen Debatten, die er immer wieder anfängt, durchringen. Affektiv wirkt er stumpf, ist in seinem Verhalten stets ausgesucht höflich und freundlich, ist sehr dankbar und anhänglich. Die psychologische Prüfung ergibt außer der Verlangsamung und einer erheblichen Merkschwäche keine Besonderheiten. Während der Beobachtung treten zwei typische epileptische Anfälle auf, die mit rechtsseitigen Zuckungen beginnen, dann auch auf die li. Seite übergehen, aber hier doch stets schwächer bleiben als re. Nach der Encephalographie wird kein Anfall mehr beobachtet, auch die anfänglich geklagten Kopfschmerzen sind jetzt verschwunden. Im Liquor kein krankhafter Befund. Das Encephalogramm ergibt eine schwächere Füllung des li. Seitenventrikels mit einer leichten Verziehung des Balkens nach li.

Nachuntersuchung am 10. VI. 1938: Seit der Entlassung nimmt er Prominal, seither sind nur 2 Anfälle aufgetreten. Auch die Kopfschmerzen haben nachgelassen, es tritt nur noch selten ein leichter Druck auf. Sonst ist der Zustand unverändert.

Befund: Körperlich und psychisch völlig unverändert.

Willi O. fiel auf den Hinterkopf, war nur kurze Zeit bewußtlos, allerdings noch etwas länger benommen, machte aber zunächst den ganzen Unfall zu Hause mit 3 Tagen Bettruhe ab. Es stellte sich jedoch bald eine erhebliche psychische Veränderung mit einer sehr bald nach dem Unfall beginnenden traumatischen Epilepsie ein. Neurologisch bestehen außer der geringfügigen Hemiparese eine aromatische Anosmie und eine erhebliche traumatische Wesensveränderung als charakteristisches Symptom einer Orbitalhirnläsion nach einem Fall auf den Hinterkopf. Die Prognose des Falles ist noch ungewiß. EM. 80%.

Fall 48. Max M., geb. 26. XI. 1899, Monteur. Hatte am 17. VI. 1930 einen Motorradunfall, bei dem er sich eine Impressionsfraktur in der Scheitelmitte zuzog. Bei der sofortigen Trepanation wurde ein Substanzverlust des Gehirns festgestellt. Er war 14 Tage lang bewußtlos und sehr unruhig, später noch längere Zeit benommen. Außerdem stellte sich 4 Tage nach dem Unfall (?) eine linksseitige Halbseitenlähmung ein, die erst nach einer zweiten Trepanation, bei der ein weiterer Knochensplitter entfernt wurde, wieder zurückging. Noch vor der Entlassung am 16. XII. 1930, trat im Krankenhaus ein linksseitiger Jackson-Anfall auf, dem später noch weitere folgten. Diese Anfälle blieben die ganzen Jahre über bestehen und wurden auch wiederholt ärztlich beobachtet. Außerdem bestanden stets leichte Zeichen einer linksseitigen Hemiparese. Die Rente schwankte mit der Häufigkeit der Anfälle zwischen 60 und 80%.

Beobachtung vom 9. bis 14. I. 1939: An den Unfall hat er keine eigene Erinnerung, kam erst nach 6 Wochen im Krankenhaus wieder zu sich. Nach dem Unfall bestand eine linksseitige Lähmung, die in der Folgezeit weitgehend zurückging. Dagegen blieben die Anfälle bestehen und treten jetzt etwa alle 4—6 Wochen auf. Der Anfall beginnt mit einem drückenden, pressenden Gefühl in der Brust, „wie Herzangst". Dann hat er das Gefühl, als würde der Boden unter dem li. Bein weggezogen und das Bein krampfhaft ausgestreckt. Dieses Gefühl geht auch in den Arm über, dann werden Arm und Bein steif und vom Körper abgezogen, nach einiger Zeit treten Zuckungen auf, die bei schweren Anfällen auch auf die re. Körperhälfte übergreifen. Das Bewußtsein ist dabei im wesentlichen erhalten, so daß M. stets weiß, was um ihn her vorgeht; Einzelheiten davon entfallen ihm allerdings. Der Anfall selbst ist sehr schmerzhaft und unangenehm. Das Ende kündigt sich dadurch an, daß er das Gefühl hat, er fasse mit der li. Hand in Glasscherben oder Messer und das Blut laufe ihm zwischen den Fingern herunter. Hinterher ist er sehr erschöpft, muß sich mehrere Stunden ausruhen, dann ist er wieder beschwerdefrei. Manchmal sind die Lähmungserscheinungen in der li. Seite nach dem Anfall für 1—2 Tage stärker. Da sich der Anfall durch das Beklemmungsgefühl ankündigt, kann er sich rechtzeitig in Sicherheit bringen und fällt dabei nicht um. Manchmal kommt dieses Gefühl aber auch ohne daß ein Anfall darauf folgt. Gelegentlich treten auch nur leichte Zuckungen in Hand und Fuß auf, ohne daß es zu einem richtigen Anfall kommt.

Befund: Pulsierender Knochendefekt an der Stirn-Scheitelgrenze in Kopfmitte. Schädeldach nicht klopfempfindlich. Neurologisch findet sich eine mimische Facialisparese li. und eine geringfügige spastische Parese im li. Bein mit Ungeschicklichkeit der Zehenbewegungen und Steigerung des ASR. Intern o. B. RR. 130/85. Psychisch ist M. unauffällig, es finden sich keine Anzeichen einer traumatischen oder epileptischen Wesensveränderung. Die Röntgenaufnahmen des Schädels zeigen außer dem Knochendefekt noch mehrere Frakturlinien in der Schädelkalotte. Anfälle wurden hier nicht beobachtet.

Bei Max M. ist im Anschluß an eine Impressionsfraktur mit einer Hirnverletzung in der Parietalgegend eine traumatische Epilepsie mit typischen Jackson-Anfällen aufgetreten. Auffällig ist bei der Schwere des Unfalles das vollkommene Fehlen der All-

gemeinerscheinungen des traumatischen Hirnschadens. EM. wie
bisher 80%.

Fall 49. Paul F., geb. 13. IV. 1880, Kutscher. Wurde am 2. IV. 1933 von
einer schweren Feuerungsklappe am Hinterkopf getroffen, kam bewußtlos ins
Krankenhaus, wo er bis zum 12. V. 1933 blieb. Er klagte in der Folgezeit über
Kopfschmerzen und Schwindelanfälle, fiel bei letzteren öfters um und zog sich
Verletzungen zu; eine ohrenärztliche Untersuchung ergab am Gleichgewichts-
apparat keinen zur Erklärung der Anfälle ausreichenden Befund.

1. Beobachtung vom 29. VII. bis 6. VIII. 1935: An den Unfall hat er
keine Erinnerung, kam erst am Abend wieder zu sich. Er klagte über heftige
Kopfschmerzen, hatte anfangs auch keinen Geschmack beim Essen, alle Speisen
schmeckten „nach altem Leder". Diese Störung ging im Laufe einiger Monate
wieder zurück, dagegen stellten sich nach Beendigung der 4 wöchigen Bettruhe
„Schwindelanfälle" ein: Ohne besondere Ursache wird ein Rauschen, das ständig
im Kopf ist, für einige Sekunden stärker, dann fühlt er einen Schlag im Nacken,
„wie wenn ein Knoten durchgezogen wird". Dann fällt er bewußtlos um, ist für
10—30 Minuten ohne Besinnung. Von Krämpfen weiß er nichts, hat aber im Anfall
Schaum — teilweise blutig — vor dem Munde, näßt meist ein, hat gelegentlich auch
Stuhlgang. Häufig zieht er sich beim Fallen Prellungen und blutende Wunden
an Kopf und Gliedmaßen zu. Die Anfälle kommen alle 14 Tage, öfters auch nachts.
Hinterher fühlt er sich matt und zerschlagen, liegt meist für 1—2 Tage im Bett.
Überhaupt fühlt er sich seit dem Unfall in zunehmendem Maße schlapp und kraftlos,
ist selbst geringen häuslichen Arbeiten nicht mehr gewachsen. Auch in seinem
Wesen hat er sich immer mehr verändert. Während er früher arbeitsam, ordentlich
und „akkurat" war, ist er jetzt gleichgültig, nachlässig und auch unordentlich in
der Kleidung geworden. Er ist allen Dingen gegenüber interesselos und gleichgültig
geworden, geht nicht mehr in Gesellschaft, kümmert sich nicht mehr um seine
alte Mutter. Außerdem ist er jähzornig, ärgert sich über irgendwelche Kleinigkeit,
geht dann mit dem Stock auf Frau und Tochter los. Wenn der Wutanfall vorbei ist,
schämt er sich und weint, „weil die Angehörigen so gut zu ihm sind". Alkohol
trinkt er seit dem Unfall nicht mehr, da er ihn nicht verträgt. Auch das Rauchen
hat er eingestellt.

Befund: Sieht vorzeitig gealtert und verbraucht aus, ist in allen Bewegungen
langsam, schwerfällig, umständlich. Der Gang ist zittrig und unsicher. Schädel
nicht klopfempfindlich. Doppelseitige aromatische Anosmie. Starkes Schwanken
beim Romberg. Sonst kein krankhafter neurologischer Befund. Intern o. B.
RR. 115/70. Psychisch ist F. langsam, schwerfällig und umständlich. Seine Beschwerden schildert er nur auf eingehendes Befragen in ruhiger, teilnahmsloser
Weise. Er steht ihnen gleichgültig gegenüber, macht überhaupt einen ziemlich
stumpfen Eindruck. Nur gelegentlich, besonders bei der Erwähnung früherer
Leistungen, gerät er in ein rührseliges Weinen, beruhigt sich aber bald wieder.
Auf Station ist er ruhig, freundlich und leicht lenkbar, bringt nie von sich aus
Klagen vor. Die psychologische Prüfung ergibt keine Ausfälle.

2. Beobachtung vom 1. bis 5. IX. 1936: Die Anfälle treten immer noch
alle 14 Tage auf. Er merkt jetzt dabei einige Stiche in der Herzgegend, „dann
geht es auch schon in den Kopf" und er fällt bewußtlos um, ehe er sich in Sicherheit bringen kann. Er zuckt einige Male mit Kopf und Armen, dann liegt er ruhig,
ist 15 Minuten bewußtlos. Das allgemeine Schwächegefühl hat in letzter Zeit
zugenommen, gelegentlich klagt er auch über Herzklopfen und Luftknappheit.

Die Stimmung ist unverändert, er hat an nichts mehr Interesse: „Früher war man ein geachteter Mann, und jetzt ist man ein Spott der Leute." Er ist noch leicht aufgeregt, ist am liebsten mit seiner Frau allein; wenn Besuch kommt, wird er schon unwillig und zornig. Das Gedächtnis hat nachgelassen, er vergißt viel. Den Geschmack hat er verloren, er kann bei den Speisen nur noch süße und salzige unterscheiden.

Befund: Abheilende Schürfwunde am Hinterkopf (vom Anfall). F. macht einen sehr gealterten, hilflosen und hinfälligen Eindruck. Die Bewegungs- und Kraftleistungen sind durch seine Hinfälligkeit beeinträchtigt. Sonst besteht kein über die aromatische Riechstörung hinausgehender neurologischer Befund. Die Thoraxdurchleuchtung ergibt ein mäßiges Lungenemphysem, Verdichtung und Verlängerung des Aortenbogens. Sonst intern nicht verändert. RR. 110/70. Psychisch hat die asthenische Rührseligkeit und Hilflosigkeit etwas zugenommen, es besteht jetzt auch eine leichte Merkstörung.

3. Beobachtung vom 2. bis 4. XI. 1937: Klagen ziemlich unverändert. Besonders quält ihn das Druckgefühl im Kopf: „Wenn ich bloß einen Tag meinen klaren Kopf wieder hätte!" Beim Bücken tritt jetzt sofort Schwindel auf, so daß er sich festhalten muß. Dabei wird er nicht bewußtlos, ist aber beim Schuhanziehen schon mit dem Stuhl umgefallen. Die Krampfanfälle kommen daneben noch unverändert. Er bekommt deswegen keine Arbeit, die Frau läßt ihn nicht einmal im Garten arbeiten, weil er da „zu großen Schaden macht". Die Stimmung ist schlecht, er möchte am liebsten tot sein. Das Gedächtnis für neuere Ereignisse hat nachgelassen, er hat auch keine Interessen mehr, geht nicht mehr in Gesellschaft. Er war jetzt in ein Erholungsheim der NSKOV. verschickt, dort hat es ihm aber „nicht für einen Pfennig gefallen, die Aufregung war viel zu groß". Er fühlt sich nur zu Hause in der gewohnten Umgebung wohl.

Befund: Auch in Einzelheiten unverändert. F. begleitet die Untersuchung, der er hilflos gegenübersteht, mit eigentümlich steifen, grotesk anmutenden Armhaltungen. Auf psychischem Gebiet fällt außer den alten Störungen, insbesondere einer völligen Hilflosigkeit gegen jede ungewohnte Situation, noch eine übertriebene, geschraubte Höflichkeit auf. Er fürchtet stets, jemanden zu kränken oder „Mühe zu machen". Entschuldigt sich dafür endlos.

4. Beobachtung vom 18. bis 23. V. 1938: F. hat jetzt auf Betreiben der Ehefrau einen Verschlimmerungsantrag gestellt, da die Anfälle häufiger auftreten. Sie kommen jetzt 1—2 mal in der Woche, er ist dabei auch länger bewußtlos, soll gegen Schluß des Anfalls mit den Händen herumkramen. Hatte auf der Bahnfahrt hierher einen Anfall, bei dem er sich ausgedehnte Hautabschürfungen zugezogen hat. Sonst sind die Beschwerden unverändert.

Befund: Die Hinfälligkeit hat noch zugenommen; sehr starkes, vorzeitiges Altern. F. bewegt sich zittrig, unbeholfen, benützt zum Gehen einen Stock. Er sucht freies Stehen zu vermeiden, sucht sich stets einen Halt am Tisch oder an der Stuhllehne, versucht dabei, den Anforderungen der Untersuchung nach Kräften gerecht zu werden. Der neurologische Befund ist bis auf die doppelseitige aromatische Riechstörung regelrecht. RR. 100/70. Psychisch fällt noch mehr als bisher die Verlangsamung und vor allem eine erhebliche Interesselosigkeit und Gleichgültigkeit auch gegenüber dem Leiden und den Anfällen auf. Die völlige Hilflosigkeit gegenüber der neuen Situation in der Klinik klingt erst ganz allmählich ab, obwohl er alle Ärzte und Schwestern noch kennt (allerdings nicht mit Namen) und jeden einzelnen *äußerst umständlich und geziert begrüßt*. Er erzählt auch spontan in endlos geschraubten Ausführungen, daß er sehr gerne der „Einladung" hierher

Folge leistete, da man „hier immer gut zu ihm war". Er liegt jetzt im Gegensatz
zu den früheren Beobachtungen fast ständig im Bett, zeigt auch auf Aufforderung
keine Neigung zu Spaziergängen und ist über seine baldige Entlassung sehr niedergeschlagen. Sonst ist auch der psychische Befund unverändert. Merkfähigkeit
deutlich gestört.

Eine letzte Nachuntersuchung vom 3. bis 6. VII. 1939 ergab keine Änderung
mehr.

Bei Paul F. hat sich im Anschluß an den Unfall eine traumatische
Epilepsie und eine langsam, aber stetig progrediente traumatische
Wesensveränderung entwickelt. Dazu trat ein deutlich zunehmen-
der allgemeiner körperlicher Verfall. Ob dabei auch physiologische
Altersprozesse eine Rolle spielen, kann dahingestellt bleiben.
Allein vermögen sie aber die Progredienz der charakteristischen
psychischen Symptome nicht zu erklären. Auf neurologischem
Gebiet besteht lediglich eine aromatische Riechstörung. Die bei
näherer Befragung typisch geschilderten epileptischen Anfälle
bezeichnet F. stets als „Schwindelanfälle". Dies veranlaßte frühere
Untersucher zu einer falschen Beurteilung, die bei Vertiefung der
anamnestischen Erhebungen zu vermeiden gewesen wäre. Die
EM. betrug anfangs 50, später 80 %.

Fall 50. Hans R., geb. 21. X. 1896, Kaufmann. Fiel am 7. X. 1929 vom
Fahrrad, wurde bewußtlos ins Krankenhaus eingeliefert. Er war bis zum 16. X.
bewußtlos, hatte häufiges Erbrechen und war sehr unruhig, besonders nachts.
Nach der Wiederkehr des Bewußtseins war er äußerst unzugänglich, ließ sich nicht
behandeln, verließ am 21. X. das Krankenhaus gegen ärztlichen Rat, „trotz mehr-
facher Vorstellungen und Schilderung des daraus möglicherweise entstehenden
Schadens". Nach der Entlassung bestanden nach ärztlichem Bericht „wochenlange Übererregbarkeit und Haltlosigkeit bezüglich Rauchens und Trinkens",
die allmählich abklangen. Am 22. XI. 1929 nahm er seinen Dienst wieder auf,
betrank sich im Dienst wiederholt und bekam dann Streit. Wurde deswegen
am 30. VI. 1930 nach mehrmaliger Strafversetzung entlassen. Bei der ersten Begutachtung im August 1930 bestand eine Pupillendifferenz zuungunsten der li.
Seite, eine Steigerung des re. Achillesreflexes und leichte Zerfahrenheit. Die EM.
durch Unfallfolgen wurde auf 20 % geschätzt. Vom November 1930 ab traten in
größeren Abständen epileptische Anfälle auf. Eine stationäre Beobachtung auf
einer Nervenabteilung ergab außer der Pupillendifferenz auf psychischem Gebiet
eine gewisse „epileptische" Wesensveränderung mit Weitschweifigkeit, Umständlichkeit und Zerfahrenheit. Die anamnestischen Erhebungen ergaben neben
großen generalisierten auch das häufigere Auftreten von Petit mal-Anfällen.
Es wurde die Diagnose auf eine traumatische Epilepsie gestellt und die EM. auf
40 % geschätzt. Da Zweifel auftauchten, ob es sich bei der Epilepsie um eine
traumatische oder eine „durch Trunksucht ausgelöste genuine Epilepsie" handelt,
wurde R. noch in einer Universitäts-Nervenklinik beobachtet. Hier ergab sich
befundmäßig nichts Neues, es wurde wieder eine traumatische Epilepsie mit einer
organischen Wesensveränderung diagnostiziert und die EM. auf 50 % geschätzt.
Aus formalen Gründen erhielt R. eine 40proz. Rente. Eine Nachuntersuchung im
Januar 1934 ergab keine Änderung. Während R. bis dahin nicht mehr regelmäßig

gearbeitet hatte, wurde er Ende 1934 wieder bei einem früheren Arbeitgeber mit Botengängen, Telephonbedienung usw. beschäftigt, aber im Mai 1936 wieder entlassen, „denn seine Zerstreutheit und Nervosität wurden derart, daß das Geschäft darunter Schaden litt". Bei einer erneuten nerven- und ohrenärztlichen Untersuchung im September 1935 fand sich eine Tonusdifferenz der Labyrinthe, die eine EM. von 10% bedingte. Sonst wurde im Gegensatz zu allen früheren Untersuchungen kein krankhafter neurologischer Befund erhoben, das Bestehen einer organischen Wesensveränderung wurde auf Grund einer einmaligen ambulanten Untersuchung abgelehnt, R. vielmehr als Rentenneurotiker bezeichnet. Die Epilepsie schien durch das Zusammenwirken des Alkoholismus und des Schädeltraumas entstanden und die durch Unfallfolgen bedingte EM. wurde auf 15—20% geschätzt. Ein weiterer Gutachter lehnte das Vorliegen von Unfallfolgen überhaupt ab. Er hält R. für einen „geborenen Vasoneurotiker". „Die von der Ehefrau angegebenen Erscheinungen der angeblichen Anfälle kann ich mir aus jedem besseren Konversationslexikon herauslesen." Gegen eine daraufhin erfolgte Rentenentziehung legte R. Berufung ein und wurde im Januar 1936 auf einer Nervenabteilung stationär beobachtet. Hier fand sich außer der Pupillendifferenz eine aromatische Riechstörung und eine organische Wesensveränderung, gemischt mit psychogenen Symptomen. Eine wesentliche Änderung gegen früher wurde verneint.

Beobachtung vom 28. VI. bis 7. VII. 1937: Über irgendwelche psychopathischen Züge in der Entwicklung berichtet R. nicht, allerdings war seine berufliche Tätigkeit etwas wechselvoll und aus seinen Personalakten ergibt sich, daß er auch schon vor dem Unfall wegen geldlicher Unregelmäßigkeiten und Nachlässigkeit im Dienst strafversetzt worden war. An den Unfall hat er keine eigene Erinnerung, auch nicht an die folgende Zeit im Krankenhaus, weiß auch nicht, weshalb er aus dem Krankenhaus wegging. In der Folgezeit „soll und muß ich ein sehr unangenehmer Kerl gewesen sein ... das weiß ich natürlich nur von anderen, selbst kann man das ja nicht beurteilen". Ein Jahr nach dem Unfall traten Anfälle auf, die seither alle paar Monate kommen. Er selbst weiß davon nichts, da er ohne Vorboten besinnungslos umfällt und auch nachher nicht weiß, was los war, sondern sich erst erkundigen muß. Daneben kommen fast täglich noch „kleine Anfälle". Bei diesen schwindet plötzlich das Bewußtsein, „als ob ein Riegel vorgeschoben wird"; „da muß das Gehirn einen Moment aussetzen". Hinterher ist er sofort wieder klar, hat aber im Gespräch den Faden verloren. Außerdem klagt er noch über Vergeßlichkeit, leichte Erregbarkeit und völlige Gleichgültigkeit gegen alles: „Interessieren tut mich überhaupt nichts." Er geht nicht einmal mehr zu Fußballspielen, obwohl er früher ein bekannter Fußballspieler war. Oft klagt er über Kopfschmerzen und gelegentlich beim Gehen oder Bücken über Schwindel. Die Libido hat stark nachgelassen. Die Ehefrau gibt dazu noch an, daß R. früher sehr strebsam und ehrgeizig war, rege geistige Interessen hatte und stets an seiner beruflichen und allgemeinen Weiterbildung arbeitete und z. B. viel fremdsprachliche Bücher las. Nach dem Unfall ging er gegen seine frühere Gewohnheit jeden Abend aus. Er kann dabei nicht viel getrunken haben, da er nur wenig Geld verbrauchte, kam aber regelmäßig betrunken nach Hause. Später ließ die Trunksucht nach und während er vor dem Unfall gelegentlich ein Glas Bier getrunken hat, trinkt er jetzt seit mehreren Jahren überhaupt nicht mehr. Er hat sich aber in seinem Wesen gegen früher sehr verändert, ist stumpf und gleichgültig geworden. Hat an nichts mehr Interesse. Er ist immer zu Hause und „geht um den Tisch herum", so daß die Frau schon öfters versucht, ihn wegzuschicken. Er geht aber nicht gerne spazieren, noch weniger in Gesellschaft, kommt nur auf dringende Bitte der Frau mit zu Verwandten. Hier ist er aber so unhöflich und

abweisend, daß sich die Frau hinterher für sein Verhalten entschuldigen muß.
Um den Unterhalt der Familie kümmert er sich überhaupt nicht, bemüht sich nur
auf Betreiben der Frau um eine Stellung, unternimmt aus eigenem Antrieb gar
nichts. Während er früher im Umgang sehr höflich war, ist er jetzt leicht reizbar,
regt sich über lächerliche Kleinigkeiten auf, wird heftig und duldet keinen Widerspruch, beruhigt sich allerdings auch rasch wieder. Er ist auch vergeßlich geworden,
so daß er nicht einmal die Nachbarn im Haus kennt. Die Frau muß ihm immer
sagen, daß er diese grüßen soll. Die großen Anfälle beginnen mit einem Aufschrei,
„wie ein starker Seufzer", dann fällt er um, meist nach hinten. Was er in der Hand
hält, läßt er fallen. Er liegt dann 5—10 Minuten besinnungslos, das Gesicht ist
gerötet, die Atmung röchelnd. Dann kommt er langsam wieder zu sich, ist aber
zunächst noch verwirrt, erkennt die Frau nicht, erfaßt die Situation nicht und
wird erst allmählich wieder klar. Er hat sich beim Umfallen schon die Brille zerschlagen und sich mit den Scherben am Auge verletzt. Auch die Hand hat er sich
schon am Scherben einer Tasse verletzt. Zungenbiß und Einnässen sind bisher
nicht vorgekommen. Die Anfälle kommen ohne jede äußere Ursache. Er fällt um
mit dem Würfelbecher in der Hand und mit der Zigarre im Munde, hat dabei mit
der brennenden Zigarre schon den Teppich angesengt.

Befund: R. bewegt sich etwas langsam, vorsichtig und schwerfällig. Hinterhaupt etwas klopfempfindlich. Doppelseitige aromatische Anosmie. Pupille re.
etwas enger als li., Reaktion regelrecht. Gelegentlich, aber nicht konstant, Nystagmus beim Seitwärtsblick. Sonst kein krankhafter organisch-neurologischer Befund,
keine Reflexdifferenz. Beim FNV. zeigt er mit dem re. Arm rechts, mit dem li. Arm
links von der Nase vorbei. Die Bewegungen dabei sind sicher und zielstrebig.
Beim KHV. wird bds. die Hacke zunächst etwas unterhalb des Knies aufgesetzt
und dann nach oben geführt. Beim Romberg schwankt er stark und tritt von
einem Bein auf das andere, ohne umzufallen. Dieses — organisch nicht begründete —
Verhalten wiederholt sich stereotyp bei jeder Untersuchung. Sonst werden keinerlei
psychogene Symptome geboten. Intern o. B. RR. 115/60. Psychisch ist R.
zunächst gespannt und leicht gereizt, wird aber bald zugänglich und freundlich.
Er ist in allen seinen Leistungen erheblich verlangsamt, kommt Aufforderungen
erst nach einer gewissen Latenzzeit nach, läßt sich auch durch Ermunterungen
kaum beschleunigen. In der Unterhaltung ist er sehr langsam, dabei pedantisch
genau, korrigiert sich immer wieder in ganz kleinen, nebensächlichen Punkten.
Ebenso verbessert er den Gesprächspartner, wenn sich dieser eine Ungenauigkeit
zuschulden kommen läßt. Mutmaßungen äußert er überhaupt nicht, „da kann ich
Ihnen nichts sagen, das weiß ich nicht genau und vielleicht wäre dann das, was ich
sage, nicht ganz richtig, und ich möchte Ihnen da keine falschen Angaben machen".
Er ist ausgesprochen klebrig, wiederholt sich immer wieder in neuen Umschreibungen, ist deswegen nur schwer und nach langer Latenzzeit zu einem Themawechsel zu bringen. Er zeigt geringen eigenen Antrieb, ist in seinen Vorstellungen
sehr eingeengt, interesselos und stumpf. Sich selbst überlassen, liegt er im Bett
oder sitzt stumpf in seinem Zimmer, beschäftigt sich überhaupt nicht. Auch affektiv
zeigt er kaum Regungen. Nachdem er sich eingewöhnt hat, ist er stets ruhig,
freundlich, allerdings etwas distanzlos und zeigt nicht die seiner Erziehung entsprechenden Umgangsformen. Eine besondere Reizbarkeit fällt hier nicht auf.
Bei der psychologischen Prüfung bestehen keine gröberen Ausfälle, den *Schneider*-
schen Fragebogen beantwortet er anfangs ganz gut, ermüdet aber rasch, schwitzt,
stöhnt, muß wiederholt längere Pausen machen. Bei allen diesen Untersuchungen
strengt er sich sehr an, zeigt nicht die Spur eines pseudodementen Verhaltens.
Während der Unterhaltung werden öfters typische Absenzen von 1 Sekunde

Dauer mit 1—2 leichten klonischen Zuckungen in den Armen beobachtet. Im Liquor kein krankhafter Befund. Bei der suboccipitalen Encephalographie fließt der Liquor anfangs unter erheblichem Druck im scharfen Strahl ab, erst nachdem 20 ccm abgeflossen sind, tropft er in rascher Folge. Schädel röntgenologisch o. B. Das Encephalogramm zeigt eine symmetrische Erweiterung der Ventrikel (Abb. 21).

Der Fall wurde besonders ausführlich dargestellt, weil er eindringlich die Fehler zeigt, die aus der Vernachlässigung der anamnestischen Daten einerseits und aus der Beurteilung psychischer Veränderungen auf Grund ambulanter Untersuchungen anderer-

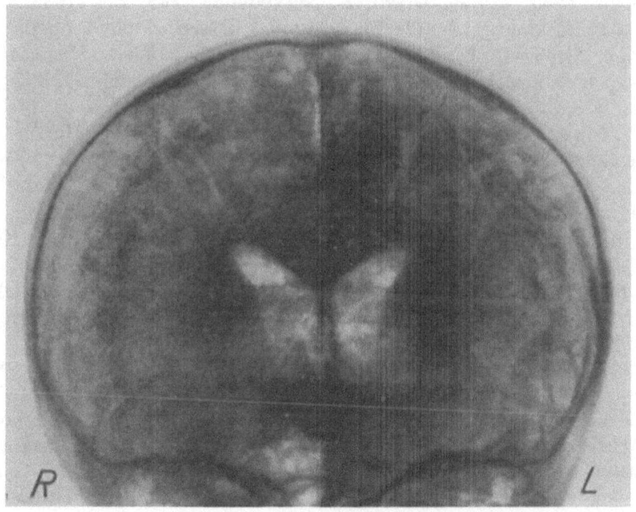

Abb. 21. Hans R. (Fall 50).

seits erwachsen können. Er ist deshalb etwas schwierig zu beurteilen, weil Hans R. in der Vorgeschichte gewisse psychopathische Züge erkennen läßt, ohne daß er allerdings früher grob auffällig wurde. Die genauen Erhebungen ergeben aber, daß er bei dem Unfall eine schwere cerebrale Schädigung mit langdauernder Bewußtlosigkeit und einer traumatischen Psychose erlitten hat. Im psychotischen Stadium verließ er eigenmächtig das Krankenhaus, betrieb einen vorübergehenden Alkoholabusus verbunden mit Alkoholintoleranz, der zusammen mit einer abnormen Reizbarkeit allmählich abklang, allerdings in Verkennung seines psychotischen Charakters zu Bestrafungen und schließlich zur Dienstentlassung führte. Dann entwickelte sich eine traumatische Epilepsie, bei deren diagnostischer Beurteilung der Alkoholabusus — wieder in Verkennung seiner wahren Natur — wiederholt eine ungebührliche

Rolle spielte. Außerdem trat eine typische organische Wesensveränderung auf, die zwar bei allen stationären Beobachtungen
richtig erkannt, bei ambulanter Untersuchung aber wiederholt
— auch von erfahrenen Neurologen — falsch beurteilt wurde.
EM. jetzt unverändert 50 %.

Schrifttum.

H. Barth, Dtsch. med. Wschr. **1936**, 1258. — *E. Bay*, Nervenarzt **1939**, 142 —
Zbl. Neurochir. **1939**, 119 — Dtsch. Z. Nervenheilk. **149**, 284 (1939) — Dtsch.
med. Wschr. **1940**, 312. — *Benedek* u. *v. Angyal*, Dtsch. Z. Nervenheilk. **148**, 196
(1939). — *E. v. Bergmann*, Die Lehre von den Kopfverletzungen. Stuttgart 1880. —
K. Beringer, Nervenarzt **1935**, 561. — *O. Berner*, Virchows Arch. **277**, 386 (1930). —
Bernhardt u. *Bay*, Z. klin. Med. **122**, 520 (1932); **126**, 701 (1934). — *P. Bielschowski*,
Z. Neur. **117**, 55 (1928). — *K. Bonhoeffer*, Mschr. Psychiatr. **91**, 1 (1935). — *A. Bor-
chard*, Neue deutsche Chirurgie **18**/1, 415 (1920). — *M. Borchardt* u. *Ball*, Arch.
orthop. Chir. **35**, 225 (1935). — *A. Bostroem*, Mohr-Staehelins Handbuch der
inneren Medizin **5**/1, 631 (1939). — *W. Braun*, Neue deutsche Chirurgie **18**/3, 93
(1916). — *W. Braun* u. *Lewandowski*, Lewandowskis Handbuch der Neurologie
3, 29 (1912). — *Breslauer*, Mitt. Grenzgeb. Med. u. Chir. **29**, 715 (1917) — Bruns'
Beitr. **121**, 590 (1921). — *H. Brunner*, Handbuch der Neurologie des Ohres **2**, 1
(1928). — *H. Cosack*, Arch. f. Psychitr. **105**, 291 (1936). — *L. Credner*, Z. Neur.
126, 721 (1930). — *B. Dahl*, Dtsch. Z. gerichtl. Med. **29**, 366 (1938). — *A. Dege*,
Neue deutsche Chirurgie **18**/1, 3 (1920). — *H. Demme*, Med. Klin. **1930**, 590;
1938, 1179 — Die Liquordiagnostik in Klinik und Praxis. München 1935. —
F. Eichler, Arch. f. Psychiatr. **109**, 282 (1939). — *A. Esser*, Arch. f. Orthop. **33**, 10
(1933) — Arbeit und Gesundheit **1935**, H. 26. — *E. Feuchtwanger*, Die Funktionen
des Stirnhirns. Berlin 1923 — Nervenarzt **1930**, 577. — *U. Fleck*, Z. Neur. **165**,
318 (1939). — *O. Foerster*, Z. Neur. **94**, 512 (1925). — *O. Foerster* u. *Penfield*, Z. Neur.
125, 475 (1930). — *R. Franz*, Zbl. Chir. **1938**, 1378. — *E. Gamper*, Dtsch. Z. Nervenheilk. **102**, 122 (1928) — Z. Neur. **51**, 236 (1929) — Med. Klin. **1931**, 41; **1936**, 1353
— Mschr. Psychiatr. **99**, 542 (1938). — *K. Goldstein*, Münch. med. Wschr. **1917** II
— Mschr. Psychiatr. **68**, 217 (1928). — *E. Grünthal*, Über die Erkennung der traumatischen Hirnverletzung. Berlin 1936. — *G. Häußler*, Zbl. Neurochir. **1937**, 247.
— *Helsmoortel, Nyssen* u. *Thienpont*, Ref. im Zbl. Neur. **85**, 141 (1937). — *M. Isser-
lin*, Nervenarzt **1930**, 569. — *Jaeger*, Ber. 8. internat. Kongr. Unfallmed. u. Berufs-
krkh. **2**, 490 (1939). — *Kalberslah*, Dtsch. med. Wschr. **1936**, 570. — *H. U. Kallius*,
Bruns' Beitr. **169**, 428 (1939). — *K. H. Karst*, Med. Klin. **1938**, 88. — *Kat*, Ref. im
Zbl. Neur. **69**, 141 (1933). — *B. Kecht*, Z. klin. Med. **122**, 477 (1932). — *Klein* u.
Kral, Z. Neur. **149**, 134 (1933). — *K. Kleist*, Gehirnpathologie. Leipzig 1934. —
Knoflach u. *Scholl*, Arch. klin. Chir. **190**, 452 (1937). — *H. Kolb*, Ziel u. Weg **1939**,
366. — *A. Kral*, Arch. f. Psychiatr. **101**, 729 (1934) — Med. Klin. **1935**, H. 27. —
D. Kulenkampff, Bruns' Beitr. **169**, 414 (1939). — *H. Kuntzen*, Arch. klin. Chir.
186, 322 (1936) — Med. Welt **1937**, 1057. — *K. Leonhard*, Arch. f. Psychiatr.
109, 264 (1939). — *W. Löhr*, Z. Chir. **63**, 2642 (1936) — Z. Neur. **158**, 347 (1937). —
Lux, Internat. Zbl. Ohrenheilk. **34**, 147 (1931). — *L. Mann*, Dtsch. med. Wschr.
1931, 2172. — *O. Marburg*, Bumke u. Foersters Handbuch der Neurologie **11** (1936).
— *S. May*, Z. Neur. **75**, 460 (1922). — *K. Meixner*, Z. gerichtl. Med. **6**, 105 (1915). —
E. Melchior, Neue deutsche Chirurgie **18**/2, 3 (1916). — *Minkowski*, Schweiz. med.

Wschr. **1930**, H. 30. — *Neubürger* u. *v. Braunmühl*, Bumkes Handbuch der Geisteskrankheiten **11** (1929). — *W. Neugebauer*, Frankf. Z. Path. **51**, 210 (1937). — *R. Neustadt*, Nervenarzt **1930**, 141. — *J. L. Petit*, Traité des maladies chirurg. Paris 1773. — *B. Pfeifer*, Bumkes Handbuch der Geisteskrankheiten **7**, 415 (1929). — *F. Pietrusky*, Mschr. Unfallheilk. **45**, 129 (1938). — *O. Pötzl*, Wien. med. Wschr. **1928**, 929. — *W. Poppelreuter*, Arch. f. Psychol. **98**, 279 (1937). — *M. Reichardt*, Handbuch der normalen und pathologischen Physiologie **10**, 103 (1917) — Mschr. Psychiatr. **68**, 470 (1928) — Münch. med. Wschr. **1933**, 1922. — *A. S. Remenzowa*, Ref. im Zbl. Neur. **91**, 158 (1938). — *F. Reuter*, Wien. klin. Wschr. **1937**, 310. — *Rhese*, Dtsch. med. Wschr. **1906 I**. — *A. Ritter*, Klin. Wschr. **1926**, 456. — *Röttgen*, *Selbach*, *Stockert* u. *Tönnis*, Zbl. Neurochir. **1938**, 12. — *W. F. Schaller*, J. amer. med. Assoc. **113**, 1779 (1939). — *Schaltenbrand* u. *Tönnis*, Zbl. Neurochir. **1936**, 42. — *Fr. Scheid*, Bumkes Handbuch der Geisteskrankheiten Erg.-Bd. **1**, 248 (1939). — *C. Schneider*, Allg. Z. Psychiatr. **101**, 236 (1934). — *K. Schneider*, Nervenarzt **1935**, 567. — *P. Schröder*, Neue deutsche Chirurgie **18/3**, 211 (1916). — *O. Schwab*, Z. Neur. **102**, 294 (1926). — *K. H. Stauder*, Konstitution und Wesensveränderung der Epileptiker. Leipzig 1938. — *H. Spatz*, Z. Neur. **158**, 208 (1937). — *E. Stier*, Nervenarzt **1937**, 554 — Arch. f. Psychiatr. **106**, 351 (1937) — Dtsch. med. Wschr. **1938**, 145 — Mschr. Psychiatr. **99**, 201 (1938) — Mschr. Unfallheilk. **45**, 428 (1938). — *A. Tietze*, Neue deutsche Chirurgie **18/2**, 131 (1916). — *W. Tönnis*, Nervenarzt **1935**, 573. — *W. Tönnis*, *Seifert*, *Richart*, Kopfverletzungen. München 1938. — *A. Verjaal*, Z. Neur. **166**, 221 (1939). — *K. Vogeler*, Arch. orthop. Chir. **38**, 185 (1937). — *R. Wanke*, Med. Welt **1939**, 833. — *R. Wanke* u. *Pfleiderer*, Nervenarzt **1939**, 453. — *Wartenberg*, Z. Neur. **94**, 585 (1925). — *L. Welt*, Dtsch. Arch. klin. Med. **42**, 339 (1888). — *Woelk*, Mschr. Unfallheilk. **37**, 1 (1930). — *M. Zehnder*, Zbl. Neurochir. **1937**, 339.